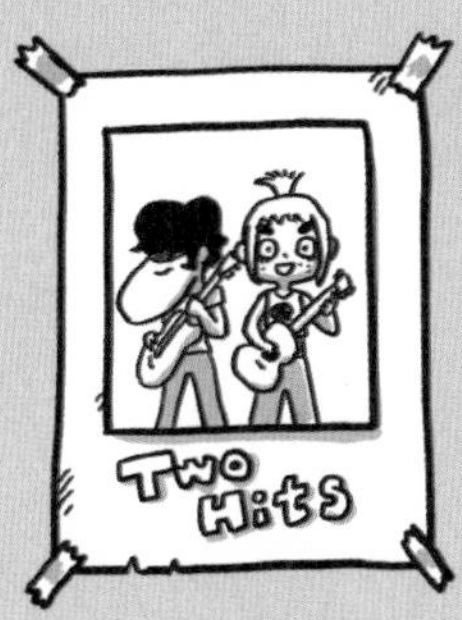

我的焦慮室友

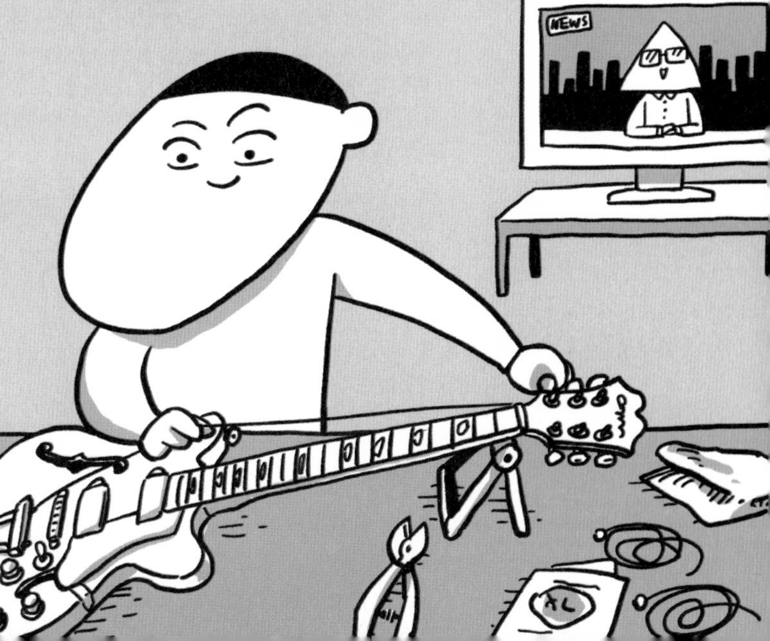

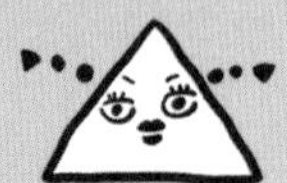

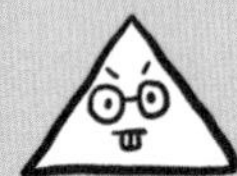

各方推薦

https://www.facebook.com/chenNuomi

對於現代人來說，焦慮無所不在。
若可以透過這本漫畫作品，讓你的焦慮化為一個⋯⋯有趣的角色，或許就能夠讓他與你共同相處下去。大家都不孤單啦～拍拍。

—— Nuomi 諾米 插畫創作者

焦慮症是相當常見但很難描述完全的疾病。作者藉由主角間逗趣互動，帶出焦慮症面貌和共處之道。書中有許多相當貼近你我生活的例子，相信你會有許多共鳴！

—— 李旻珊 身心科醫師

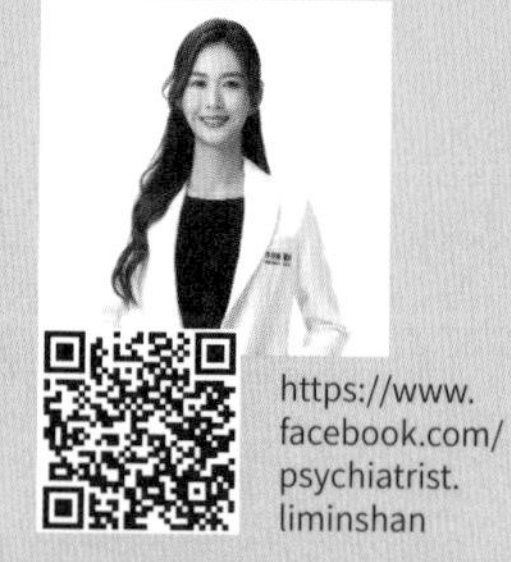

https://www.facebook.com/psychiatrist.liminshan

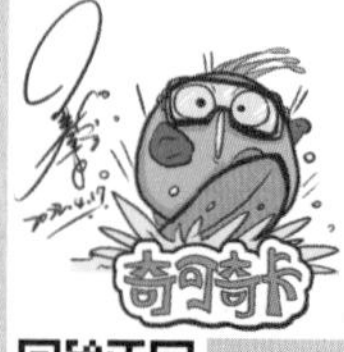

https://www.facebook.com/ChicoChica.Fun

想要擺脫焦慮、想要放棄焦慮，不敢面對最真誠的自己，似乎並不是最好的選擇，因為從漫畫看起來結果不會更好；反而是與焦慮共處，才是最好的方式。奇可我也有很深的體悟！有生活就會產生焦慮，有焦慮就要學會調適、學會共處、生活；或許有了一點焦慮，會更像生活～

—— 奇可奇卡 斜槓網路梗漫畫家

無法掌控事情，就會焦慮的我，讀完後發現「焦慮君」並不只是負能量，只要找到與它相處的方式，也能成為進步的動力！

—— 帕帕珍 圖文創作者

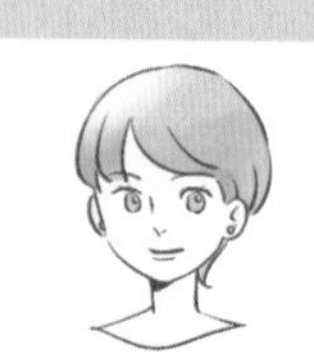

https://www.facebook.com/papajane518

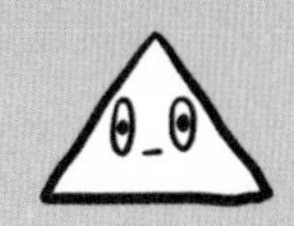
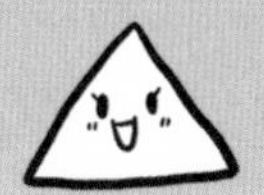
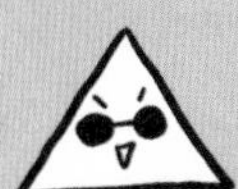

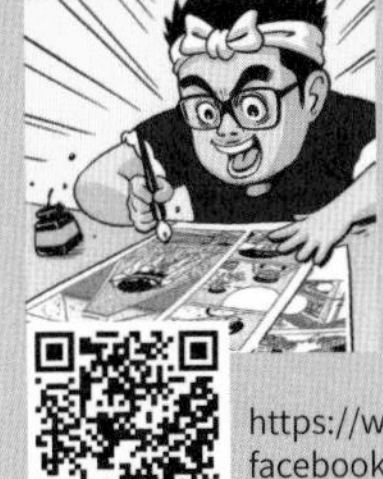

https://www.facebook.com/theunderdogsbb/about

我喜歡誠實的作品，能用詼諧幽默的方式自揭傷疤，讓更多人能理解這個文明病，這是一部好笑且溫暖的漫畫。

—— 洪元建漫畫家

或許在這個時代我們都有一個焦慮症室友！但是，正因焦慮就是你我內心化身。希望我們都能用更溫暖真誠的心靈，去擁抱焦慮，讓自己安心甚至強大。

—— 喜愛動物的極度焦慮圖文畫家

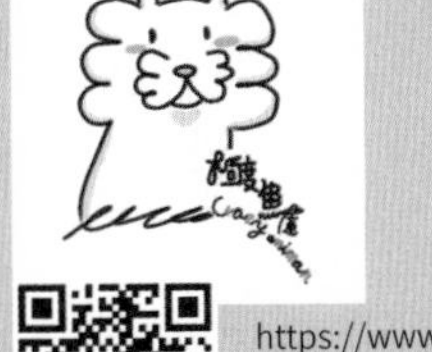

https://www.facebook.com/superanxiety2019

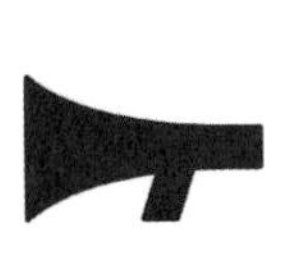

https://www.facebook.com/HsiehTungLin

這是一本可愛有趣的漫畫，本以為是疾病科普，結果完全沒有說教，看完以後，我身邊的焦慮君好像比較收斂了，可能是因為彷彿有人在對我說「我懂你」吧。

—— 謝東霖漫畫家

本書用趣味的形式，呈現出廣泛性焦慮症患者生活的苦與樂。與焦慮為友的隱喻，更是值得患者借鏡的「新共處之道」。

—— 蘇益賢臨床心理師

https://www.facebook.com/KnKpsy

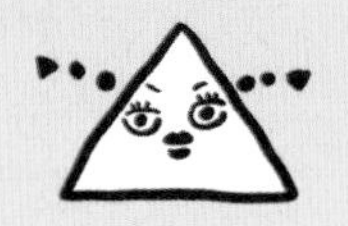
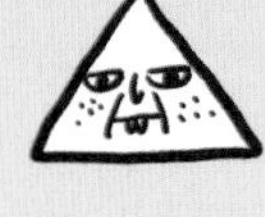
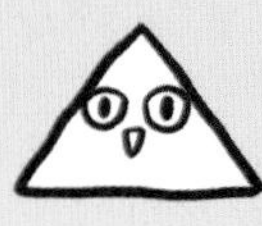
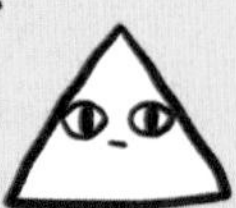

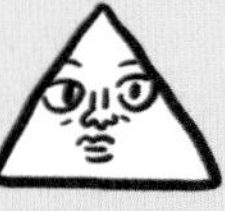

目錄

後記

附錄

第1回

要來點焦慮嗎？

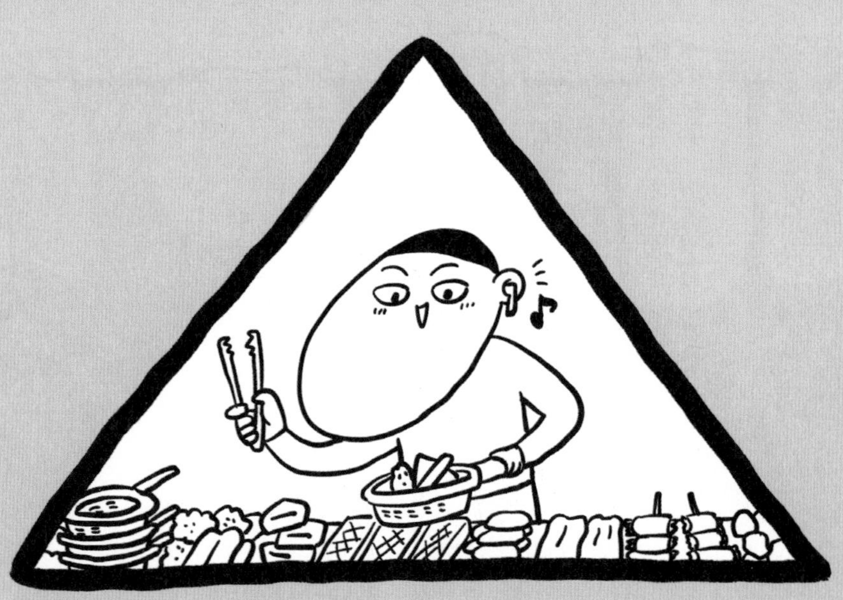

。序幕

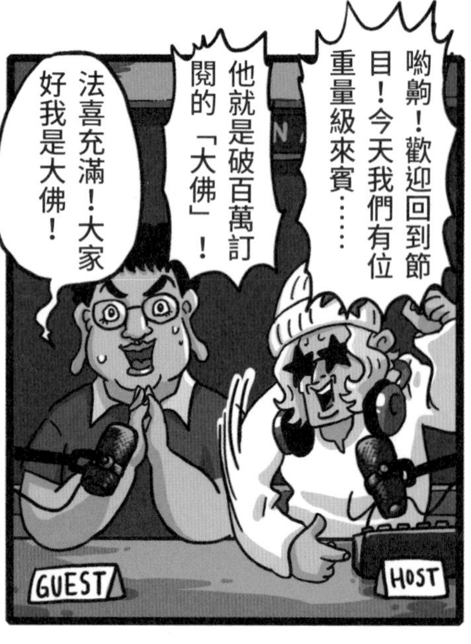

喲齁！歡迎回到節目！今天我們有位重量級來賓……
他就是破百萬訂閱的「大佛」！
法喜充滿！大家好我是大佛！
ON
GUEST
HOST

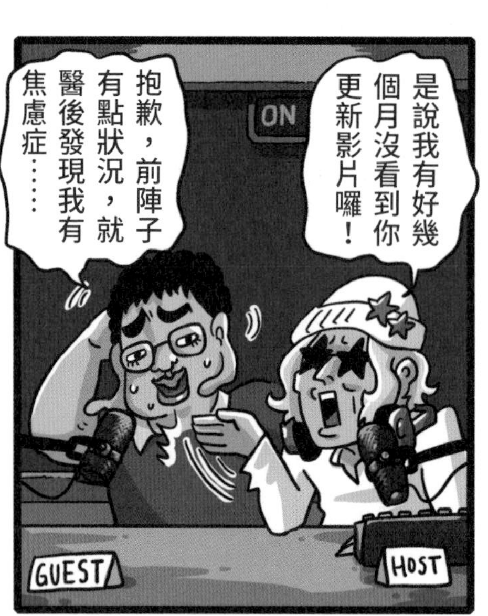

是說我有好幾個月沒看到你更新影片囉！
抱歉，前陣子有點狀況，就醫後發現我有焦慮症……
ON
GUEST
HOST

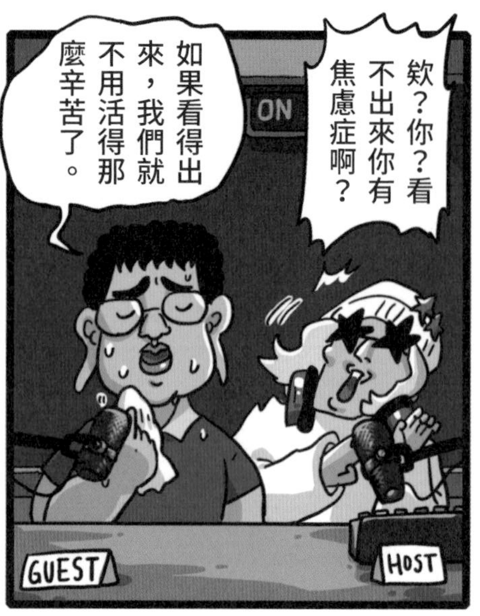

欸？你？看不出來你有焦慮症啊？
如果看得出來，我們就不用活得那麼辛苦了。
ON
GUEST
HOST

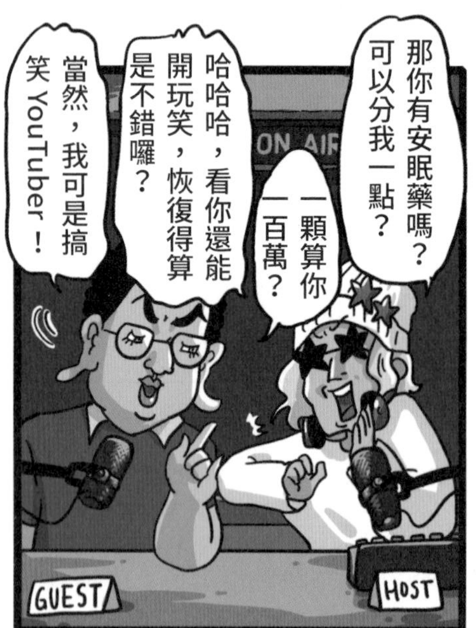

那你有安眠藥嗎？可以分我一點？
一顆算你一百萬？
哈哈哈，看你還能開玩笑，恢復得算是不錯囉？
當然，我可是搞笑YouTuber！
ON AIR
GUEST
HOST

序幕。

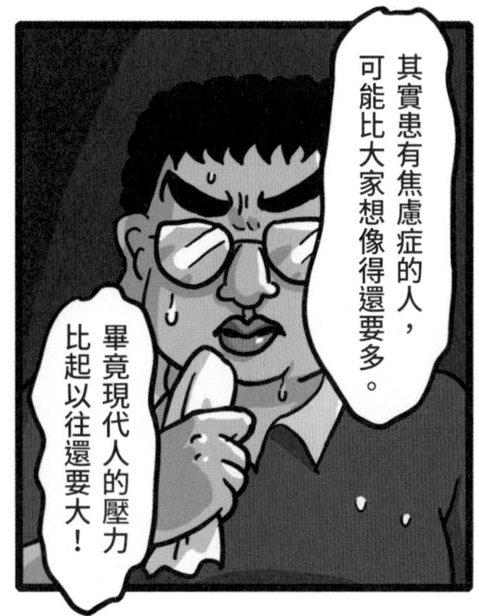
其實患有焦慮症的人，可能比大家想像得還要多。
畢竟現代人的壓力比起以往還要大！

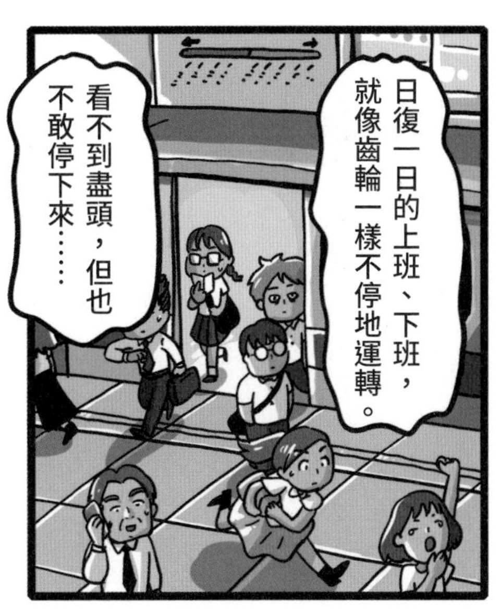
日復一日的上班、下班，就像齒輪一樣不停地運轉。
看不到盡頭，但也不敢停下來……

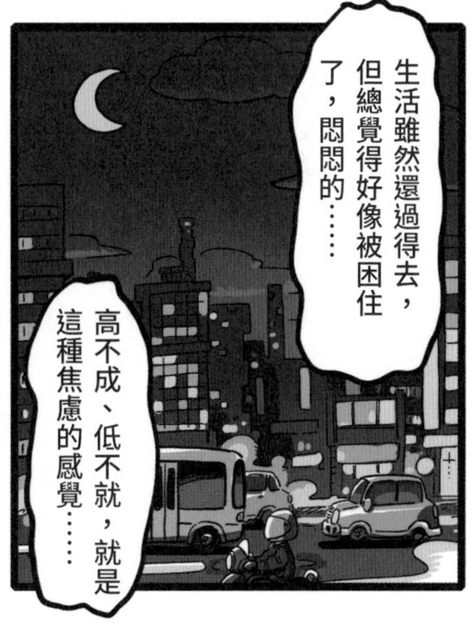
生活雖然還過得去，但總覺得好像被困住了，悶悶的……
高不成、低不就，就是這種焦慮的感覺……

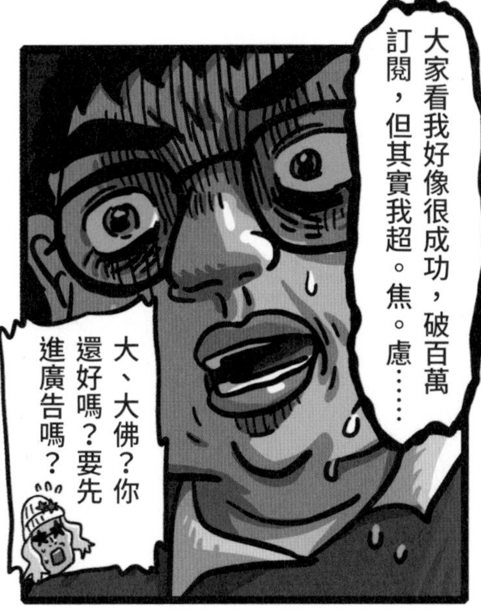
大家看我好像很成功，破百萬訂閱，但其實我超。焦。慮……
大、大佛？你還好嗎？要先進廣告嗎？

快醒醒！

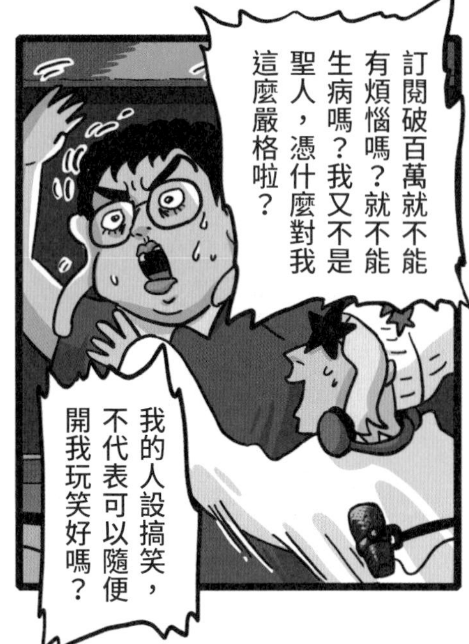
訂閱破百萬就不能有煩惱嗎？就不能生病嗎？我又不是聖人，憑什麼對我這麼嚴格啦？
我的人設搞笑，不代表可以隨便開我玩笑好嗎？
HOST
GUEST

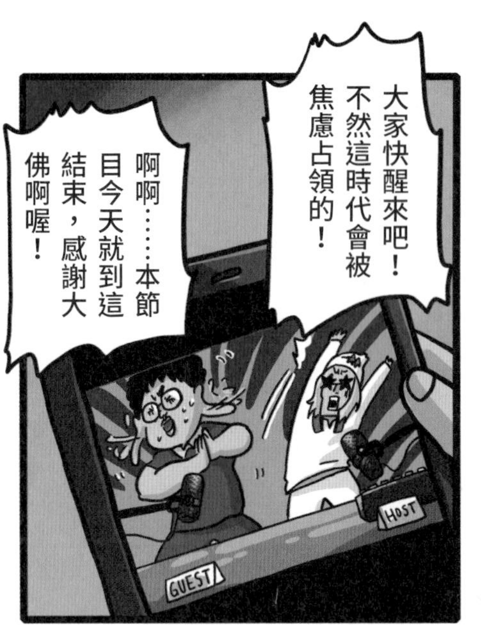
大家快醒來吧！不然這時代會被焦慮占領的！
啊啊……本節目今天就到這結束，感謝大佛啊喔！
HOST
GUEST

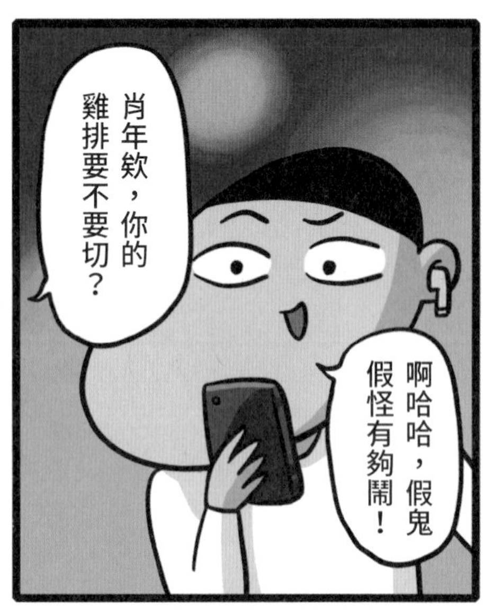
肖年欸，你的雞排要不要切？
啊哈哈，假鬼假怪有夠鬧！

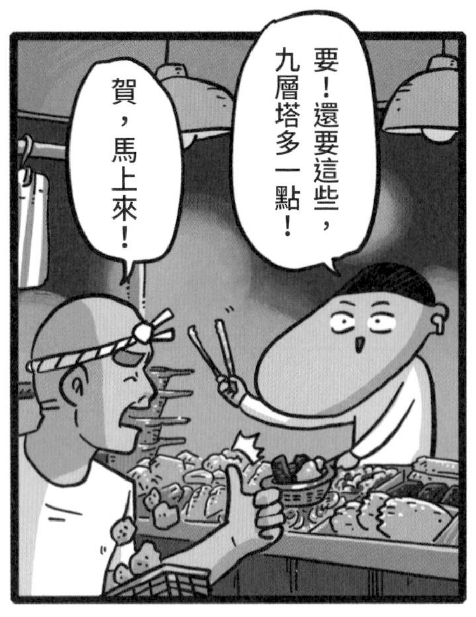
要！還要這些，九層塔多一點！
賀，馬上來！

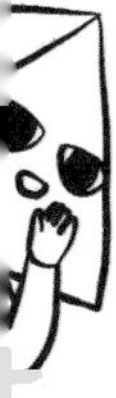

普通的夜晚。

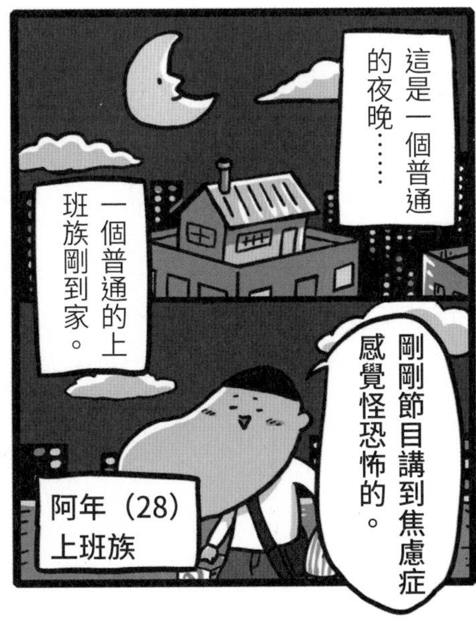
這是一個普通的夜晚……
一個普通的上班族剛到家。
阿年（28）上班族
剛剛節目講到焦慮症感覺怪恐怖的。

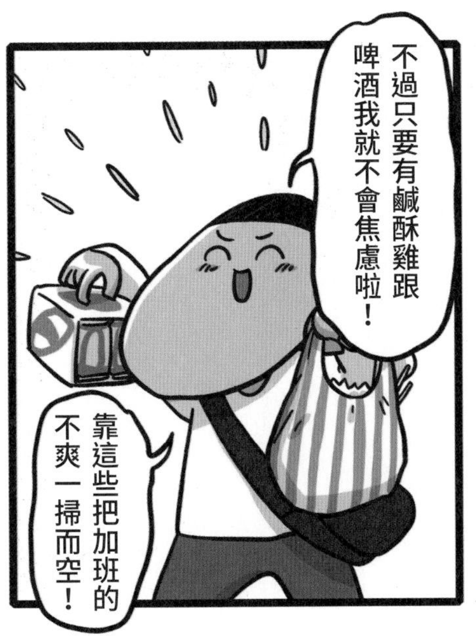
不過只要有鹹酥雞跟啤酒我就不會焦慮啦！
靠這些把加班的不爽一掃而空！

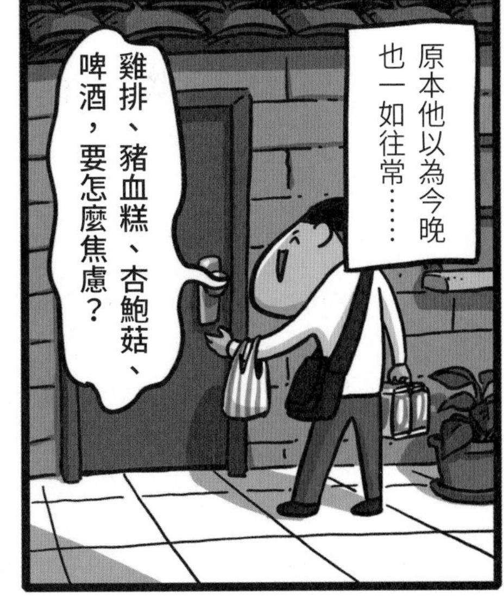
原本他以為今晚也一如往常……
雞排、豬血糕、杏鮑菇、啤酒，要怎麼焦慮？

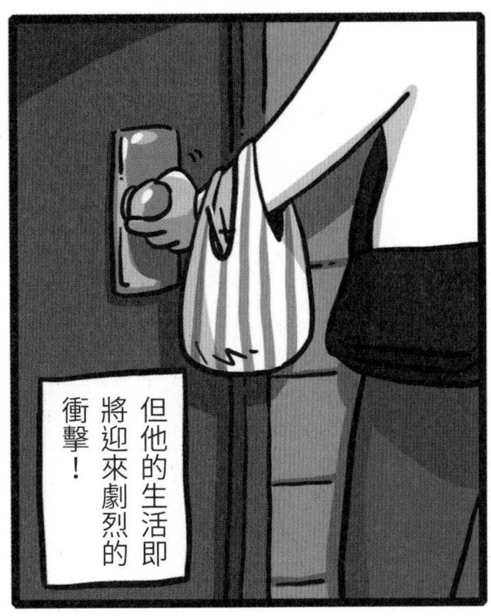
但他的生活即將迎來劇烈的衝擊！

來點焦慮？

今天要來追個美劇、韓劇，還是來打個電動……

還是要變得焦慮呢？

我大推最後一個喔！
焦慮君（30 秒）
全職焦慮症
阿年將和史上最煩人的室友——焦慮君，展開同居的新生活！

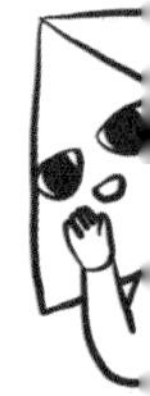

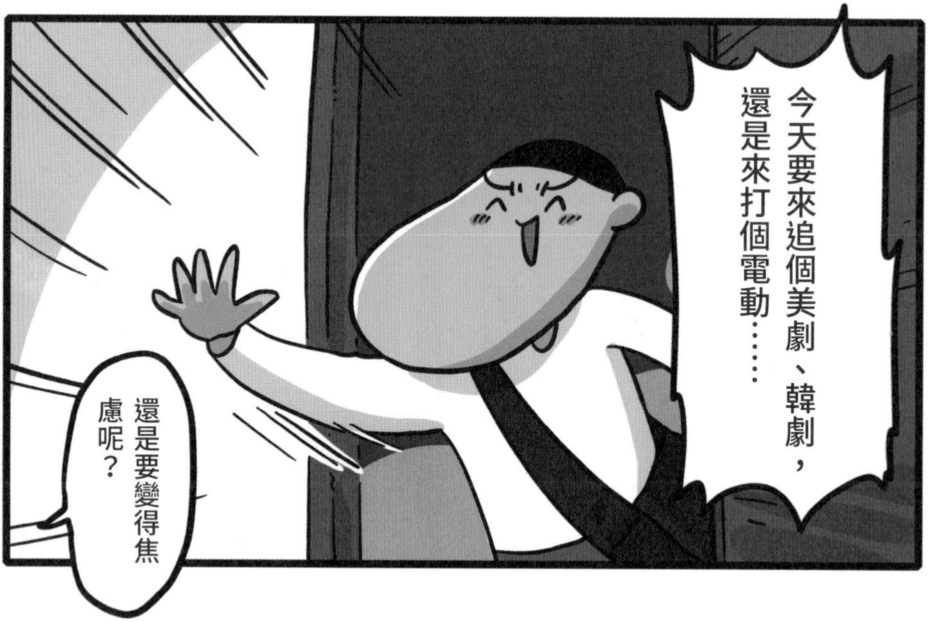

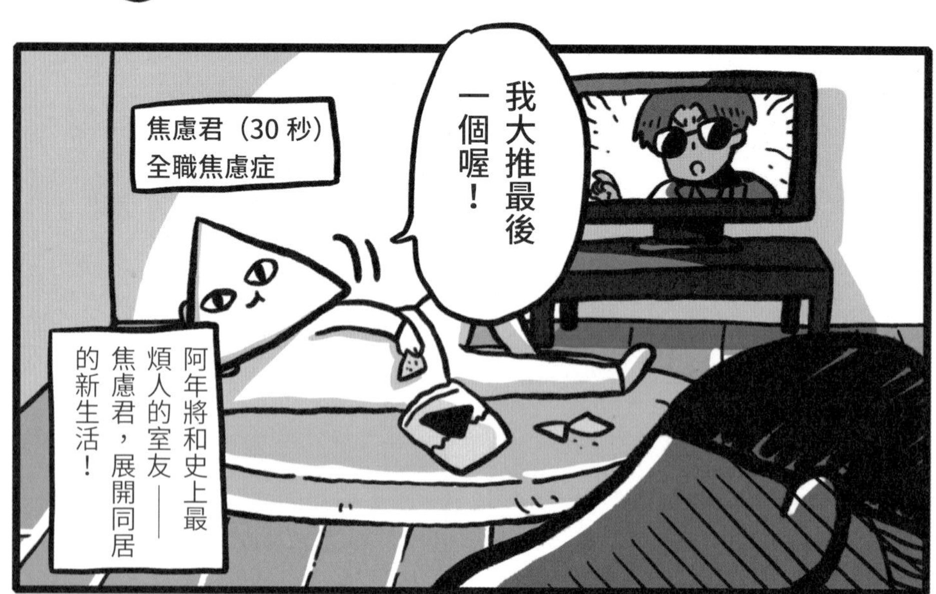

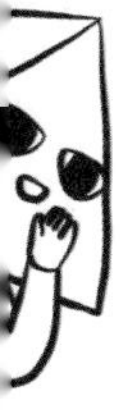

4 暴雷就爽。

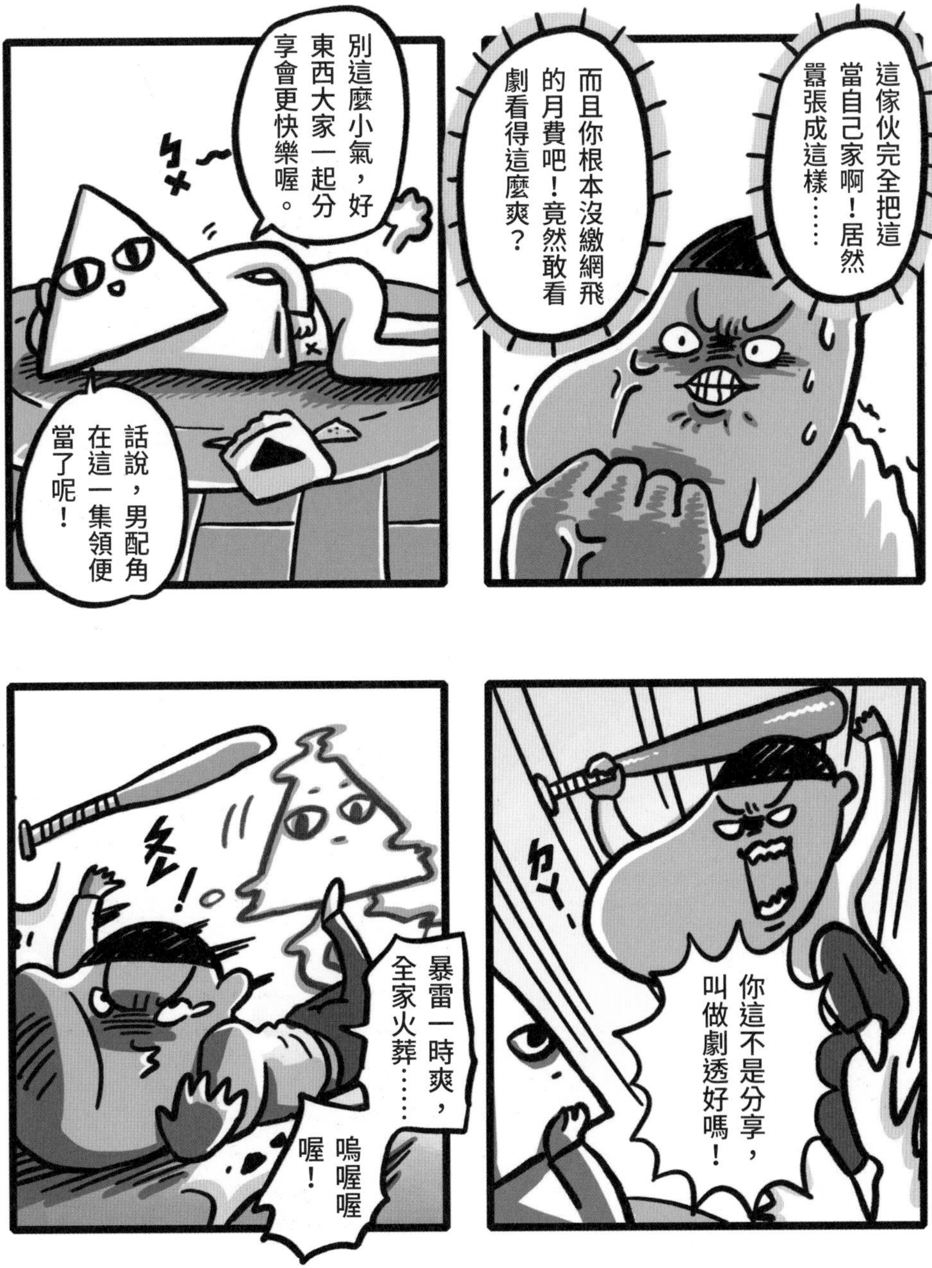

這傢伙完全把這當自己家啊！居然囂張成這樣……

而且你根本沒繳網飛的月費吧！竟然敢看劇看得這麼爽？

別這麼小氣，好東西大家一起分享會更快樂喔。

話說，男配角在這一集領便當了呢！

你這不是分享，
叫做劇透好嗎！

暴雷一時爽，
全家火葬……
嗚喔喔喔！

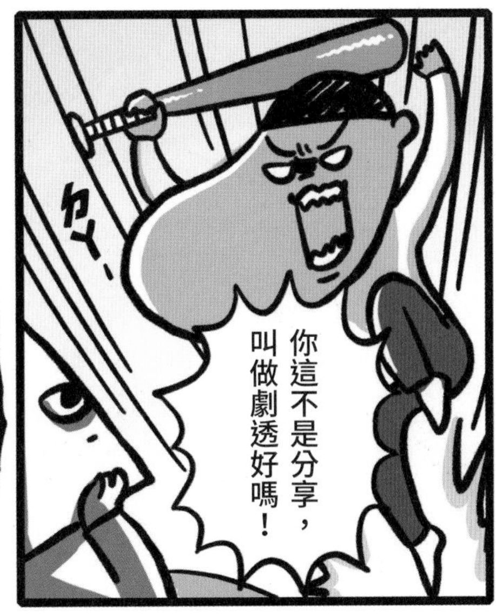

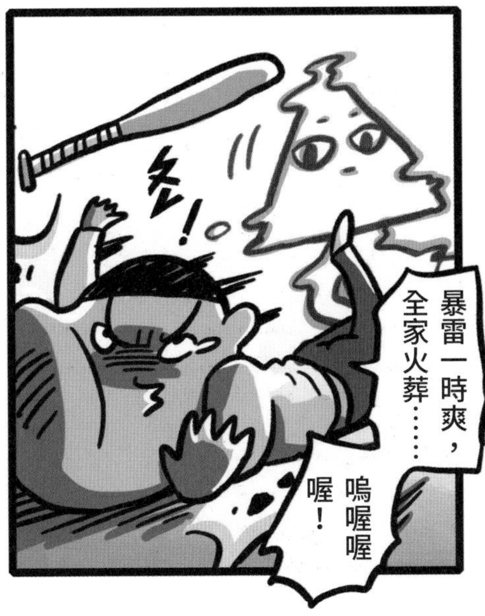

無視也沒用。

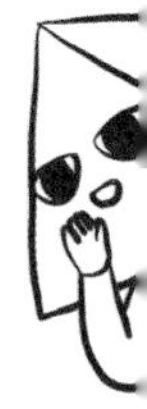

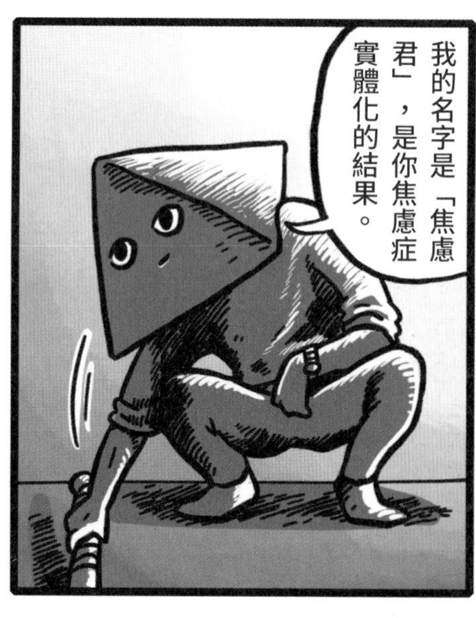
我的名字是「焦慮君」，是你焦慮症實體化的結果。

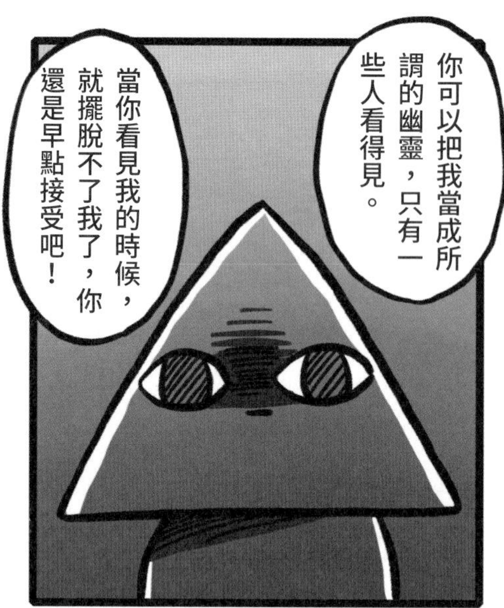
你可以把我當成所謂的幽靈，只有一些人看得見。
當你看見我的時候，就擺脫不了我了，你還是早點接受吧！

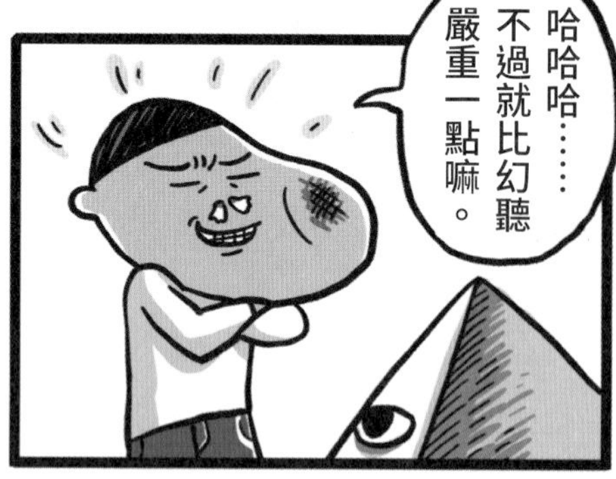
哈哈哈……不過就比幻聽嚴重一點嘛。

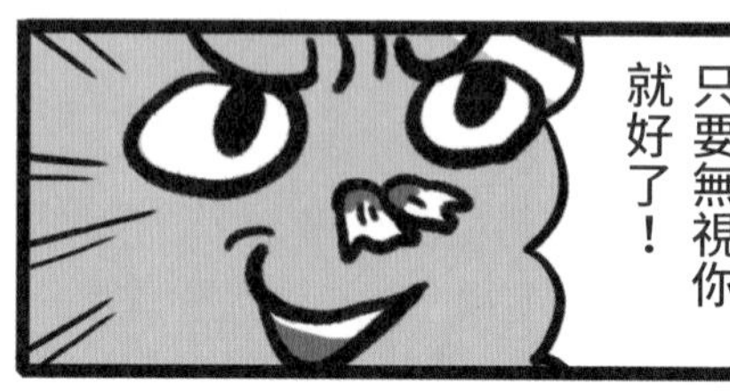
只要無視你就好了！

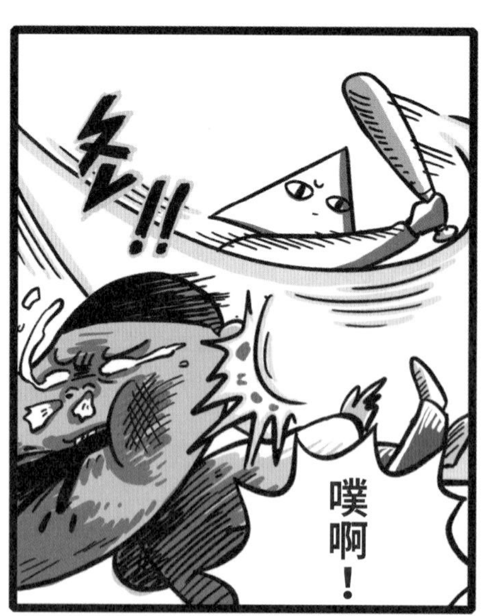
!!
噗啊！

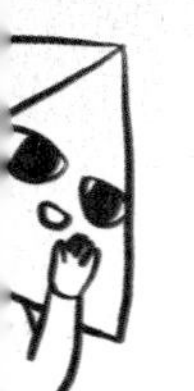

先睡一覺。

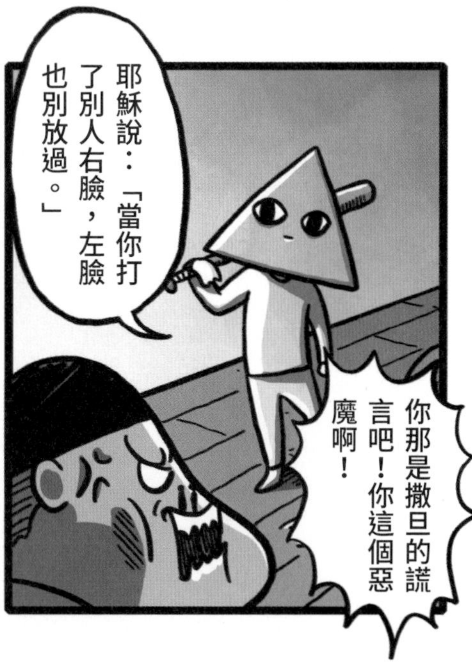

耶穌說：「當你打了別人右臉，左臉也別放過。」
你那是撒旦的謊言吧！你這個惡魔啊！

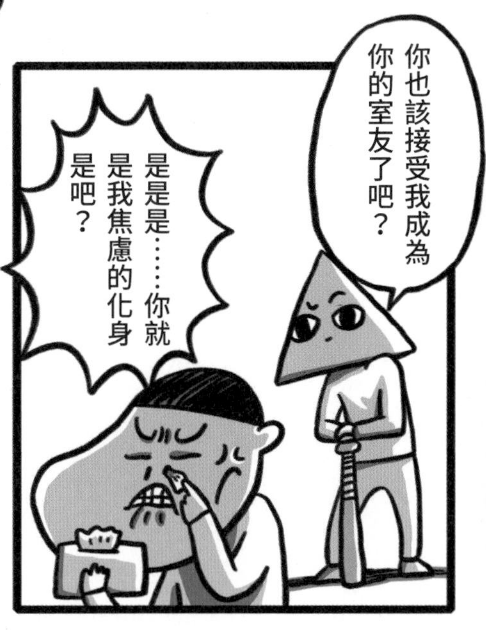

你也該接受我成為你的室友了吧？
是是是……你就是我焦慮的化身是吧？

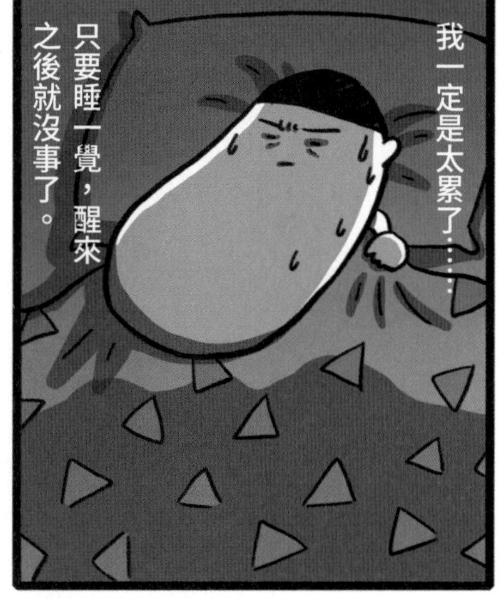

我一定是太累了……
只要睡一覺，醒來之後就沒事了。

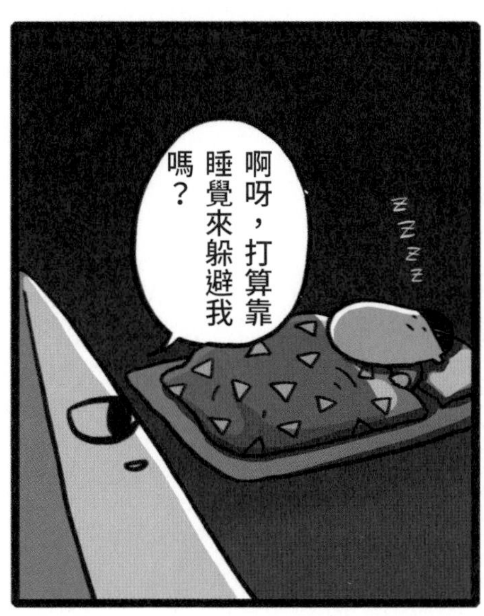

ZZZZ
啊呀，打算靠睡覺來躲避我嗎？

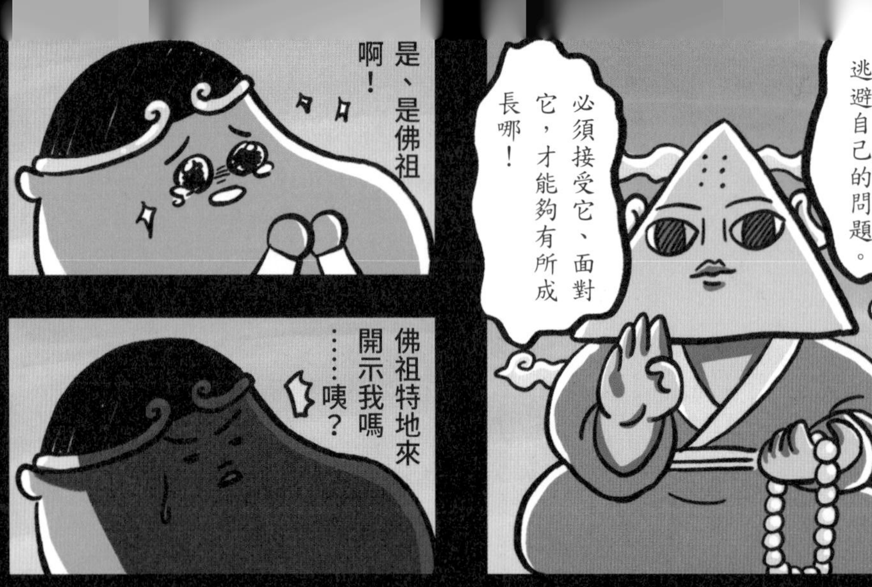
阿年，人不可以逃避自己的問題。
必須接受它、面對它，才能夠有所成長哪！
是、是佛祖啊！
佛祖特地來開示我嗎……咦？

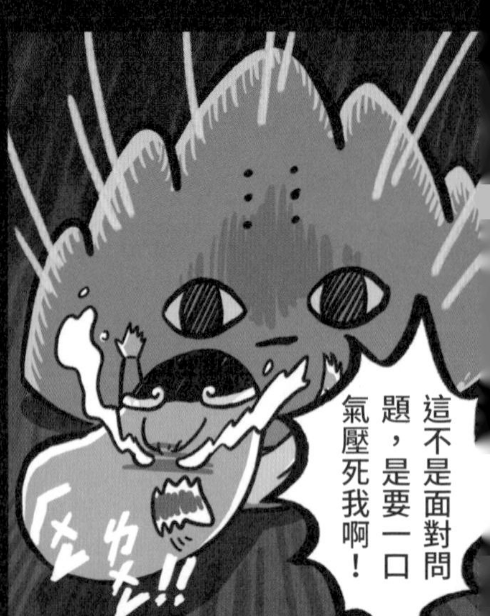
這不是面對問題，是要一口氣壓死我啊！

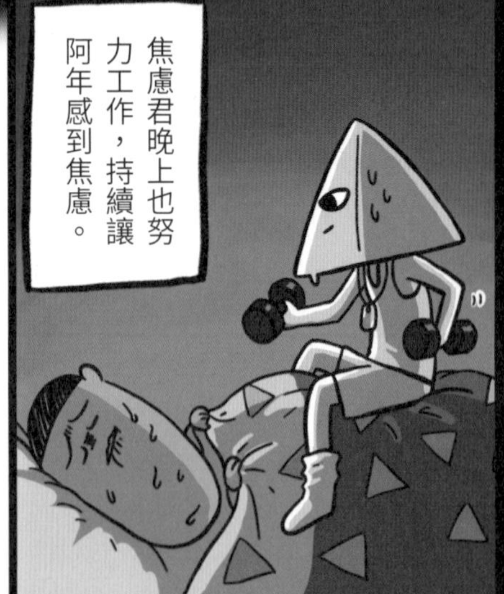
焦慮君晚上也努力工作，持續讓阿年感到焦慮。

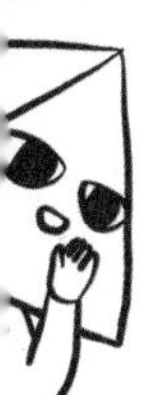

星期一不可能振作的。

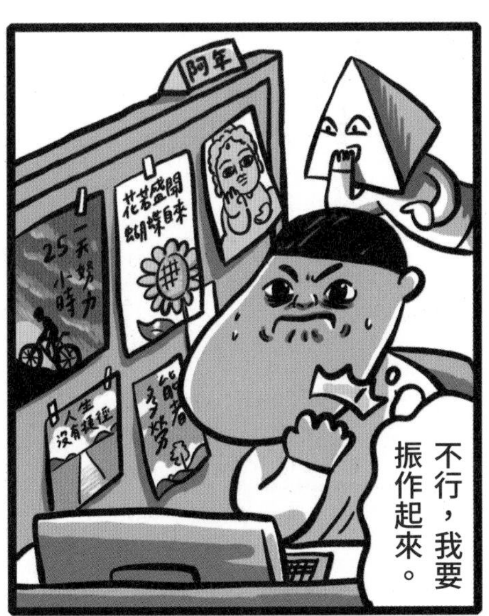

阿年
一天25小時努力
花若盛開蝴蝶自來
人生沒有捷徑
能者多勞
不行，我要振作起來。

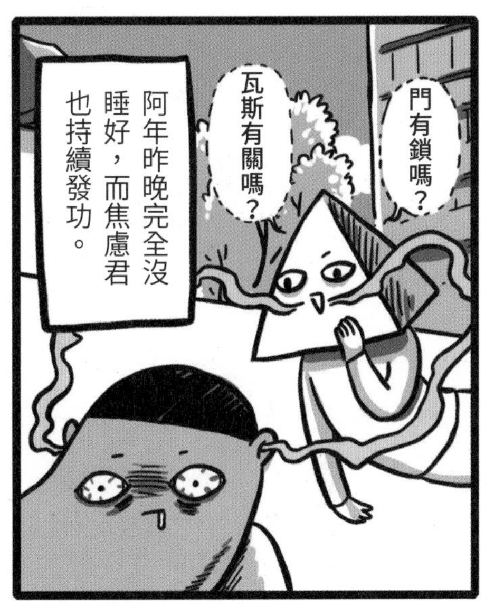

門有鎖嗎？
瓦斯有關嗎？
阿年昨晚完全沒睡好，而焦慮君也持續發功。

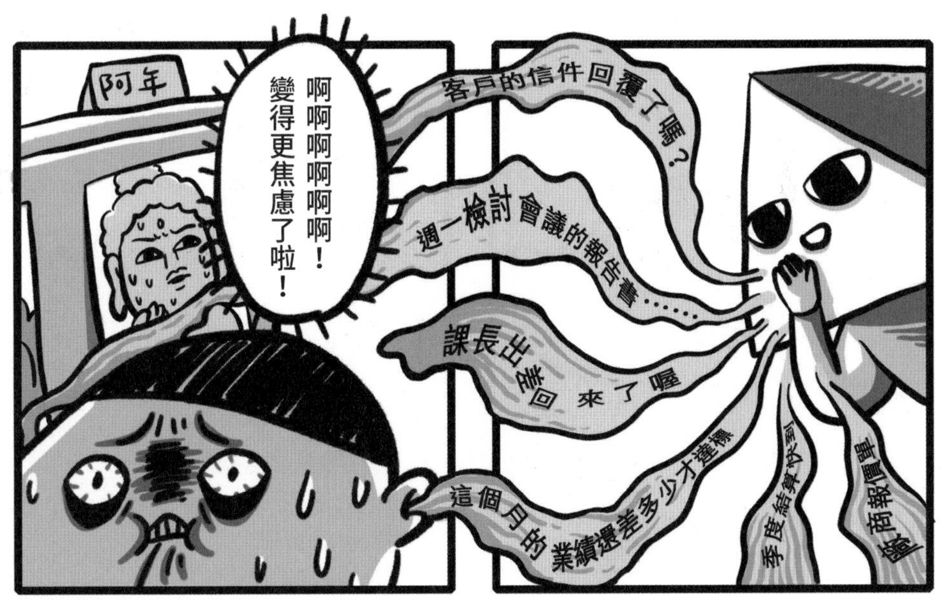

客戶的信件回覆了嗎？
週一檢討會議的報告書……
課長出差回來了喔
這個月的業績還差多少才達標
季度結算快到
廠商報價單
阿年
啊啊啊啊啊啊！變得更焦慮了啦！

小愛和強尼。

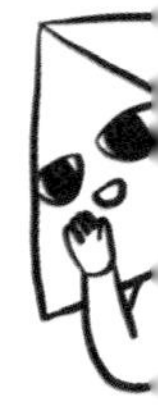

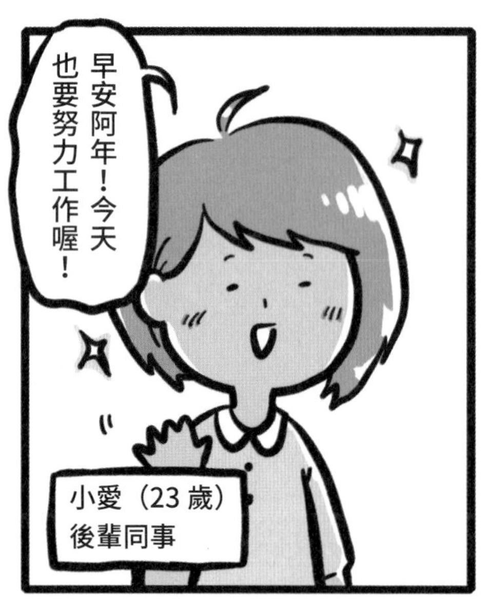
早安阿年！今天也要努力工作喔！
小愛（23 歲）
後輩同事

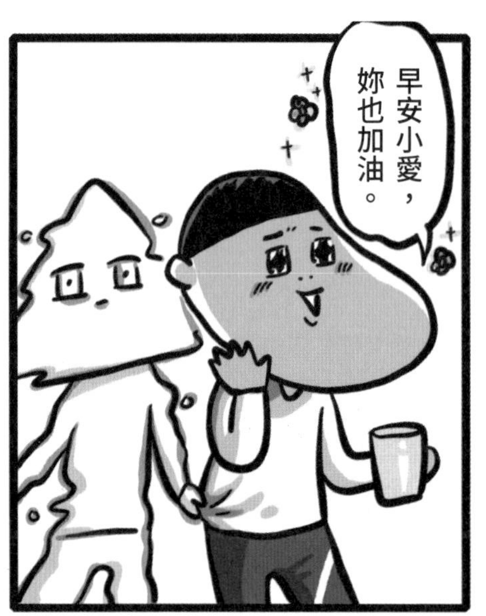
早安小愛，妳也加油。

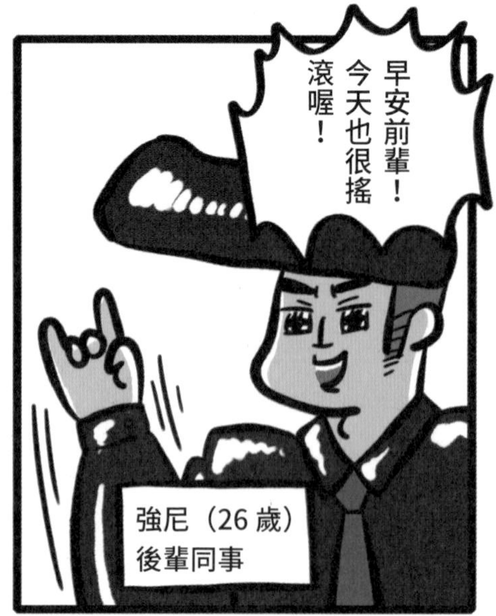
早安前輩！今天也很搖滾喔！
強尼（26 歲）
後輩同事

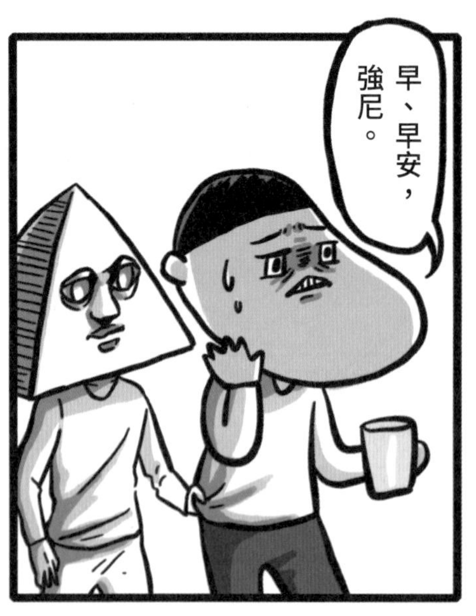
早、早安，強尼。

髮咚。

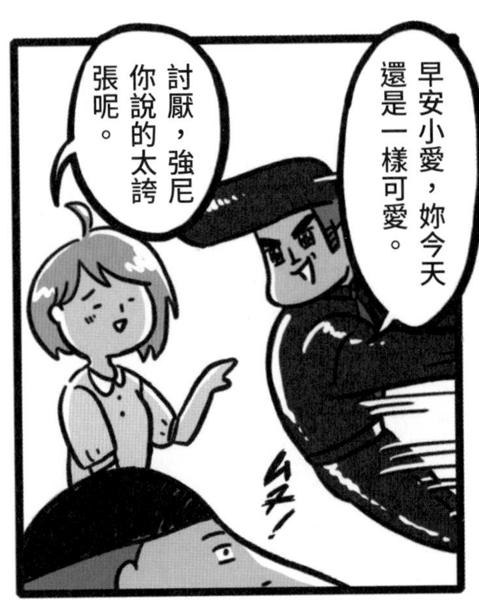
早安小愛，妳今天還是一樣可愛。
討厭，強尼你說的太誇張呢。

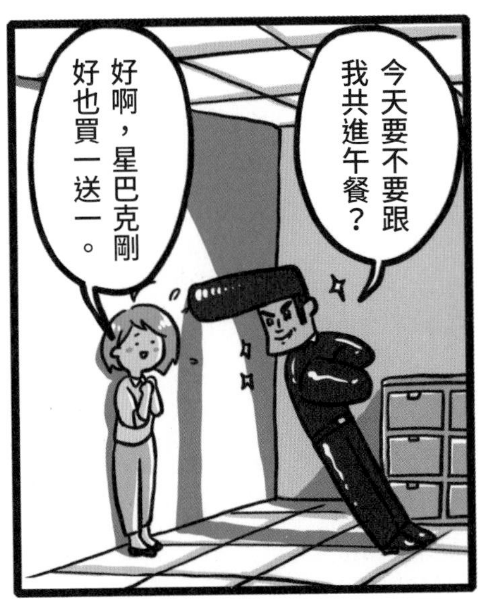
今天要不要跟我共進午餐？
好啊，星巴克剛好也買一送一。

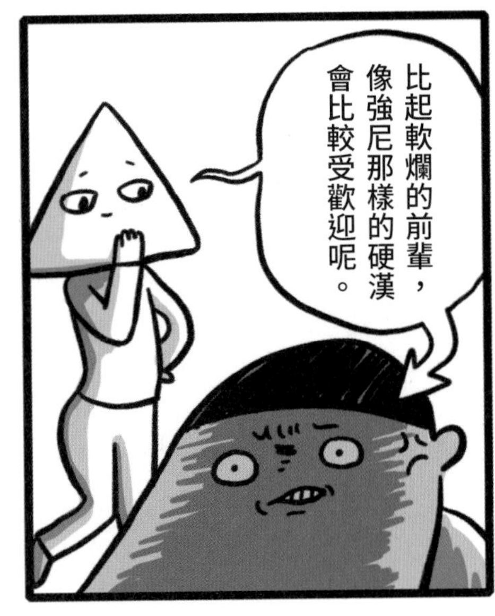
比起軟爛的前輩，像強尼那樣的硬漢會比較受歡迎呢。

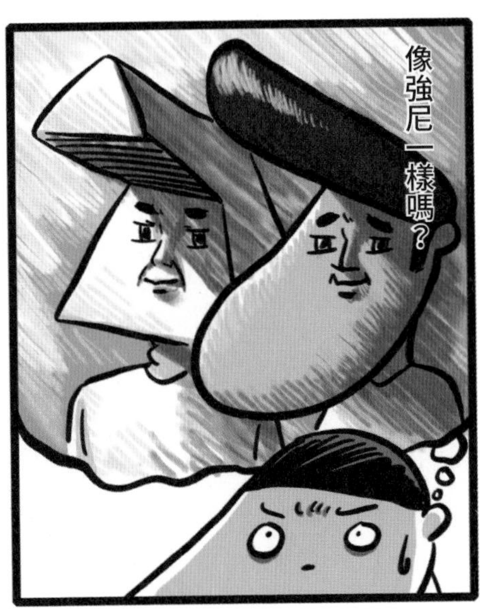
像強尼一樣嗎？

別吵啦！

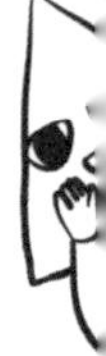

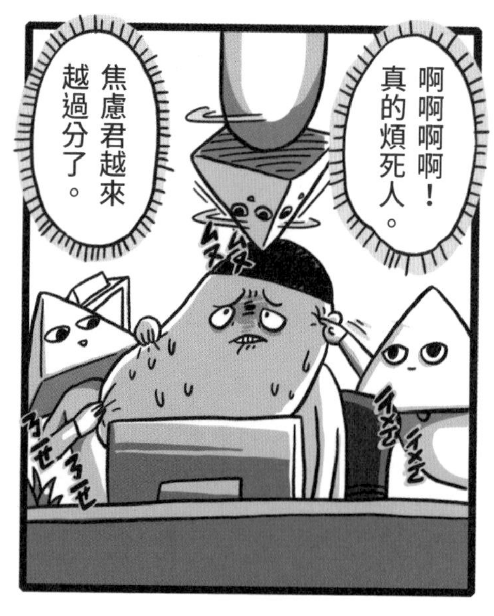
啊啊啊啊！真的煩死人。
焦慮君越來越過分了。

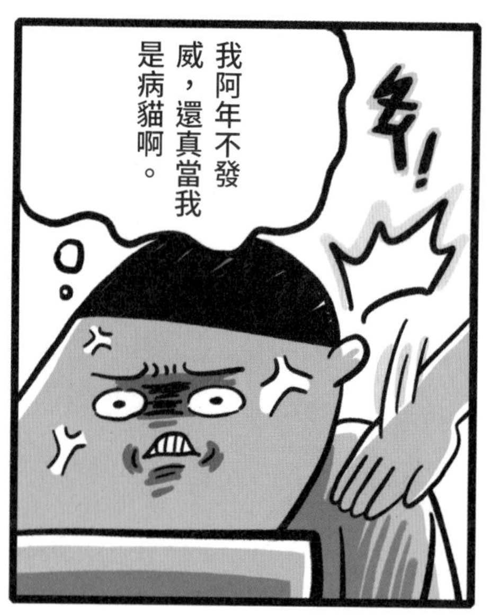
我阿年不發威，還真當我是病貓啊。

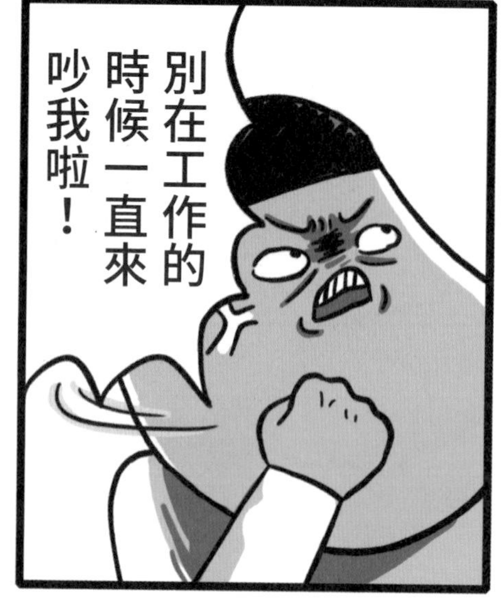
別在工作的時候一直來吵我啦！

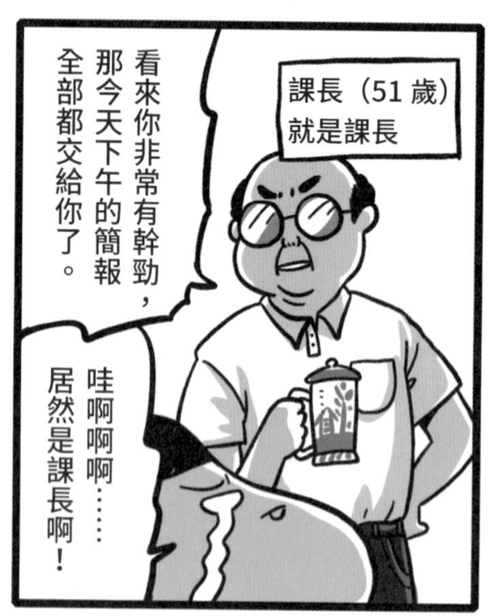
課長（51 歲）
就是課長
看來你非常有幹勁，那今天下午的簡報全部都交給你了。
哇啊啊啊……居然是課長啊！

星冰樂。

結果忙到超過午餐時間，運氣真差。

阿年，這杯星冰樂給你喝，剛剛和強尼吃飯時買的。
感覺你今天早上狀況不太好。

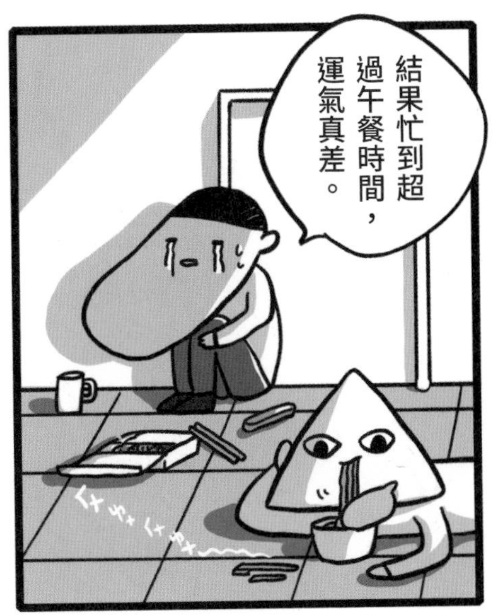

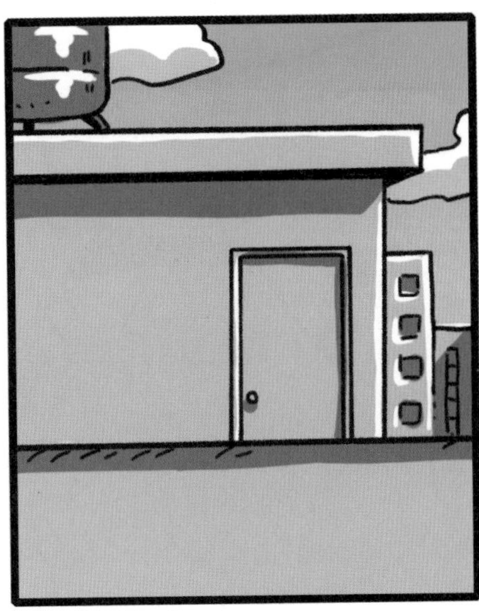

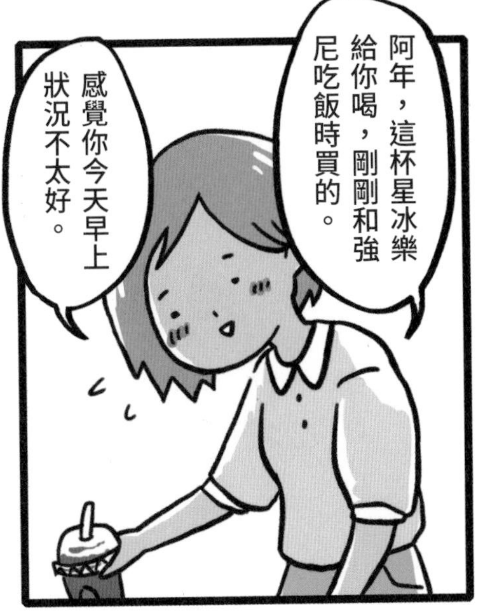

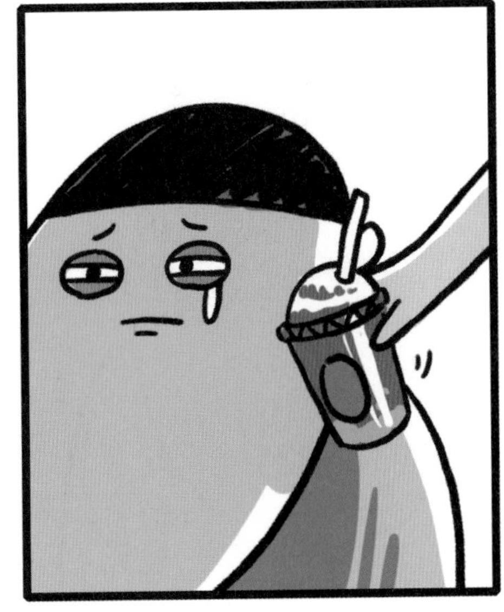

焦慮的祕密。

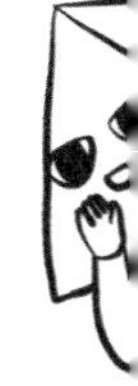

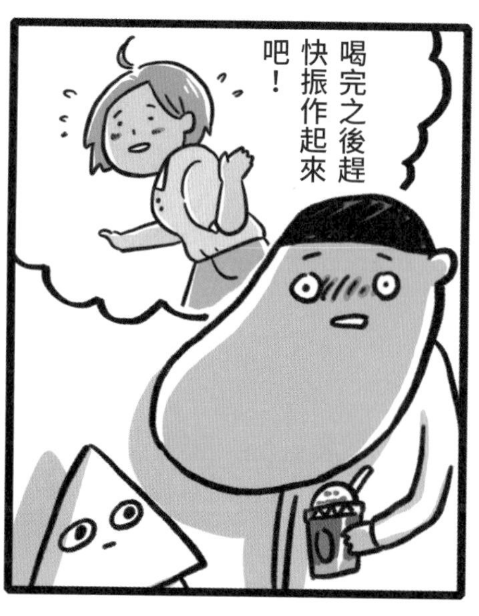
喝完之後趕快振作起來吧！

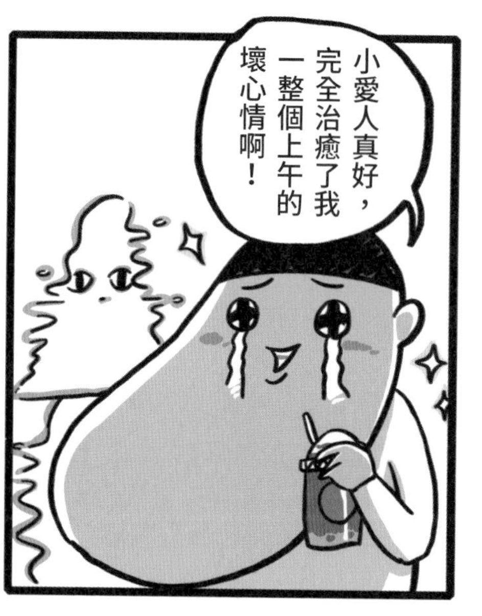
小愛人真好，完全治癒了我一整個上午的壞心情啊！

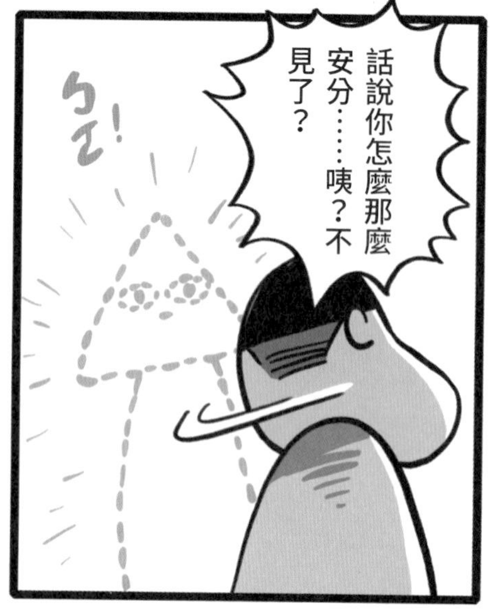
話說你怎麼那麼安分……咦？不見了？

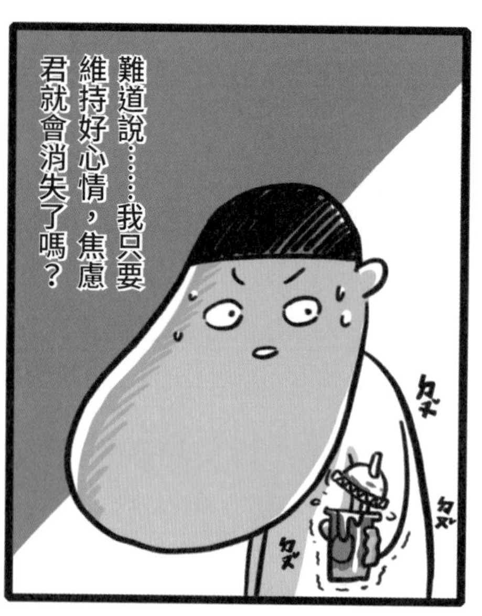
難道說……我只要維持好心情，焦慮君就會消失了嗎？

好心情無敵。

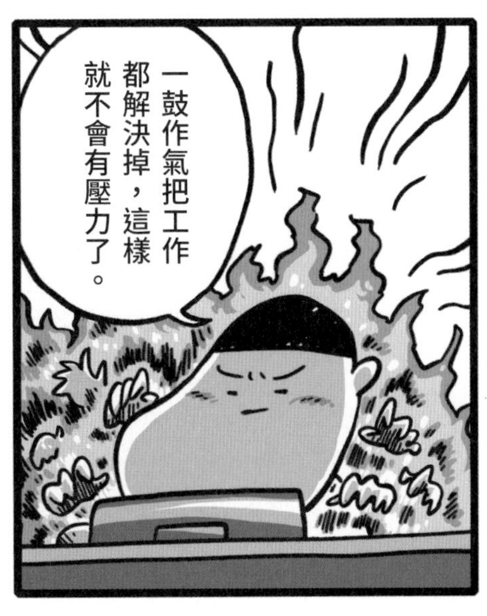
一鼓作氣把工作都解決掉，這樣就不會有壓力了。

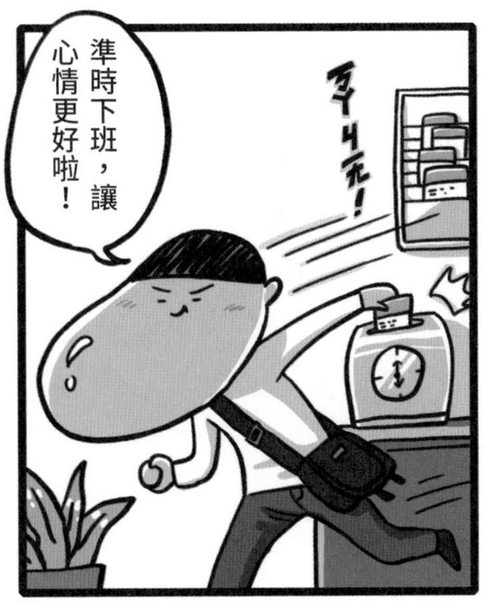
準時下班，讓心情更好啦！

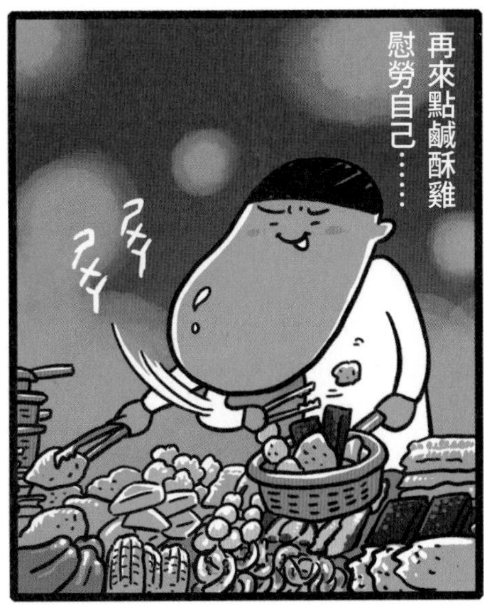
再來點鹹酥雞慰勞自己……

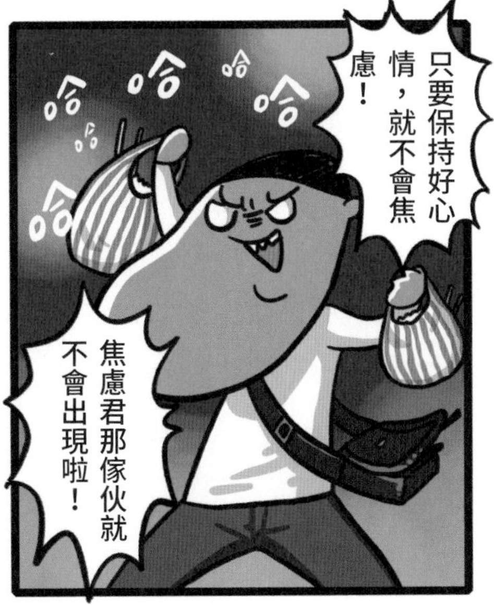
哈
哈
哈
哈
哈
只要保持好心情，就不會焦慮！
焦慮君那傢伙就不會出現啦！

感人的重逢？

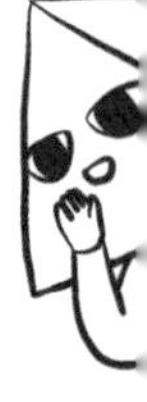

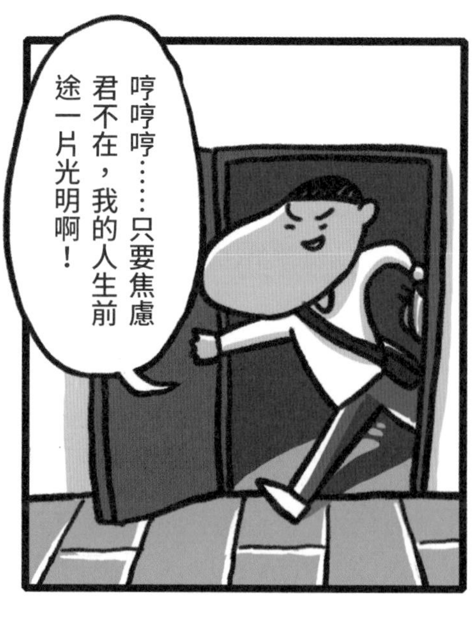
哼哼哼……只要焦慮君不在，我的人生前途一片光明啊！

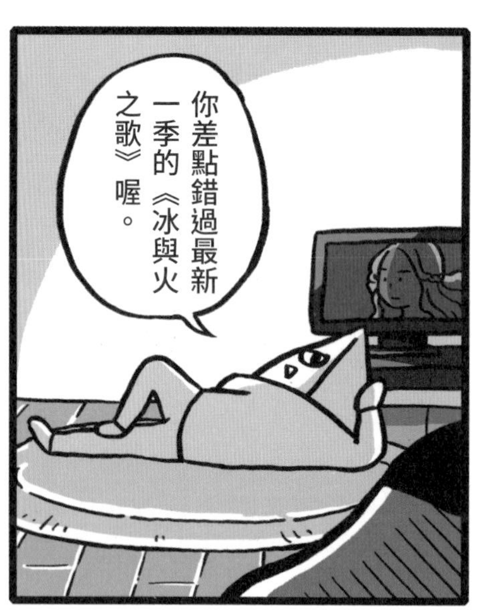
你差點錯過最新一季的《冰與火之歌》喔。

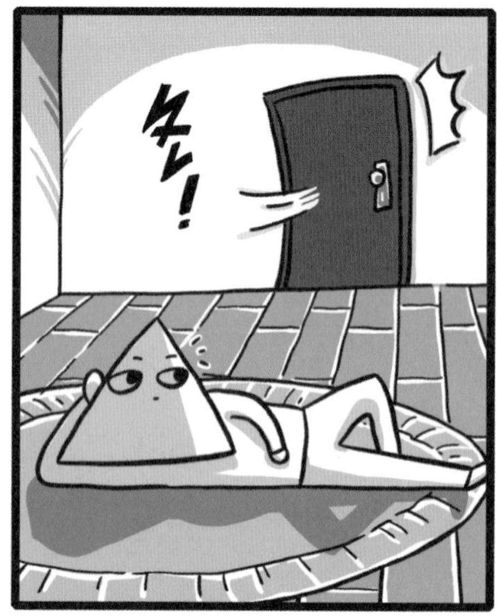

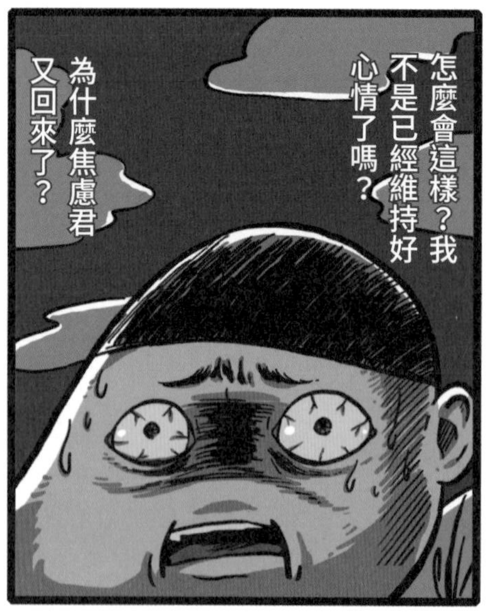
怎麼會這樣？我不是已經維持好心情了嗎？
為什麼焦慮君又回來了？

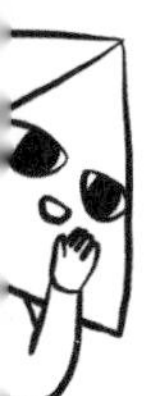

除靈。

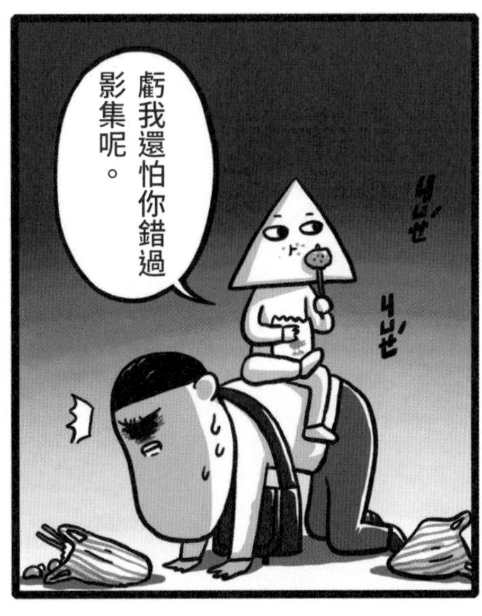

虧我還怕你錯過影集呢。

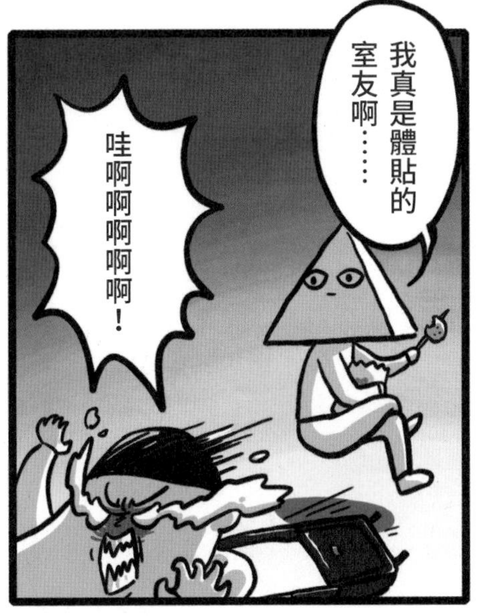

我真是體貼的室友啊……
哇啊啊啊啊啊啊！

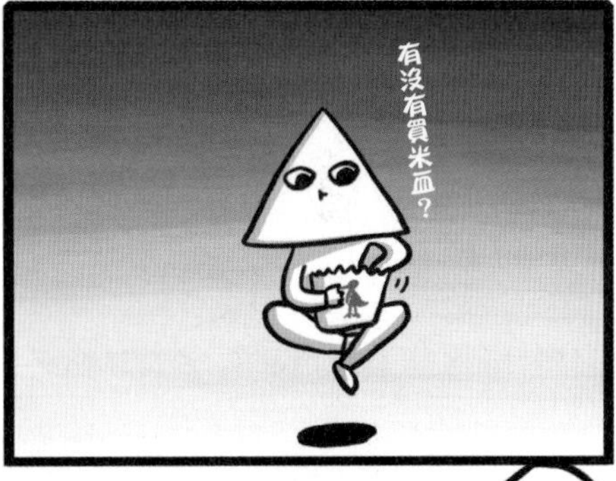

有沒有買米血？

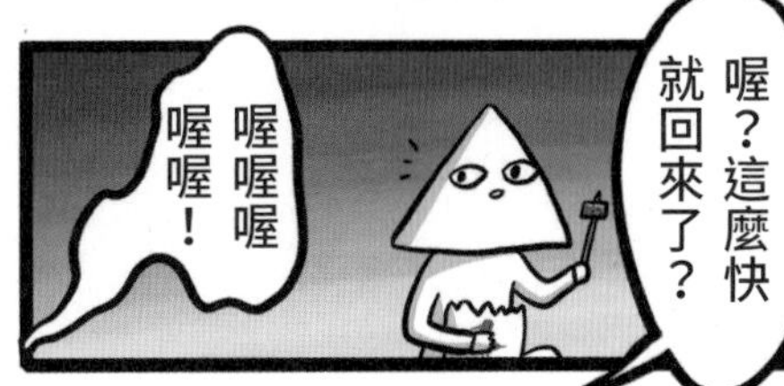

喔？這麼快就回來了？
喔喔喔喔喔！

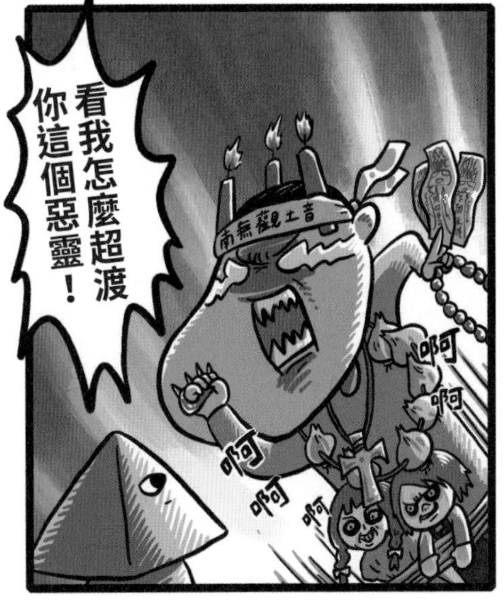

看我怎麼超渡你這個惡靈！

激鬥。

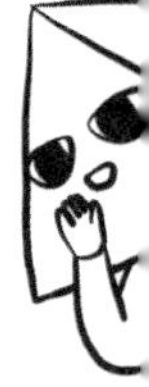

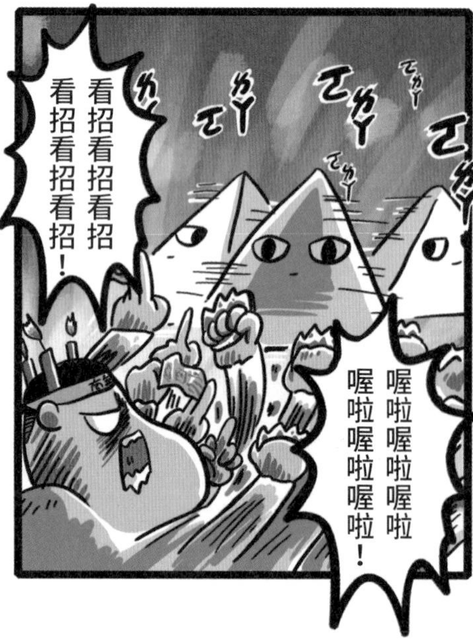
看招看招看招看招看招看招！
喔啦喔啦喔啦喔啦喔啦喔啦！

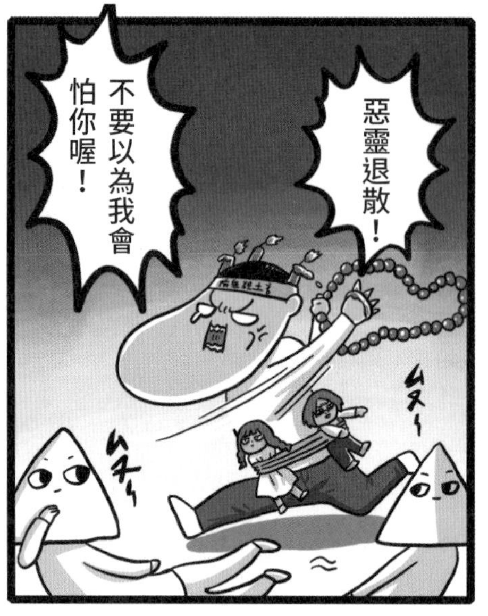
惡靈退散！
不要以為我會怕你喔！

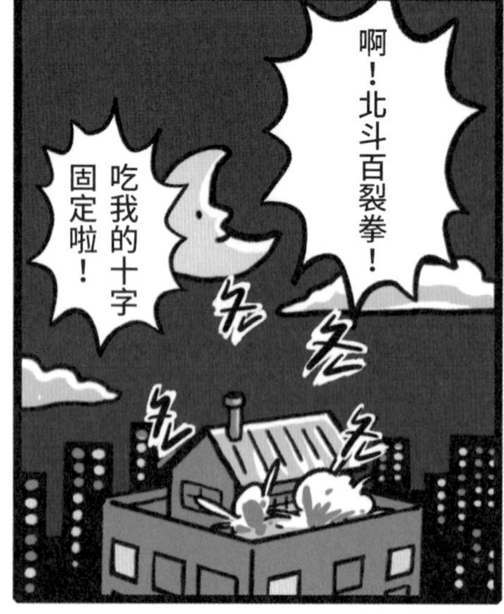
啊！北斗百裂拳！
吃我的十字固定啦！

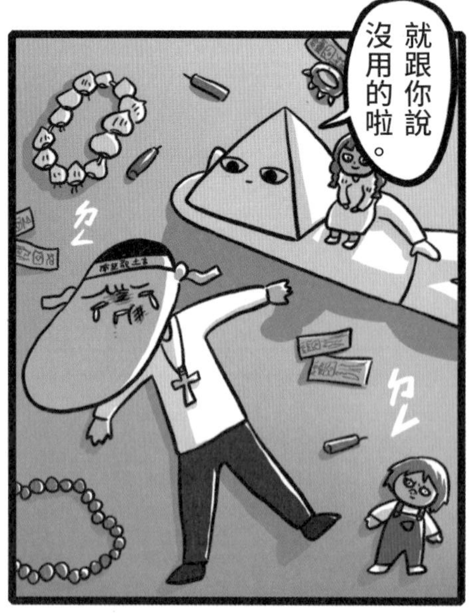
就跟你說沒用的啦。

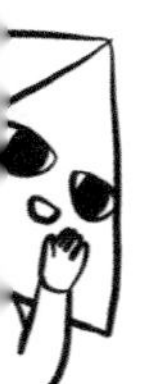

對喔。

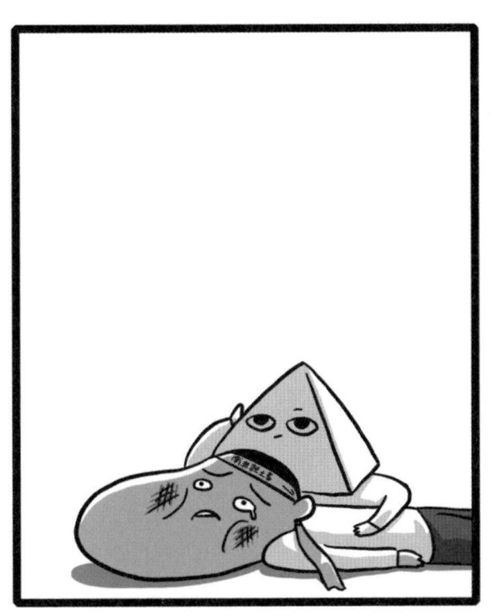

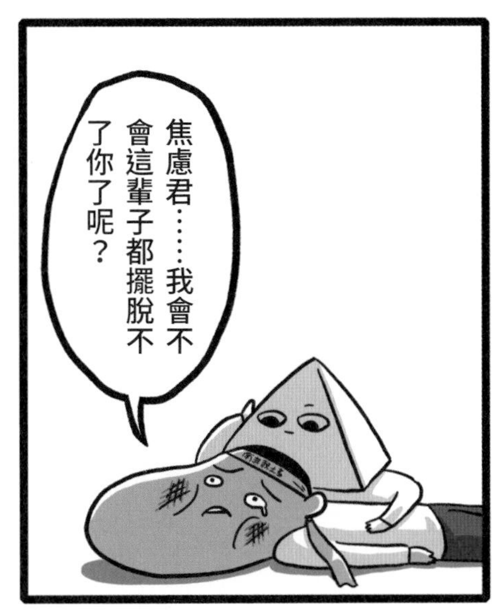

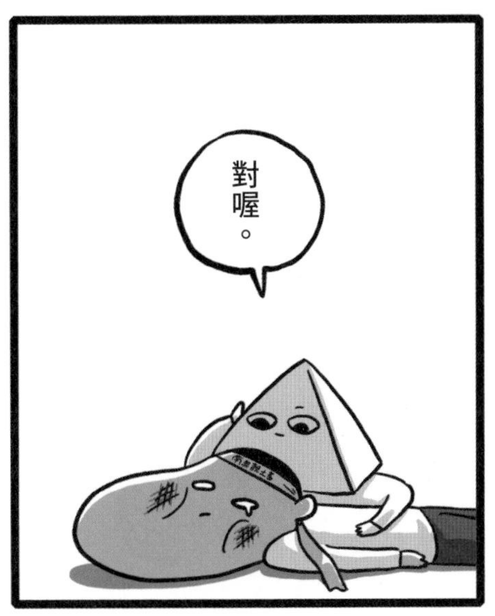

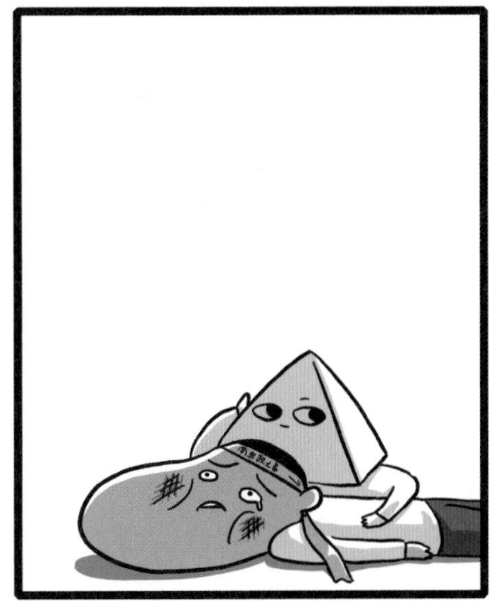

咖啡、茶，
還是焦慮呢？

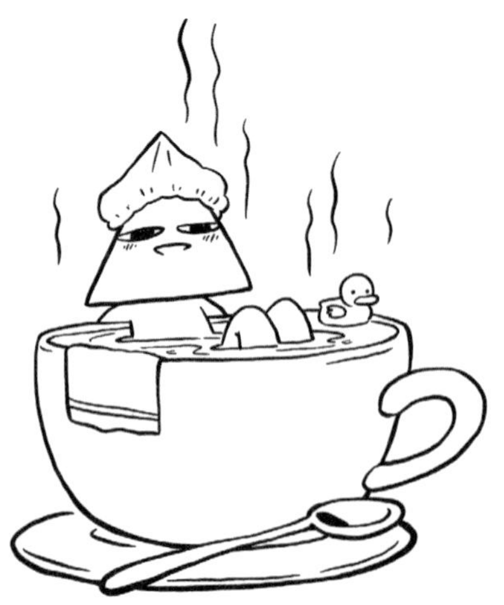

第2回

面對它

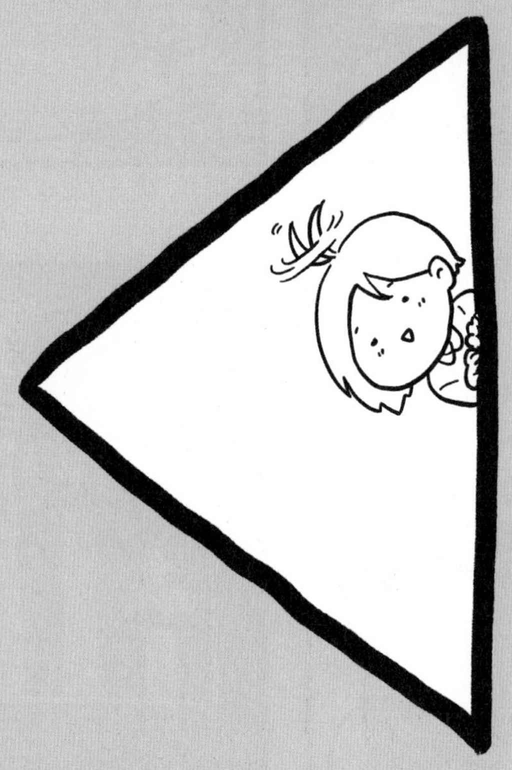

面對焦慮。

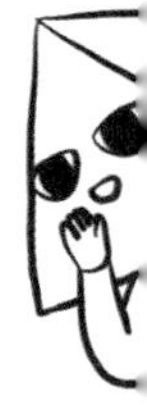

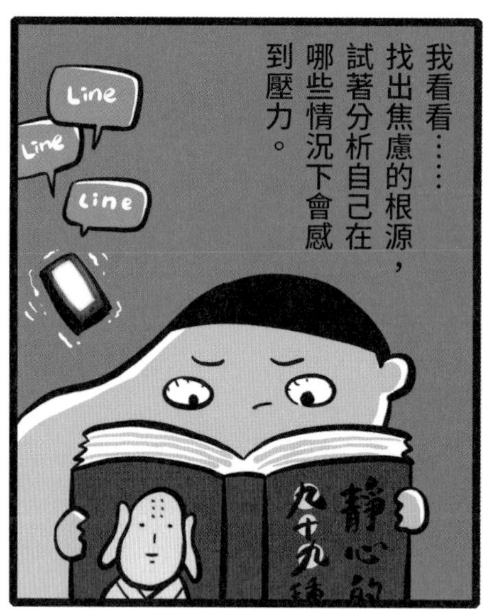
我看看……找出焦慮的根源，試著分析自己在哪些情況下會感到壓力。
Line
Line
Line

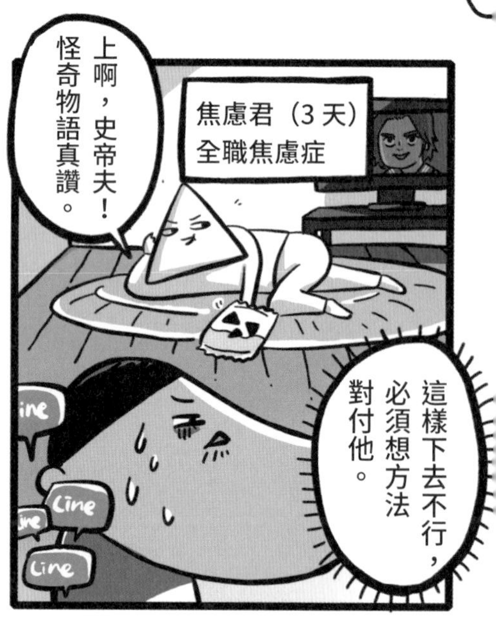
焦慮君（3 天）
全職焦慮症
上啊，史帝夫！怪奇物語真讚。
這樣下去不行，必須想方法對付他。

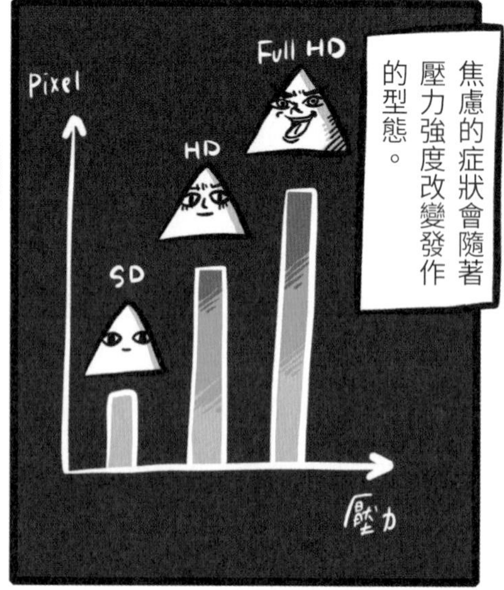
焦慮的症狀會隨著壓力強度改變發作的型態。
Pixel
SD
HD
Full HD
壓力

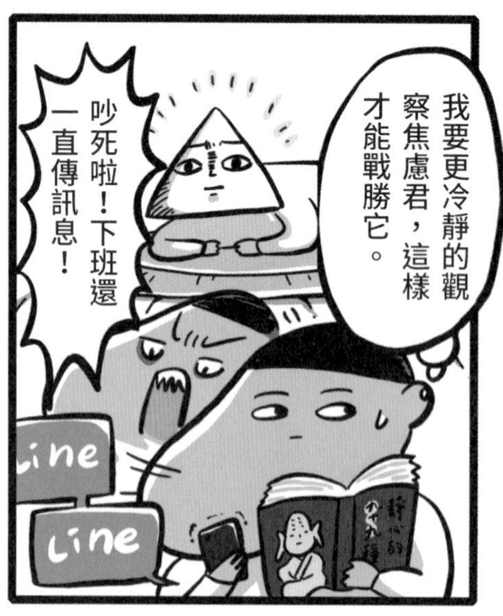
我要更冷靜的觀察焦慮君，這樣才能戰勝它。
吵死啦！下班還一直傳訊息！
Line
Line

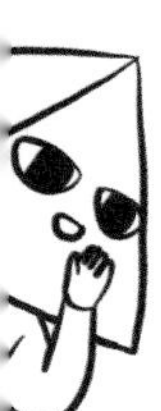

吵死人了。

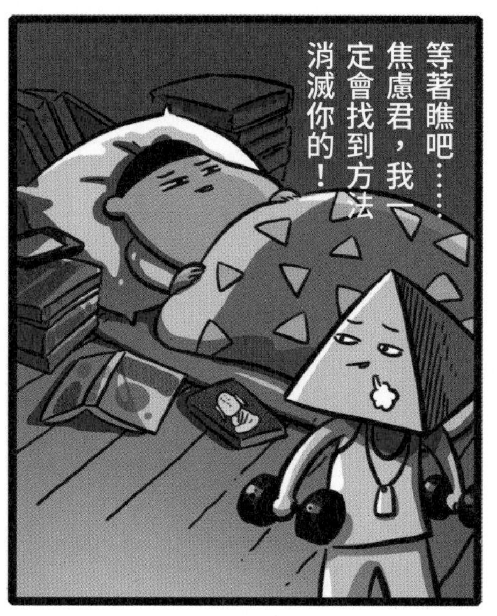
等著瞧吧……焦慮君，我一定會找到方法消滅你的！

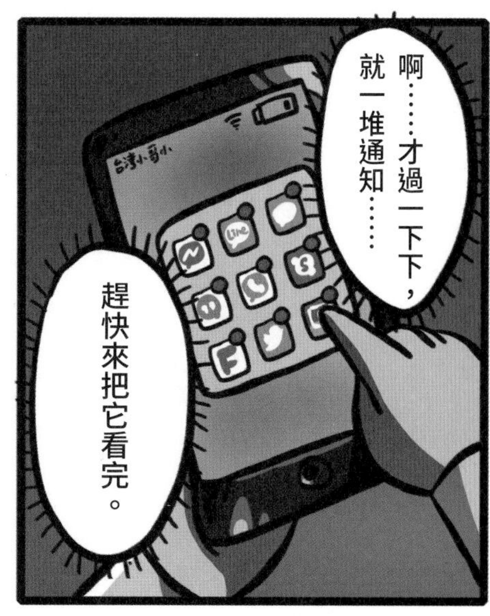
啊……才過一下下，就一堆通知……
趕快來把它看完。

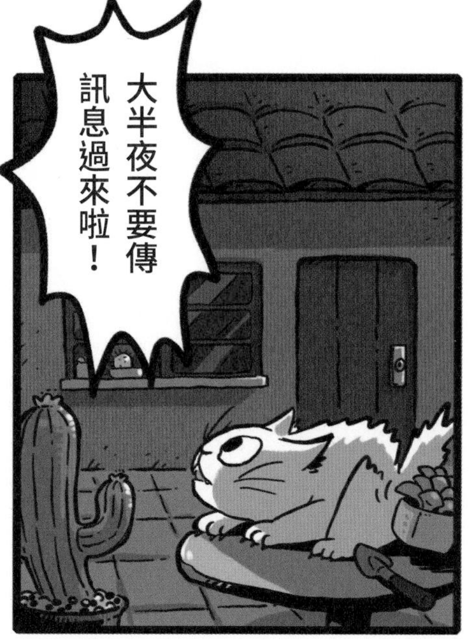
大半夜不要傳訊息過來啦！

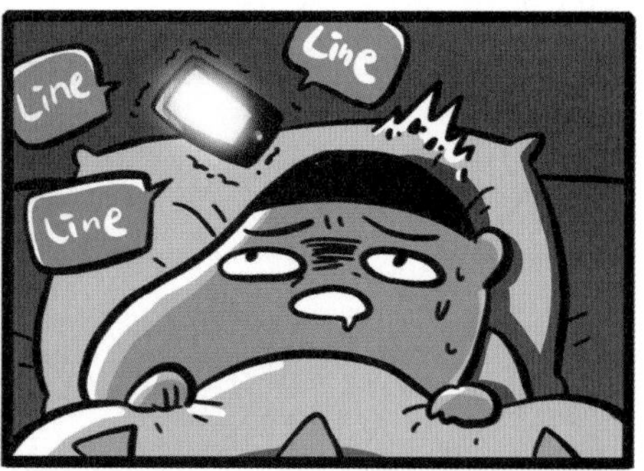
Line
Line
Line

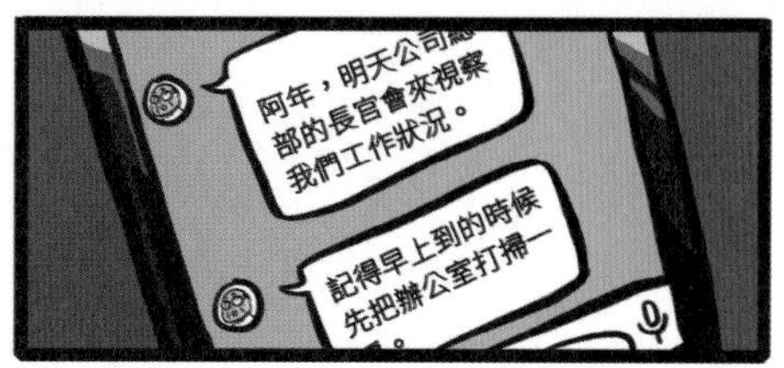
阿年，明天公司
部的長官會來視察
我們工作狀況。
記得早上到的時候
先把辦公室打掃一

喜歡熱鬧？

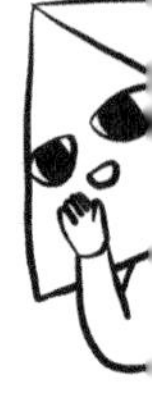

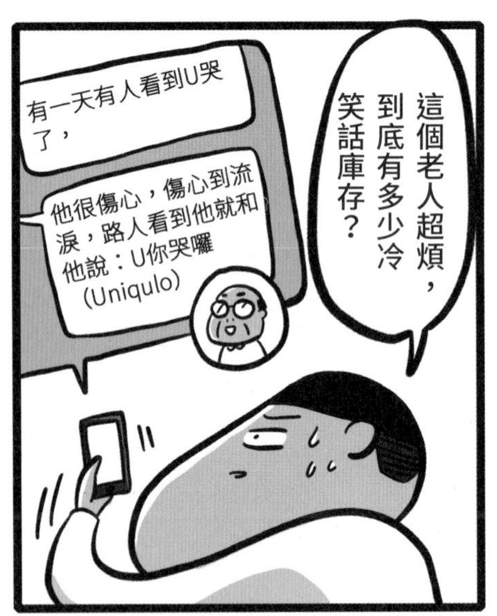

這個老人超煩，到底有多少冷笑話庫存？
有一天有人看到U哭了，
他很傷心，傷心到流淚，路人看到他就和他說：U你哭囉
(Uniqulo)

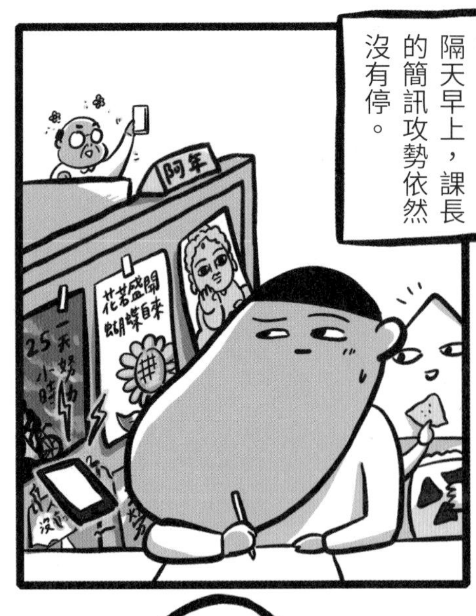

隔天早上，課長的簡訊攻勢依然沒有停。
阿年
花若盛開蝴蝶自來

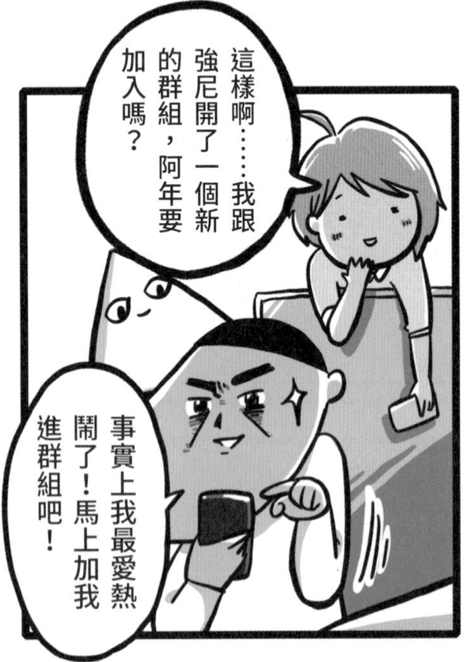

這樣啊……我跟強尼開了一個新的群組，阿年要加入嗎？
事實上我最愛熱鬧了！馬上加我進群組吧！

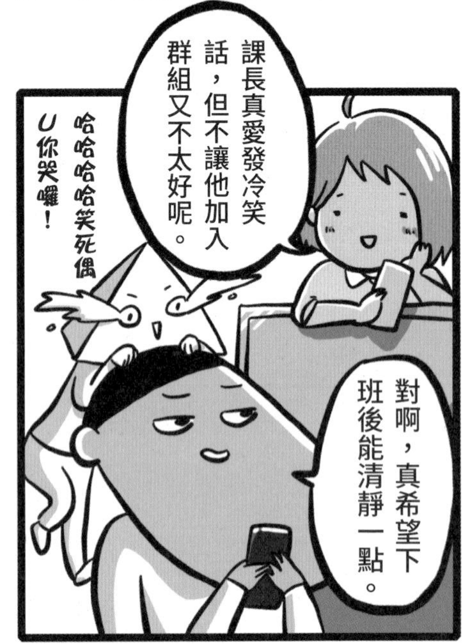

課長真愛發冷笑話，但不讓他加入群組又不太好呢。
哈哈哈哈笑死偶
U你哭囉！
對啊，真希望下班後能清靜一點。

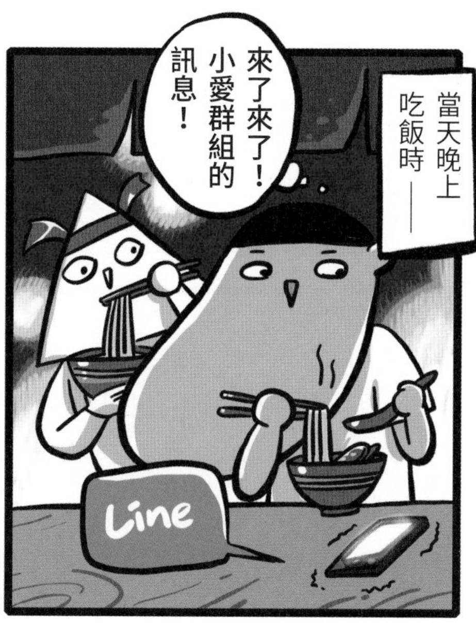
當天晚上吃飯時——
來了來了！小愛群組的訊息！
Line

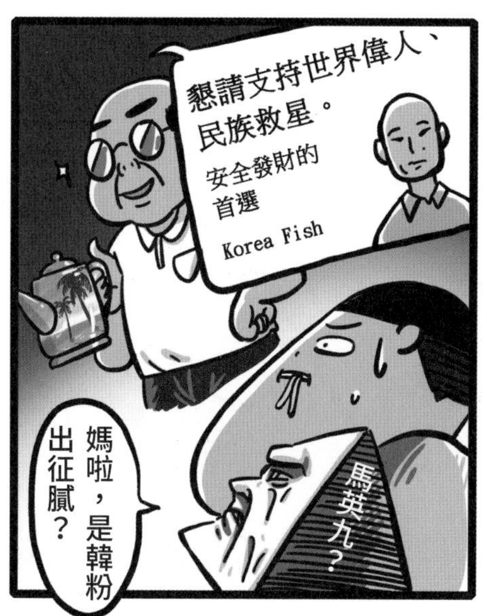
懇請支持世界偉人、民族救星。
安全發財的首選
Korea Fish
馬英九？
媽啦，是韓粉出征膩？

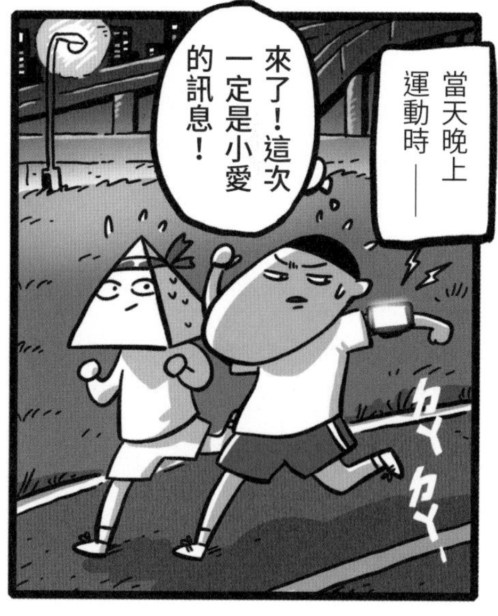
當天晚上運動時——
來了！這次一定是小愛的訊息！
ㄉㄚ ㄉㄚ ㄉㄚ

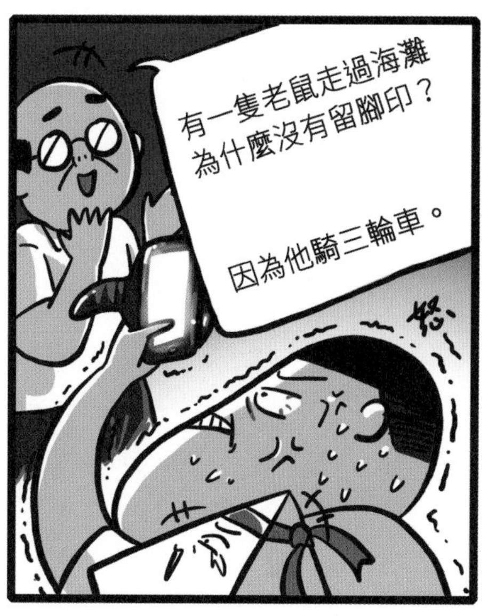
有一隻老鼠走過海灘為什麼沒有留腳印？
因為他騎三輪車。
怒

錯頻。

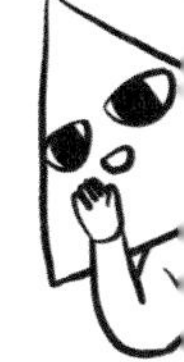

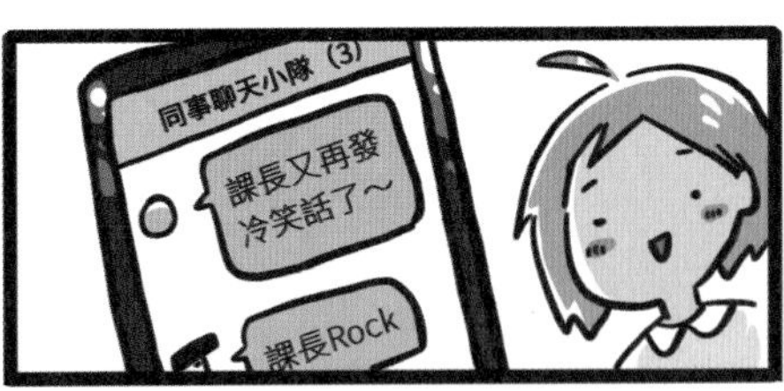

同事聊天小隊（3）
課長又再發冷笑話了～
課長Rock

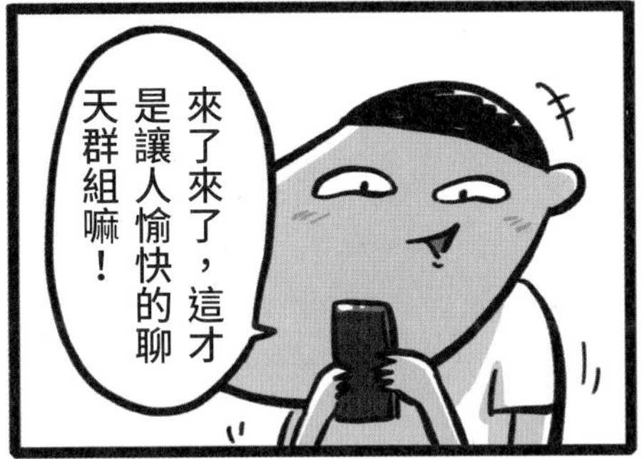

來了來了，這才是讓人愉快的聊天群組嘛！

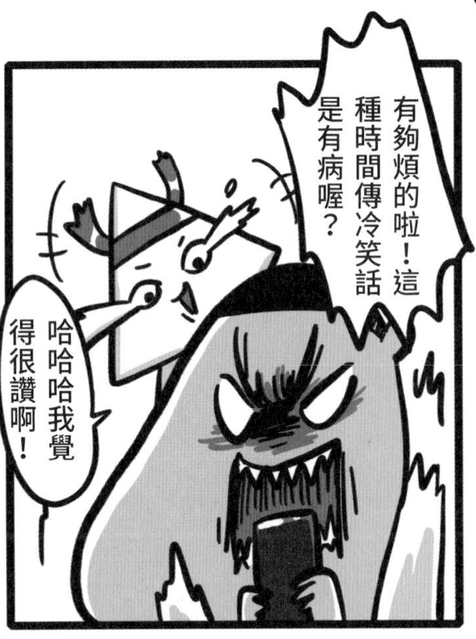

有夠煩的啦！這種時間傳冷笑話是有病喔？
哈哈哈我覺得很讚啊！

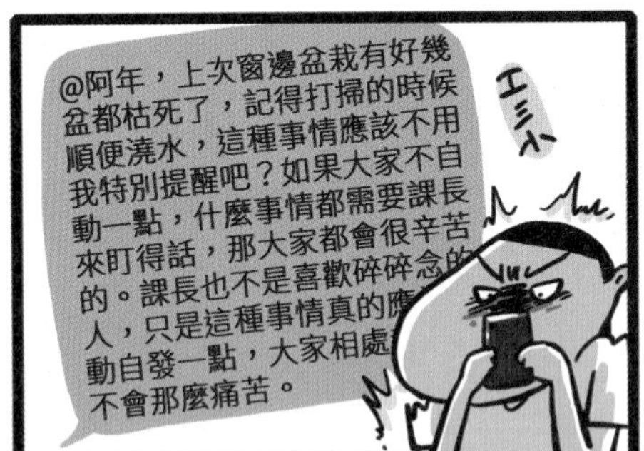

@阿年，上次窗邊盆栽有好幾
盆都枯死了，記得打掃的時候
順便澆水，這種事情應該不用
我特別提醒吧？如果大家不自
動一點，什麼事情都需要課長
來盯得話，那大家都會很辛苦
的。課長也不是喜歡碎碎念的
人，只是這種事情真的應
動自發一點，大家相處
不會那麼痛苦。
工三小

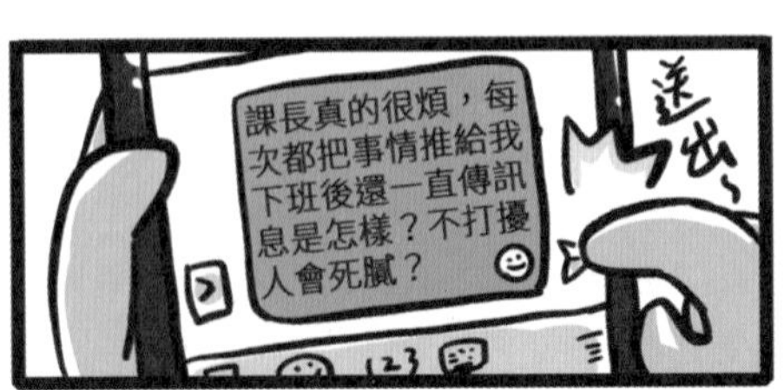

課長真的很煩，每
次都把事情推給我
下班後還一直傳訊
息是怎樣？不打擾
人會死膩？
送出

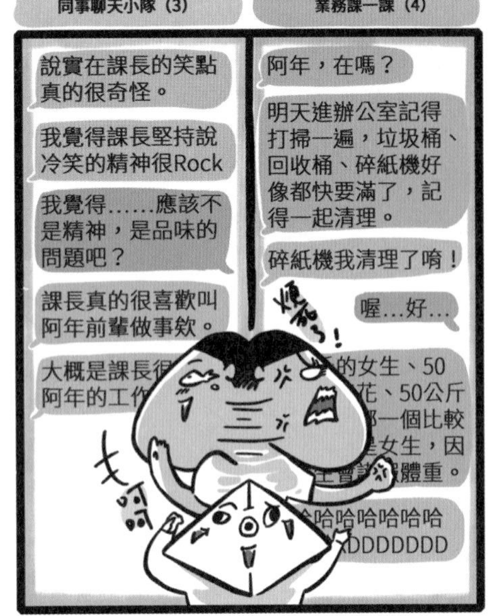

同事聊天小隊（3）
業務課一課（4）
說實在課長的笑點真的很奇怪。
我覺得課長堅持說冷笑的精神很Rock
我覺得……應該不是精神，是品味的問題吧？
課長真的很喜歡叫阿年前輩做事欸。
阿年，在嗎？
明天進辦公室記得打掃一遍，垃圾桶、回收桶、碎紙機好像都快要滿了，記得一起清理。
碎紙機我清理了唷！
喔…好…

炸裂。

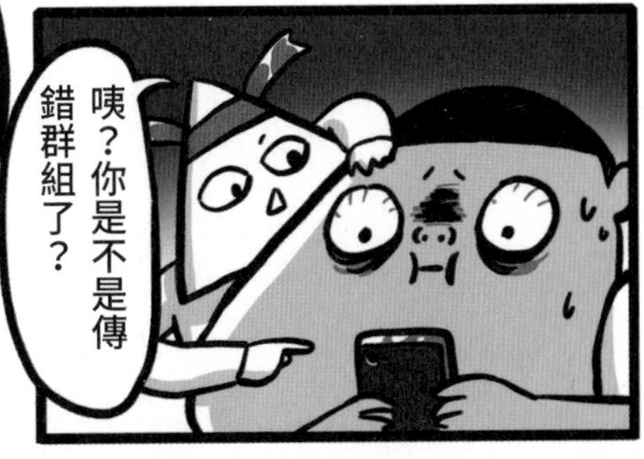
咦？你是不是傳錯群組了？

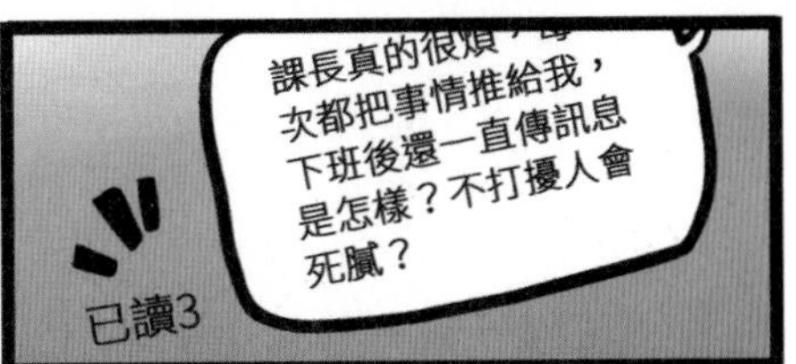
課長真的很煩，
次都把事情推給我，
下班後還一直傳訊息
是怎樣？不打擾人會
死膩？
已讀3

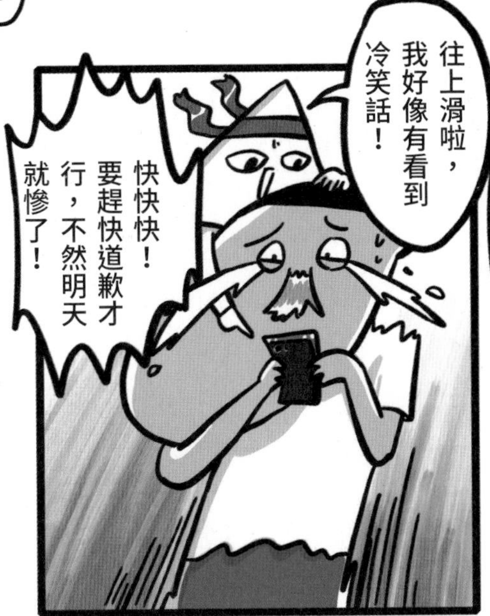
往上滑啦，我好像有看到冷笑話！
快快快！要趕快道歉才行，不然明天就慘了！

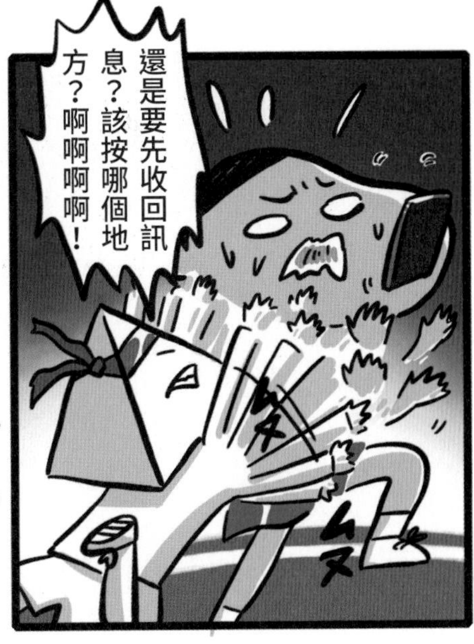
還是要先收回訊息？該按哪個地方？啊啊啊啊！

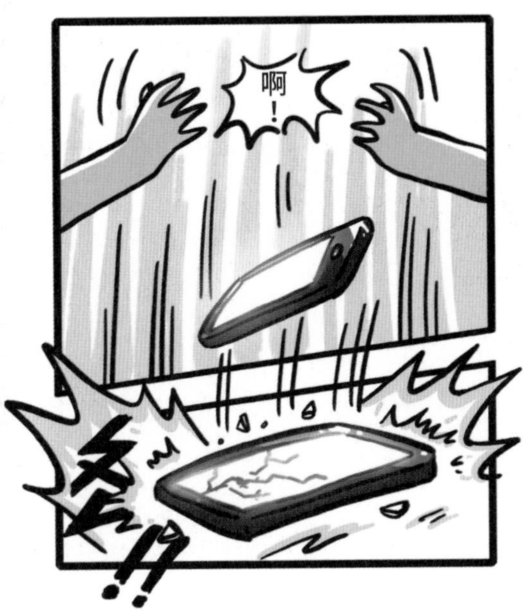
啊！

巨大化？

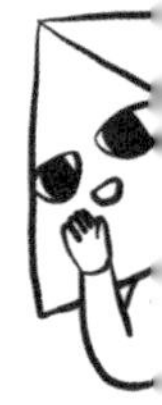

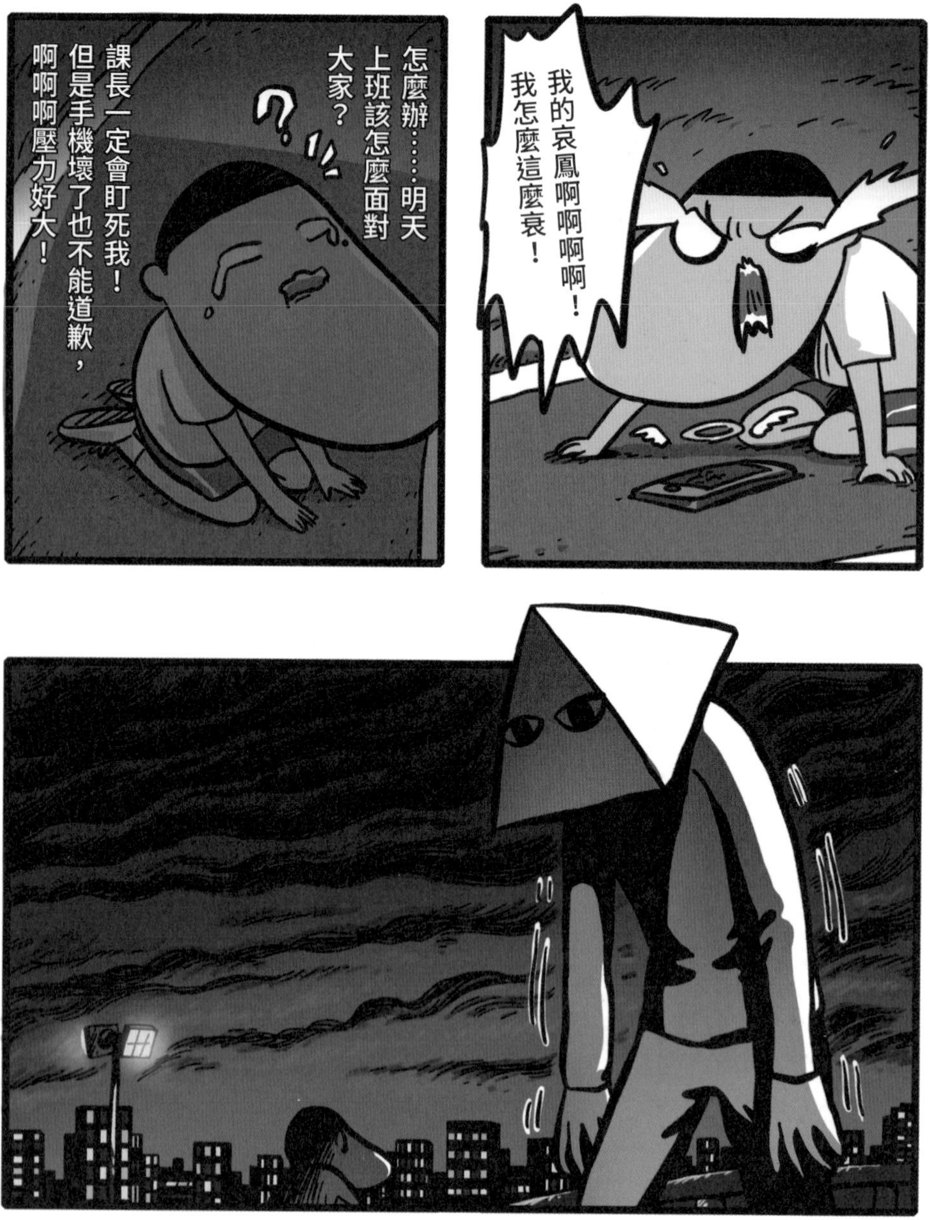

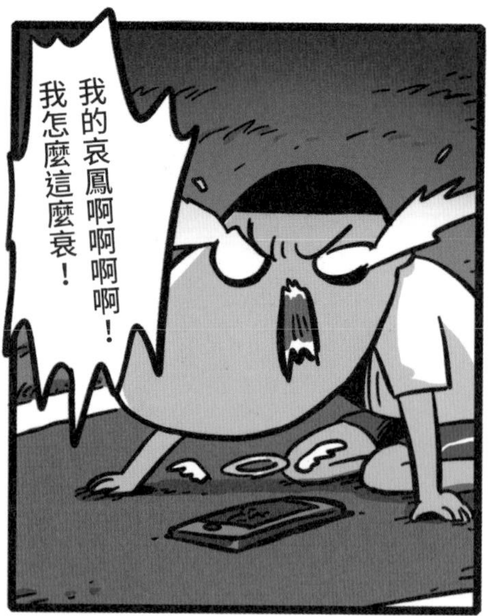
我的哀鳳啊啊啊啊！
我怎麼這麼衰！

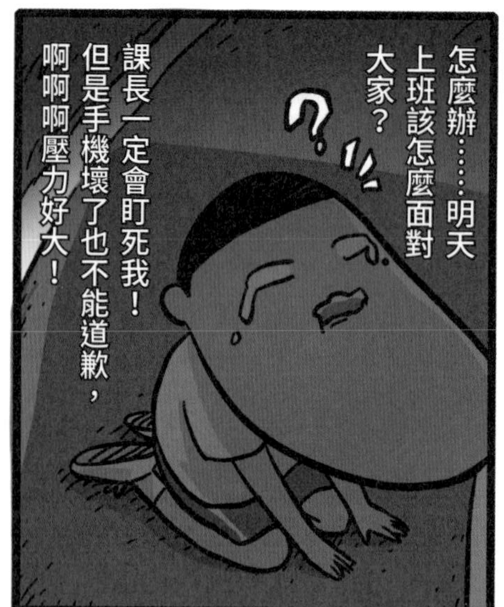
怎麼辦……明天
上班該怎麼面對
大家？
課長一定會盯死我！
但是手機壞了也不能道歉，
啊啊啊壓力好大！

絕望後的覺悟。

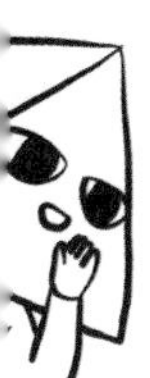

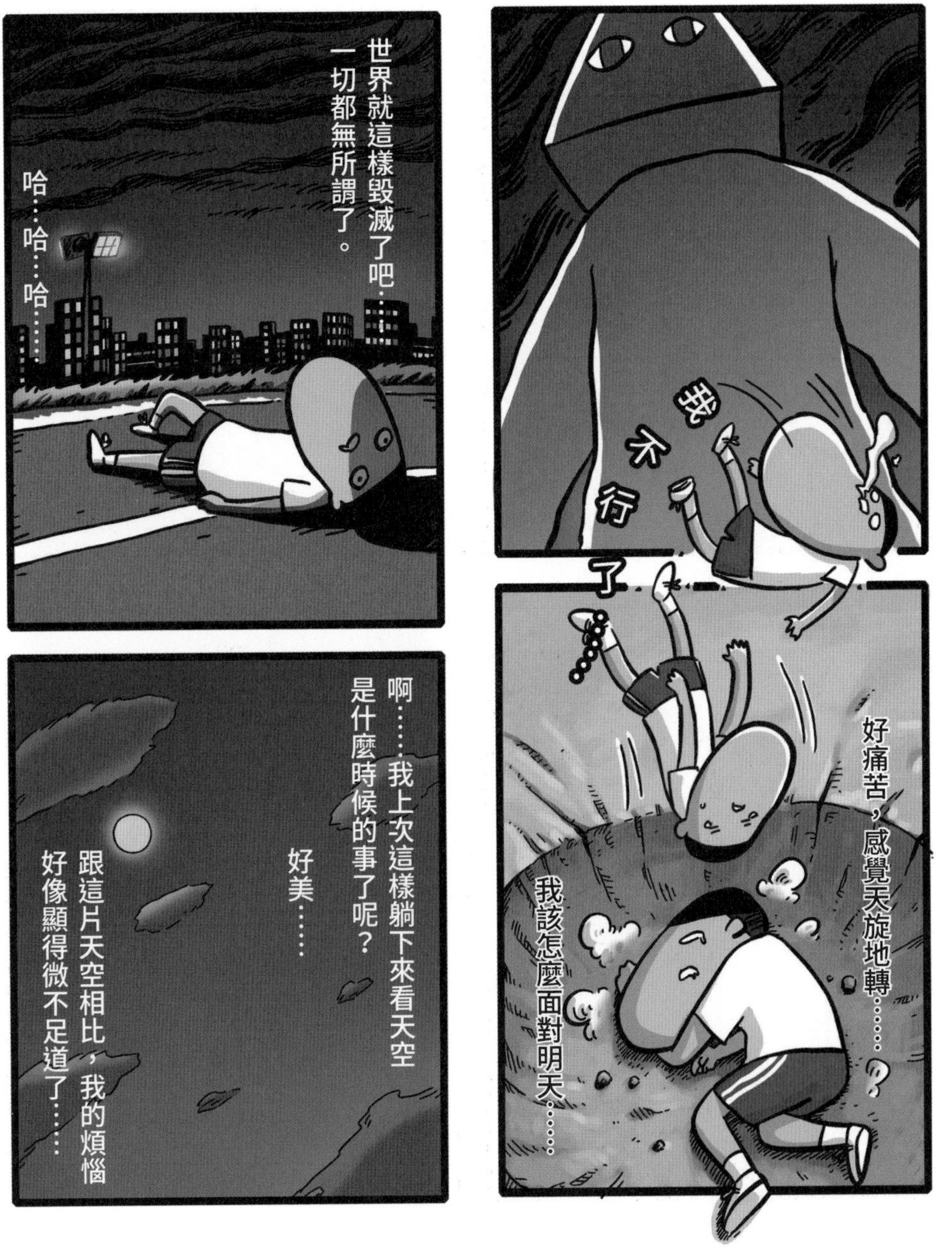

我不行了
好痛苦，感覺天旋地轉……
我該怎麼面對明天……

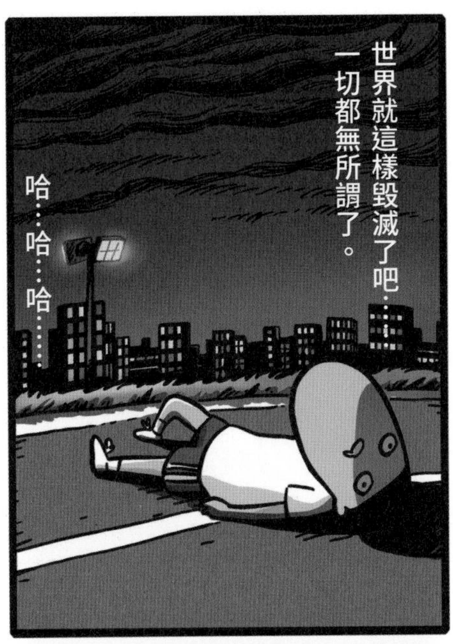
世界就這樣毀滅了吧……
一切都無所謂了。
哈……哈……哈……

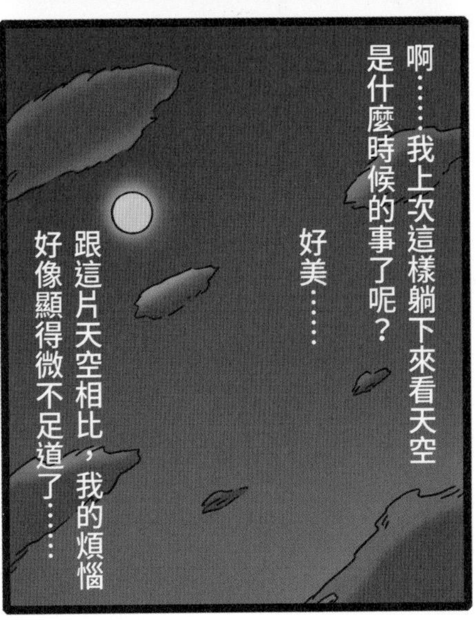
啊……我上次這樣躺下來看天空
是什麼時候的事了呢？
好美……
跟這片天空相比，我的煩惱
好像顯得微不足道了……

鮪依Key。

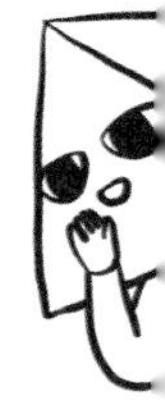

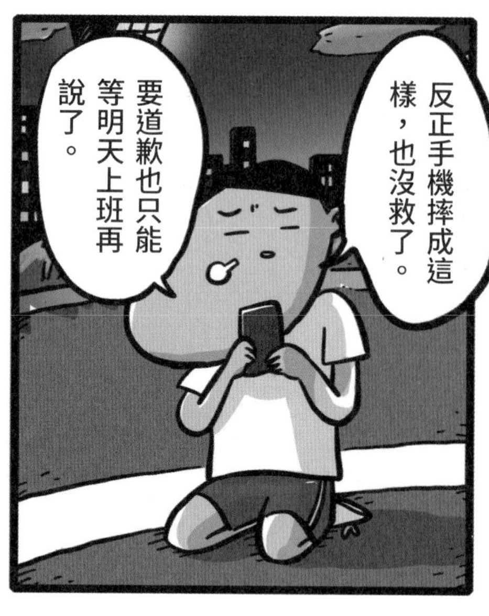
反正手機摔成這樣，也沒救了。
要道歉也只能等明天上班再說了。

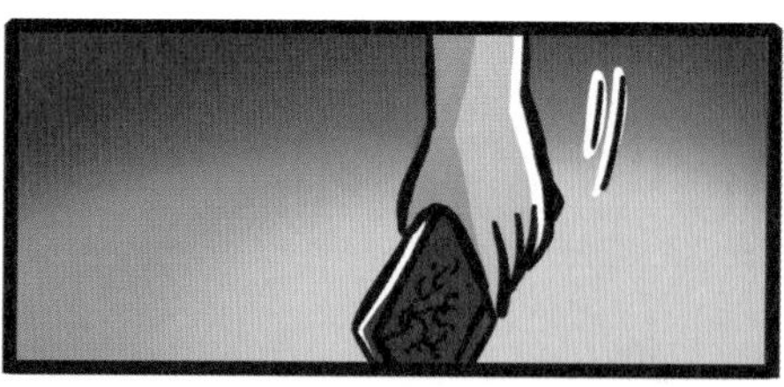

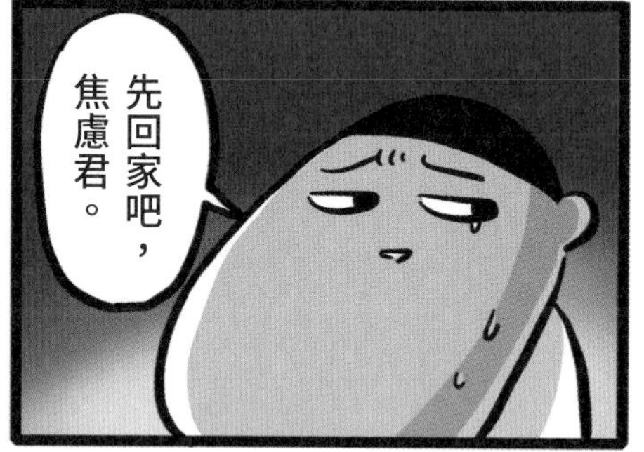
先回家吧，焦慮君。

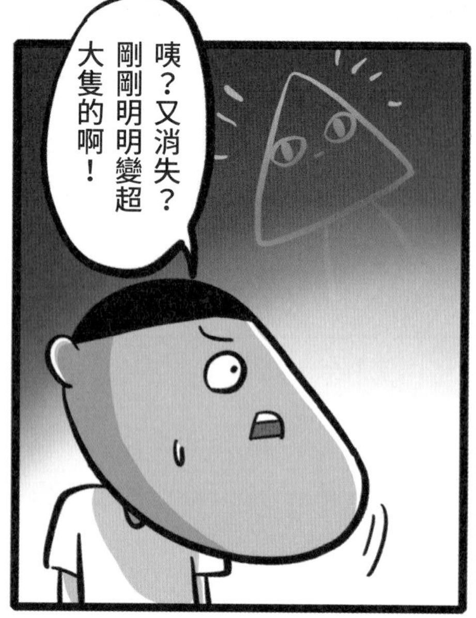
咦？又消失？剛剛明明變超大隻的啊！

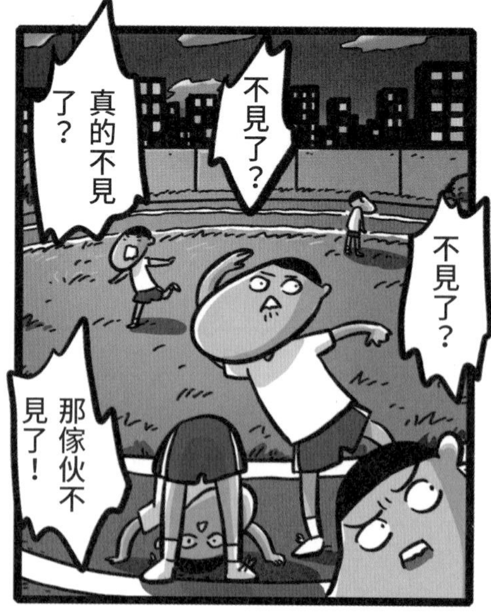
不見了？
不見了？
真的不見了？
那傢伙不見了！

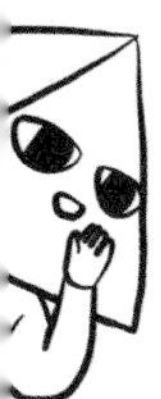

手機！

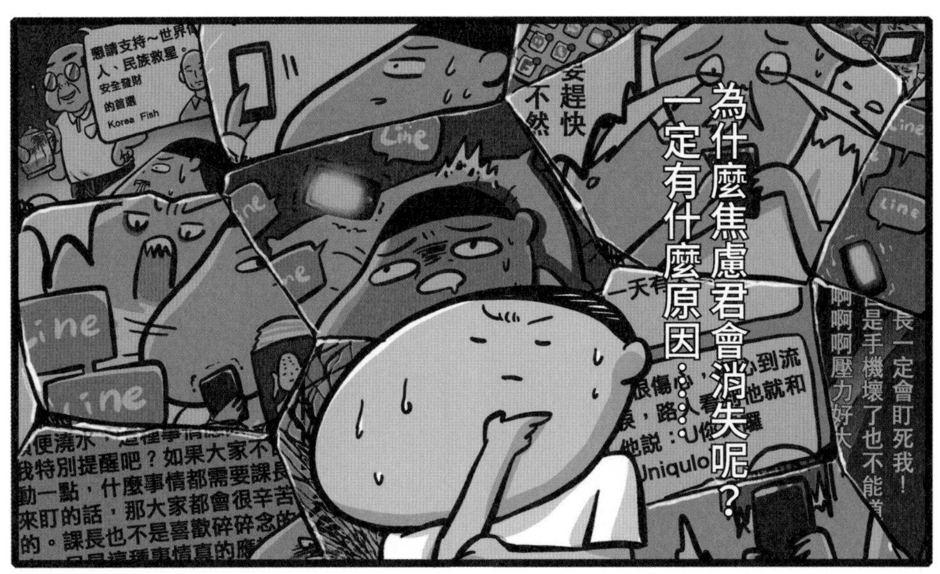

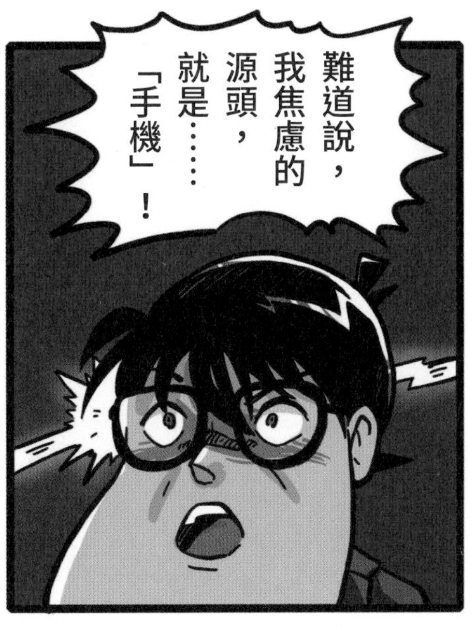

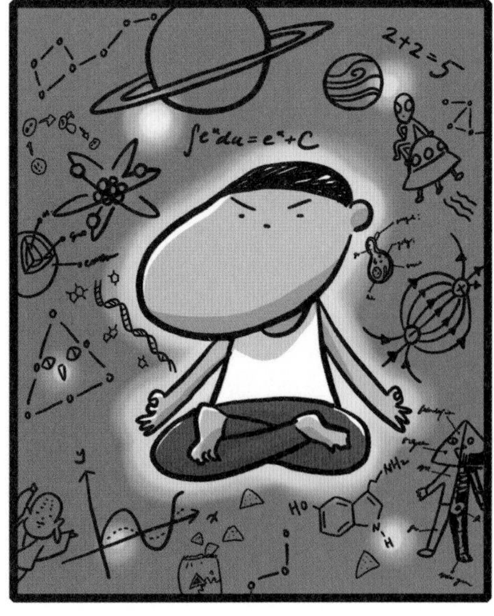

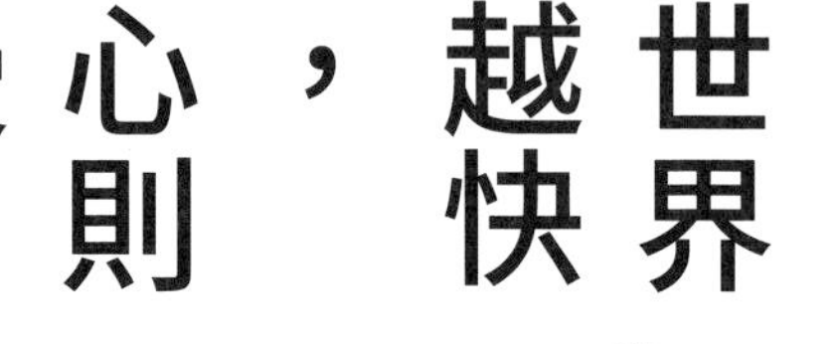
世界越快，心則慢。

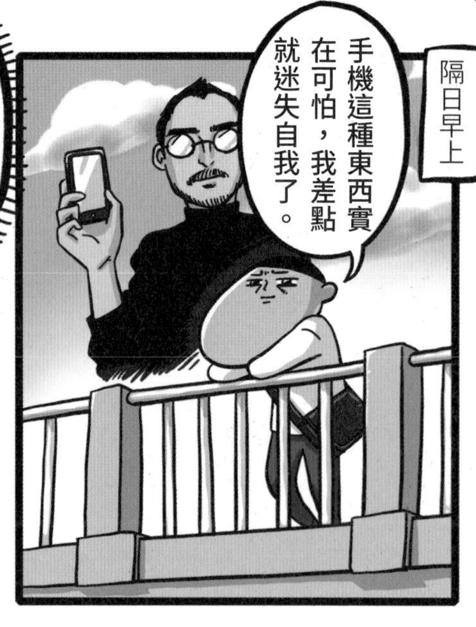
隔日早上
手機這種東西實在可怕，我差點就迷失自我了。

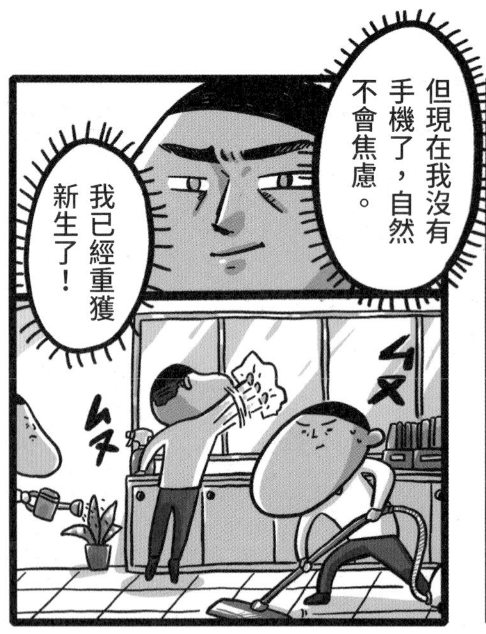
但現在我沒有手機了，自然不會焦慮。
我已經重獲新生了！
ㄙㄡ
ㄙㄡ

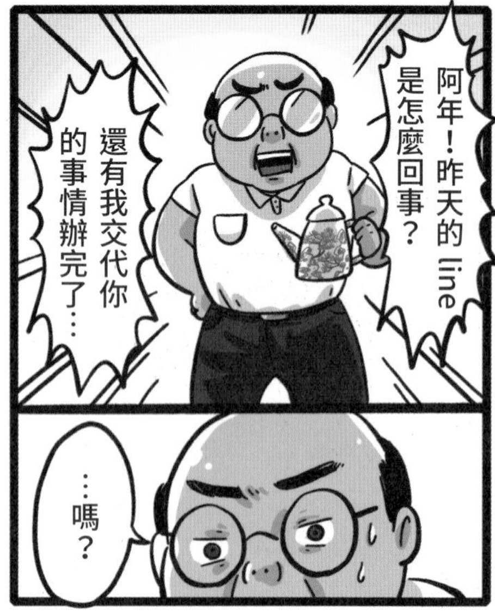
阿年！昨天的 line 是怎麼回事？
還有我交代你的事情辦完了……
…嗎？

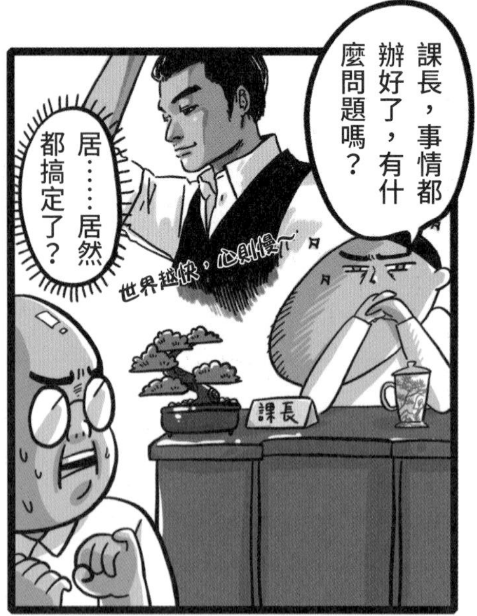
課長，事情都辦好了，有什麼問題嗎？
居……居然都搞定了？
世界越快，心則慢～♪
課長

阿年2.0。

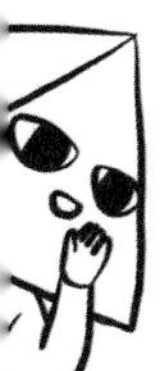

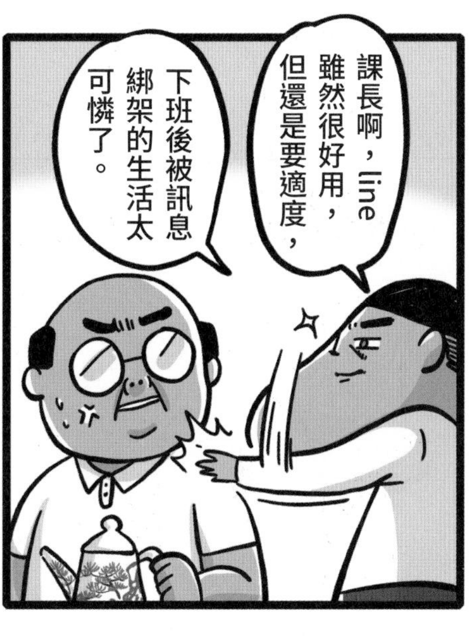

課長啊，line雖然很好用，但還是要適度，
下班後被訊息綁架的生活太可憐了。

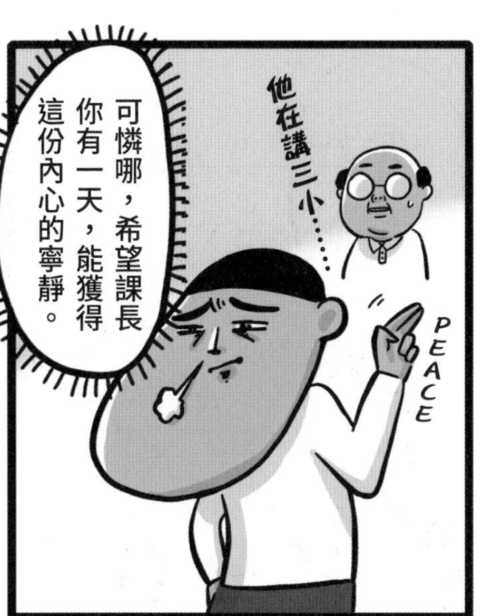

可憐哪，希望課長你有一天，能獲得這份內心的寧靜。
他在講三小……
PEACE

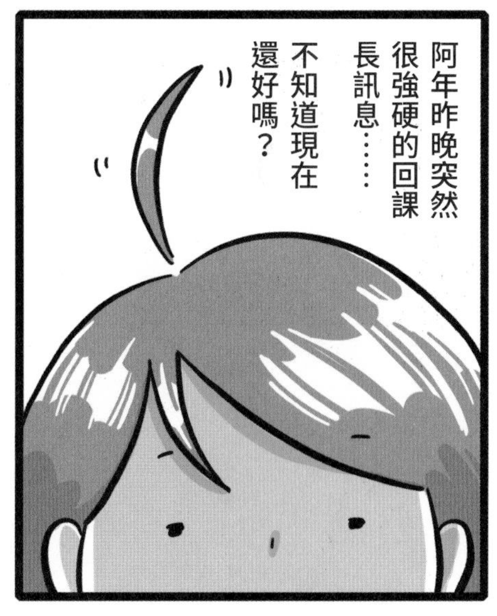

阿年昨晚突然很強硬的回課長訊息……不知道現在還好嗎？

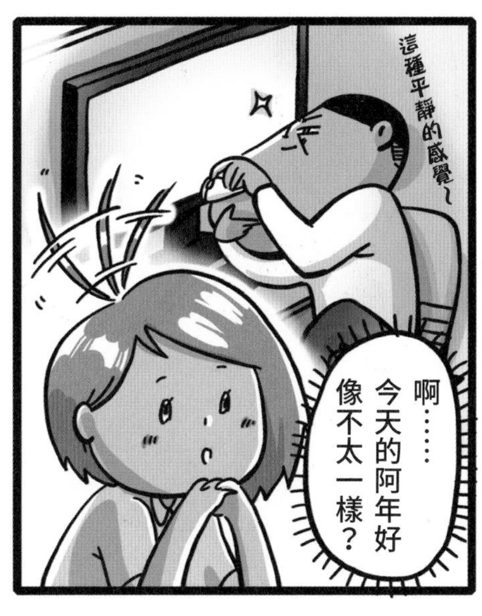

這種平靜的感覺～
啊……今天的阿年好像不太一樣？

世界太快了。

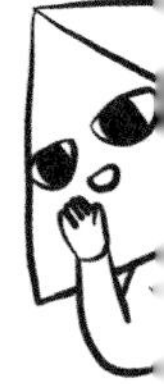

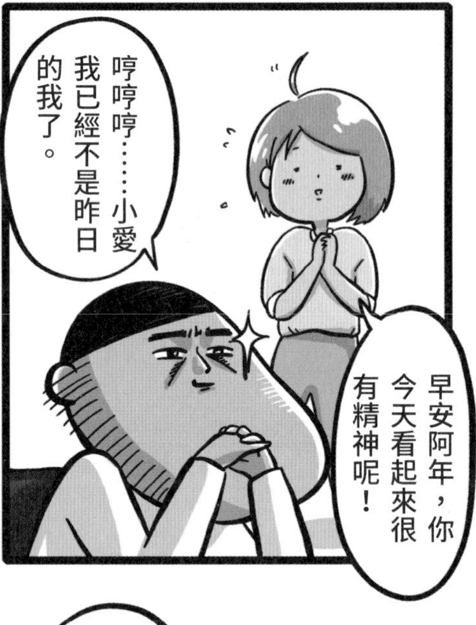
早安阿年，你今天看起來很有精神呢！
哼哼哼……小愛我已經不是昨日的我了。

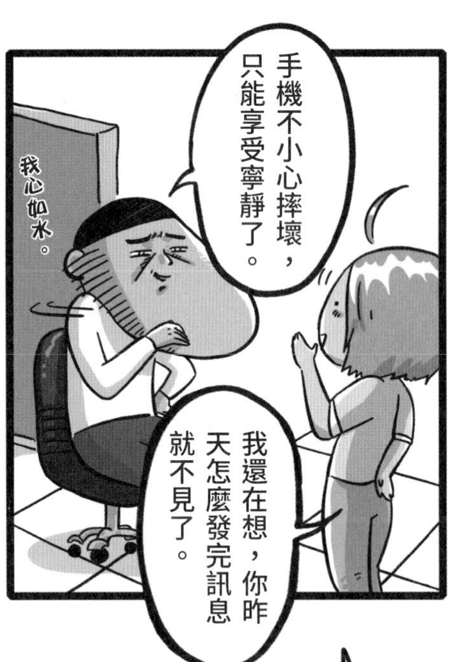
手機不小心摔壞，只能享受寧靜了。
我心如水。
我還在想，你昨天怎麼發完訊息就不見了。

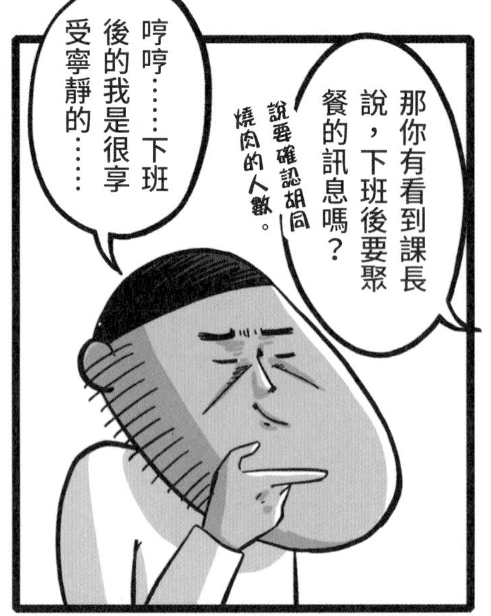
那你有看到課長說，下班後要聚餐的訊息嗎？
說要確認胡同燒肉的人數。
哼哼……下班後的我是很享受寧靜的……

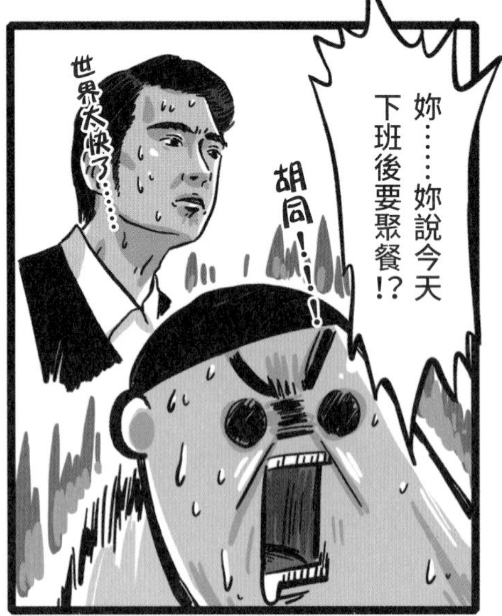
妳……妳說今天下班後要聚餐!?
胡同!!!
世界太快了……

不揪。

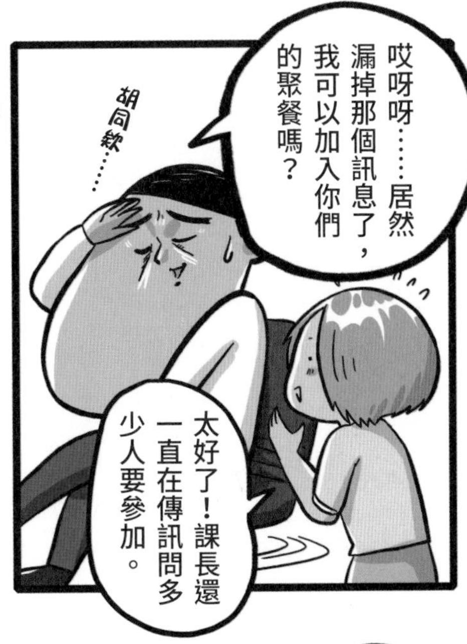

哎呀呀……居然漏掉那個訊息了，我可以加入你們的聚餐嗎？
胡同欸……
太好了！課長還一直在傳訊問多少人要參加。

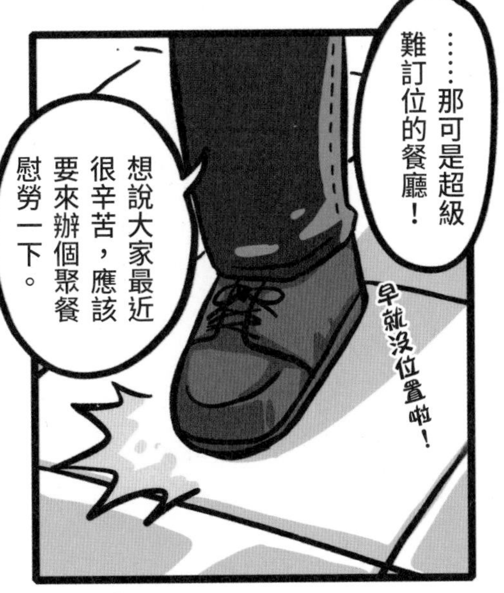

……那可是超級難訂位的餐廳！
想說大家最近很辛苦，應該要來辦個聚餐慰勞一下。
早就沒位置啦！

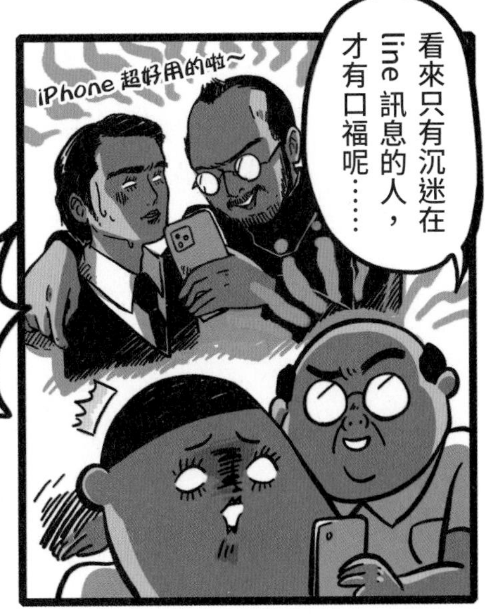

看來只有沉迷在line訊息的人，才有口福呢……
iPhone 超好用的啦～

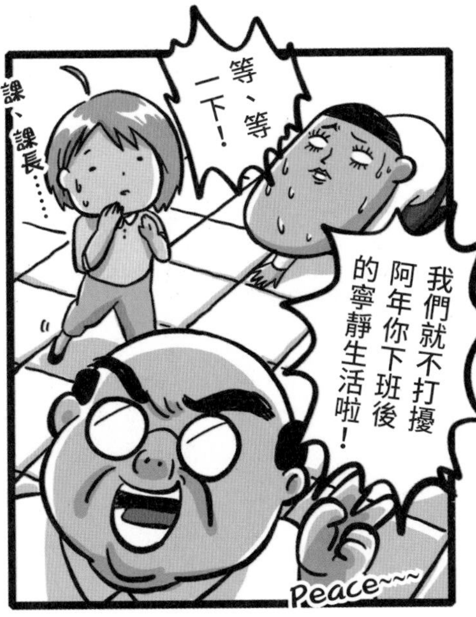

等、等一下！
課、課長……
我們就不打擾阿年你下班後的寧靜生活啦！
Peace~~~

歸來的焦慮。

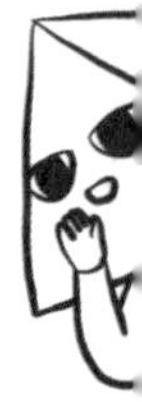

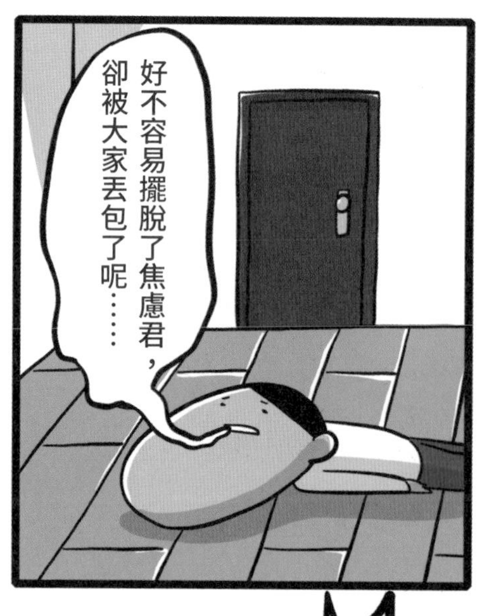

好不容易擺脫了焦慮君，
卻被大家丟包了呢……

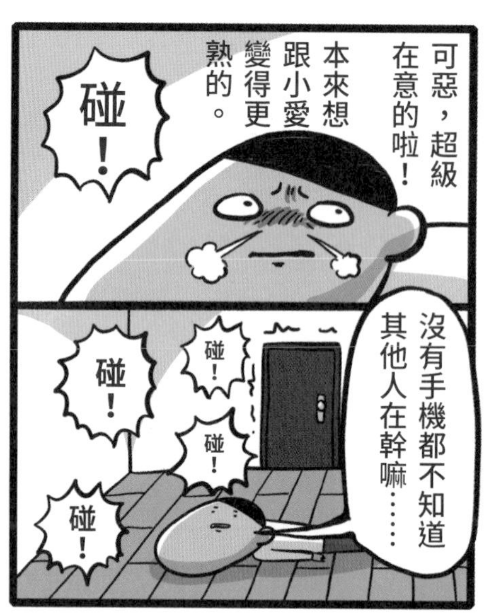

可惡，超級在意的啦！
本來想跟小愛變得更熟的。
碰！
沒有手機都不知道其他人在幹嘛……
碰！
碰！
碰！
碰！

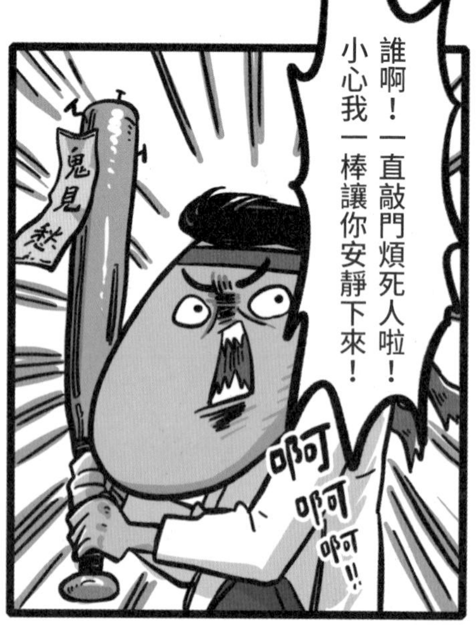

誰啊！一直敲門煩死人啦！
小心我一棒讓你安靜下來！
鬼見愁
啊啊啊!!

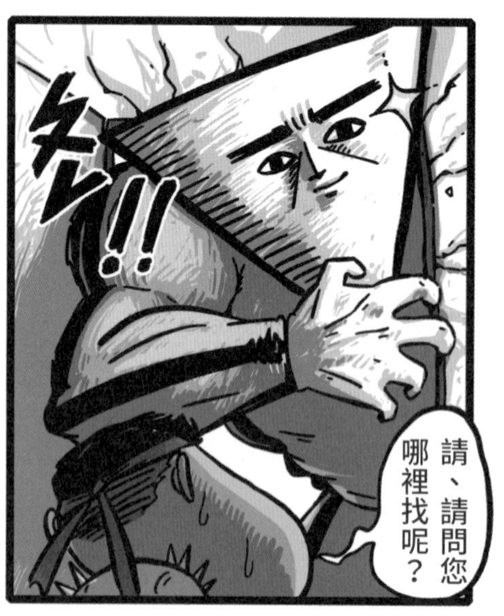

請、請問您哪裡找呢？

第3回

你好，在下焦壯君

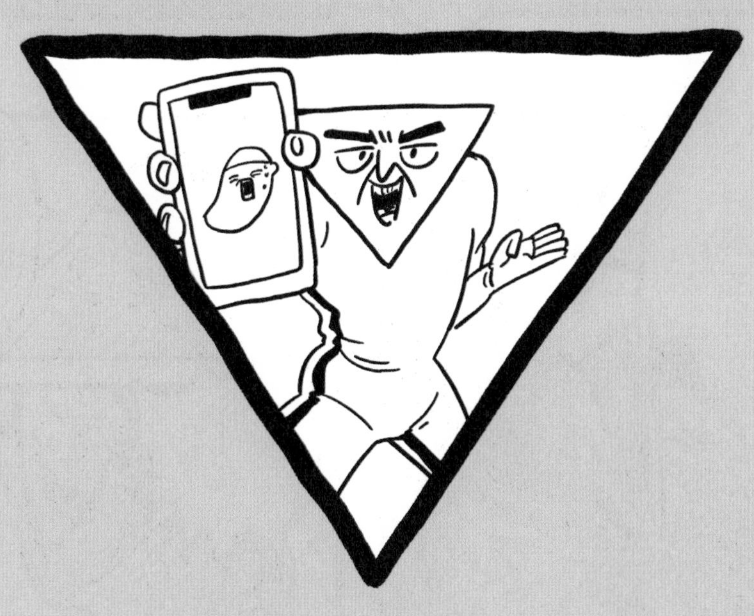

焦壯君來襲！

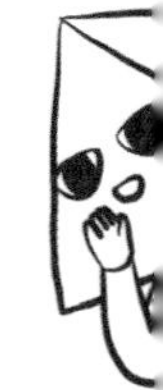

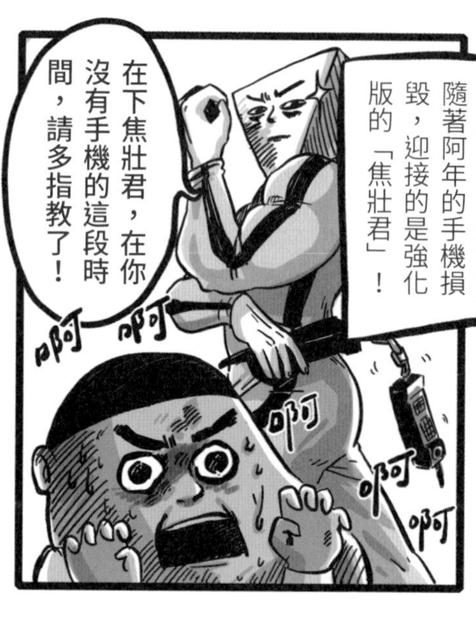

隨著阿年的手機損毀，迎接的是強化版的「焦壯君」！
在下焦壯君，在你沒有手機的這段時間，請多指教了！

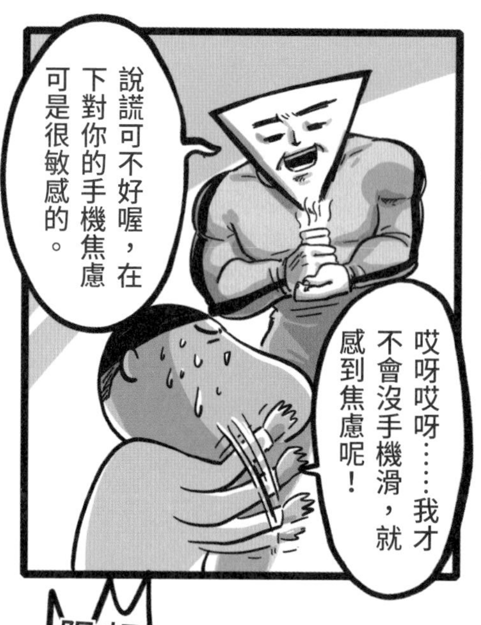

說謊可不好喔，在下對你的手機焦慮可是很敏感的。
哎呀哎呀……我才不會沒手機滑，就感到焦慮呢！

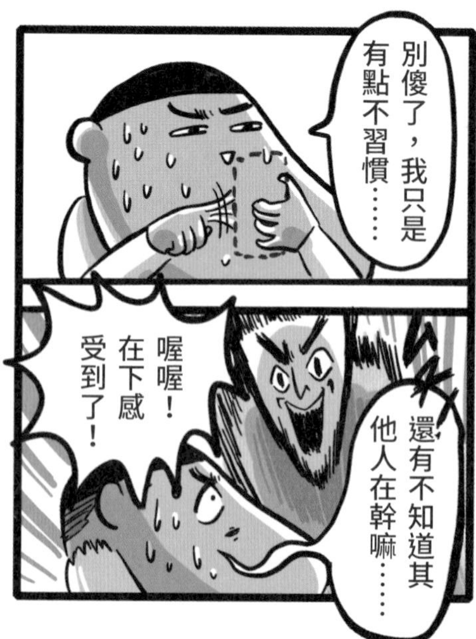

別傻了，我只是有點不習慣……
還有不知道其他人在幹嘛……
喔喔！在下感受到了！

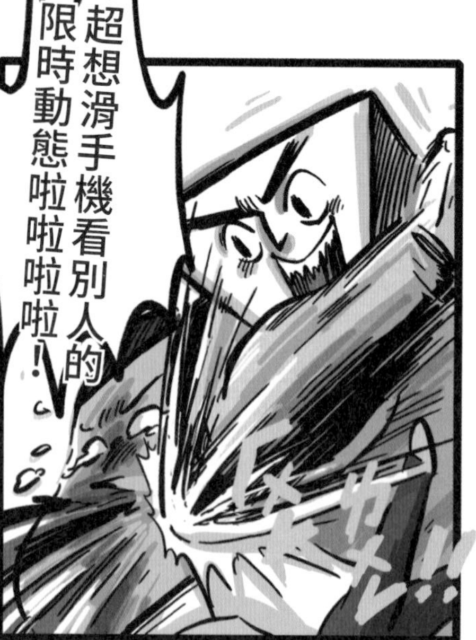

超想滑手機看別人的限時動態啦啦啦啦！

打卡送叉燒。

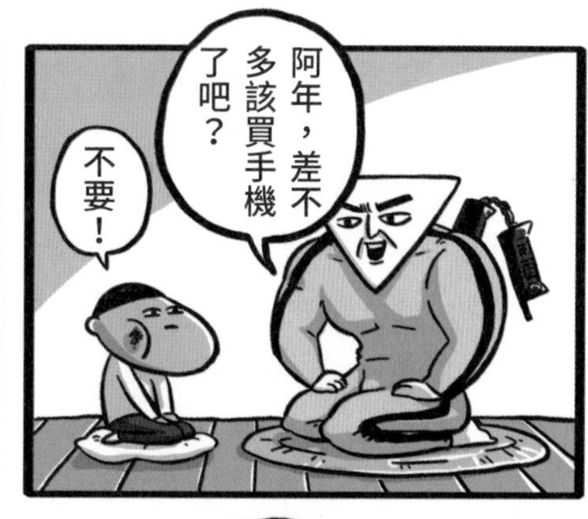
阿年，差不多該買手機了吧？
不要！

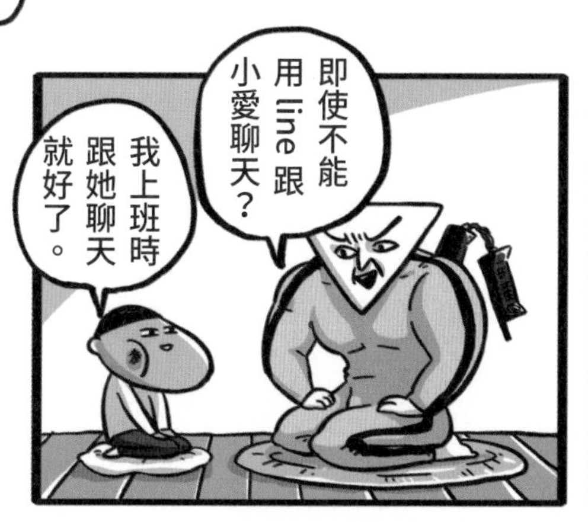
即使不能用line跟小愛聊天？
我上班時跟她聊天就好了。

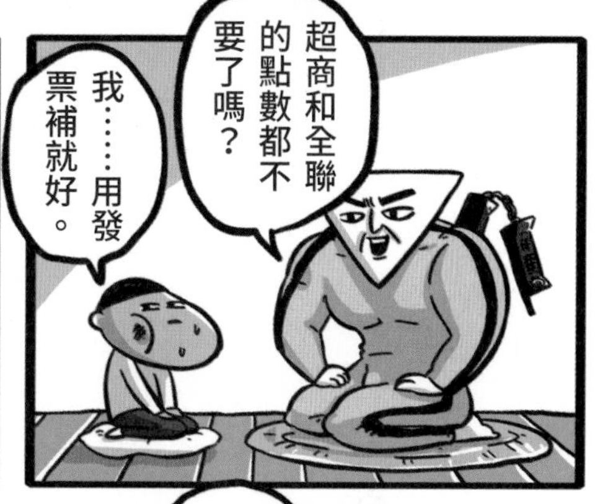
超商和全聯的點數都不要了嗎？
我……用發票補就好。

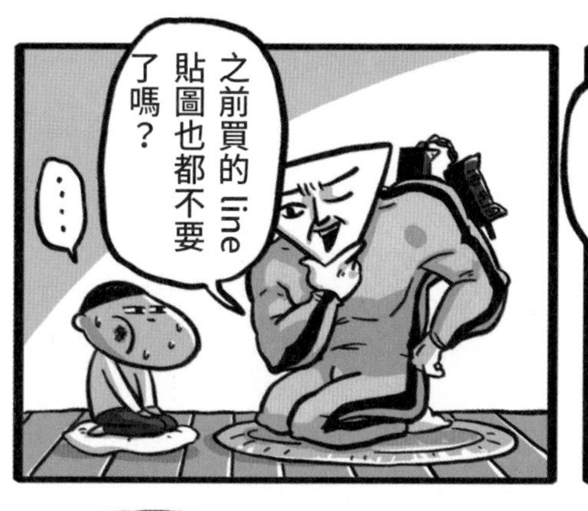
之前買的line貼圖也都不要了嗎？
……

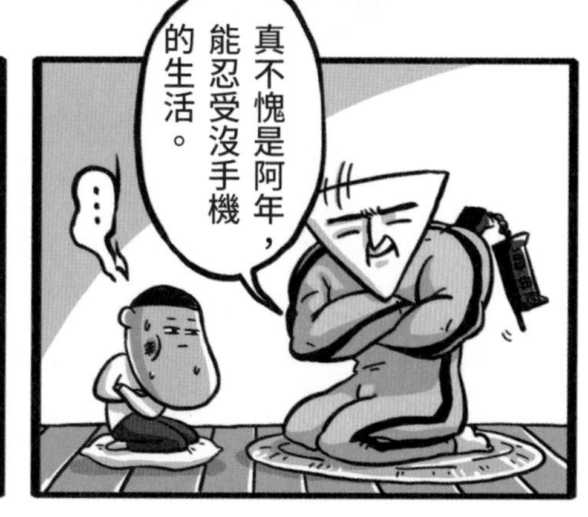
真不愧是阿年，能忍受沒手機的生活。
…

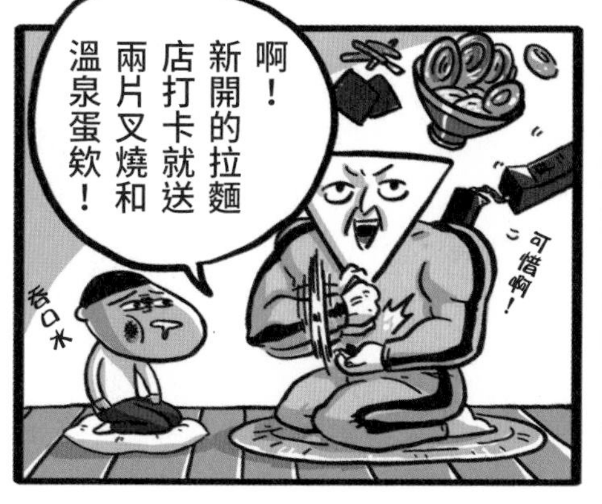
啊！新開的拉麵店打卡就送兩片叉燒和溫泉蛋欸！
吞口水
可惜啊！

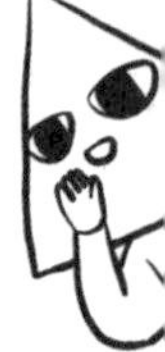

那個！

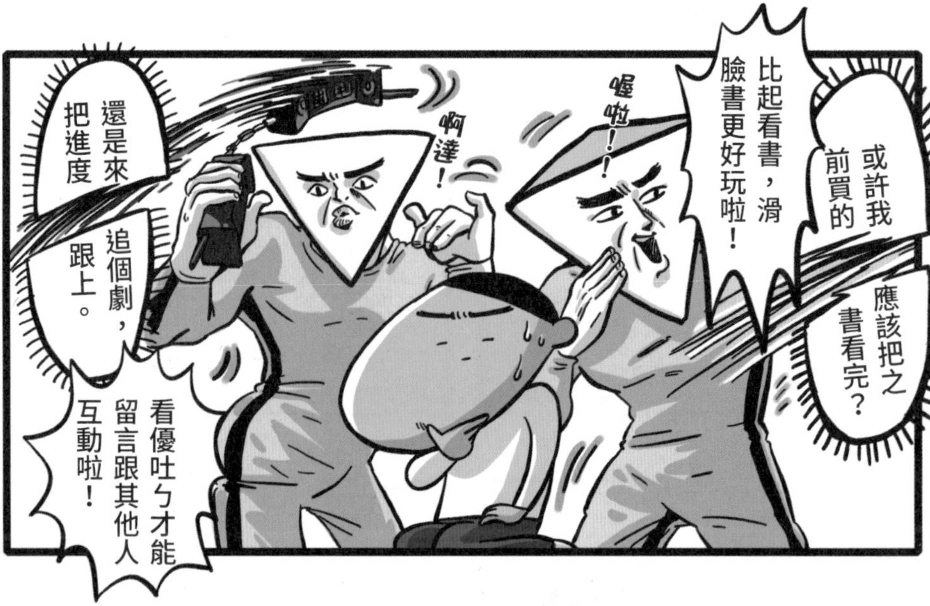

或許我應該把之前買的書看完？

比起看書，滑臉書更好玩啦！

喔啦！！

啊達！

還是來追個劇，把進度跟上。

看優吐ㄅ才能留言跟其他人互動啦！

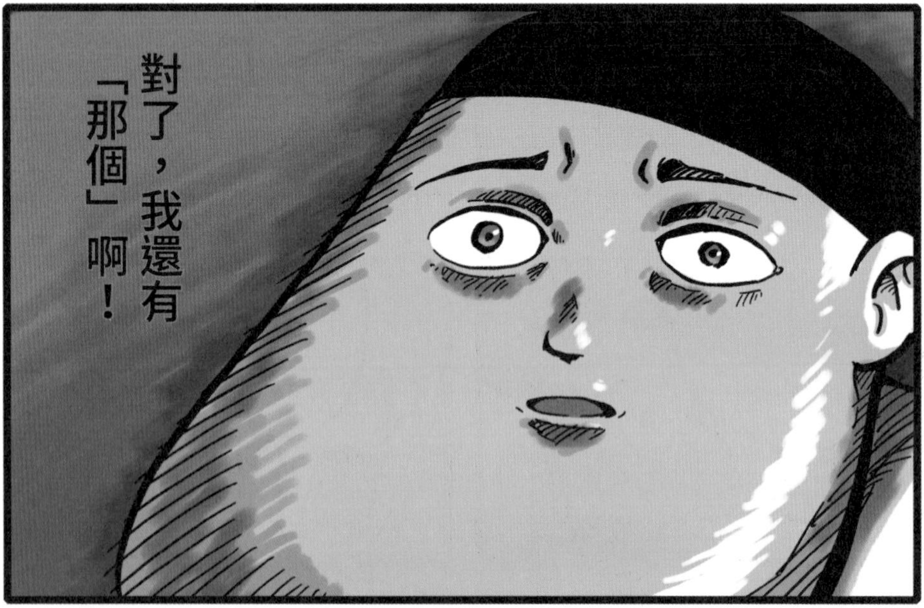

對了，我還有「那個」啊！

找自己。

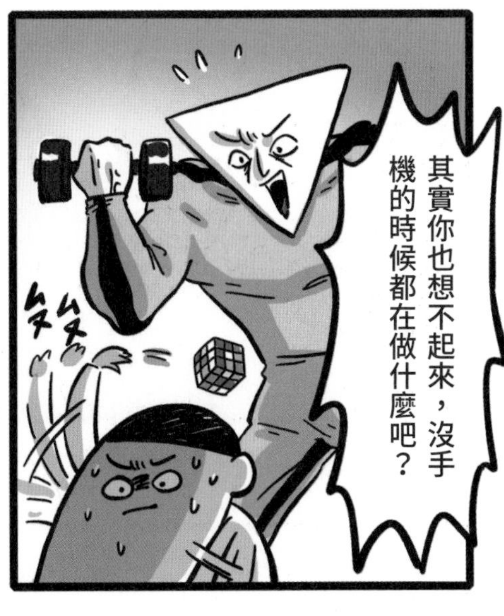
其實你也想不起來，沒手機的時候都在做什麼吧？

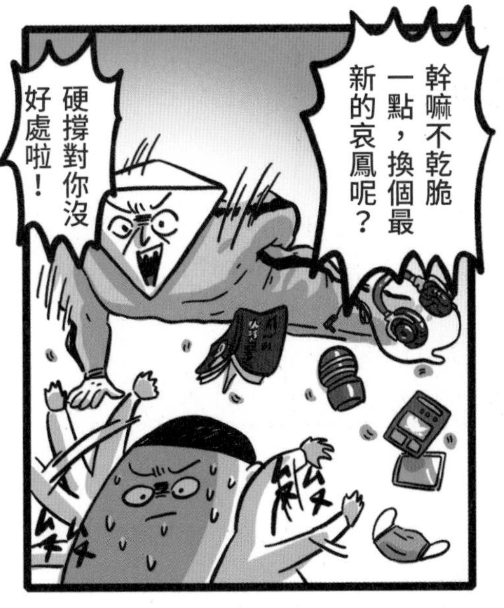
幹嘛不乾脆一點，換個最新的哀鳳呢？
硬撐對你沒好處啦！

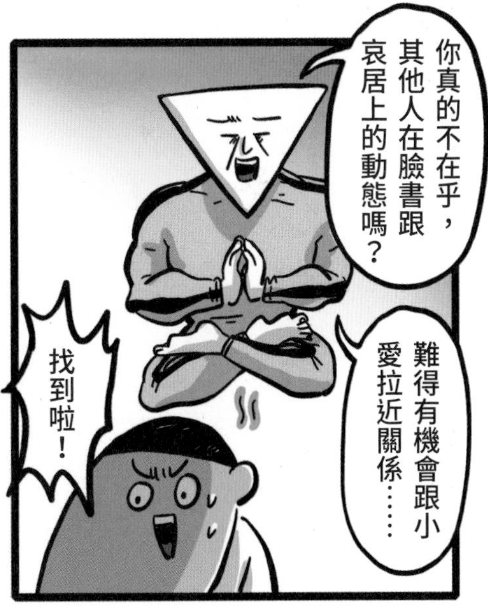
你真的不在乎，其他人在臉書跟哀居上的動態嗎？
難得有機會跟小愛拉近關係……
找到啦！

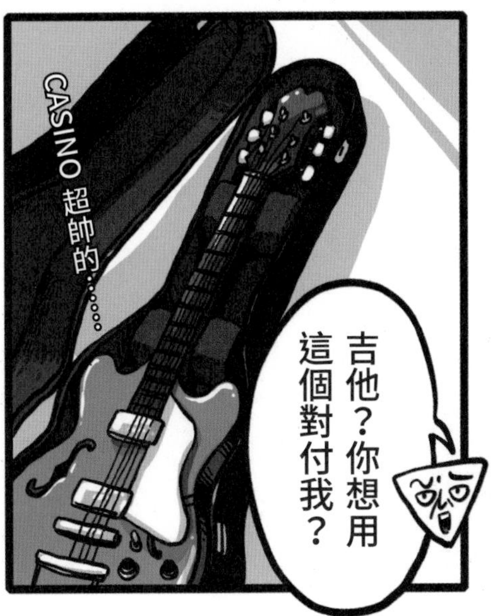
CASINO 超帥的……
吉他？你想用這個對付我？

吉他之神？

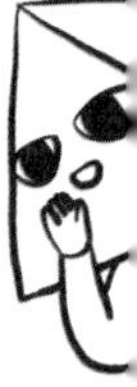

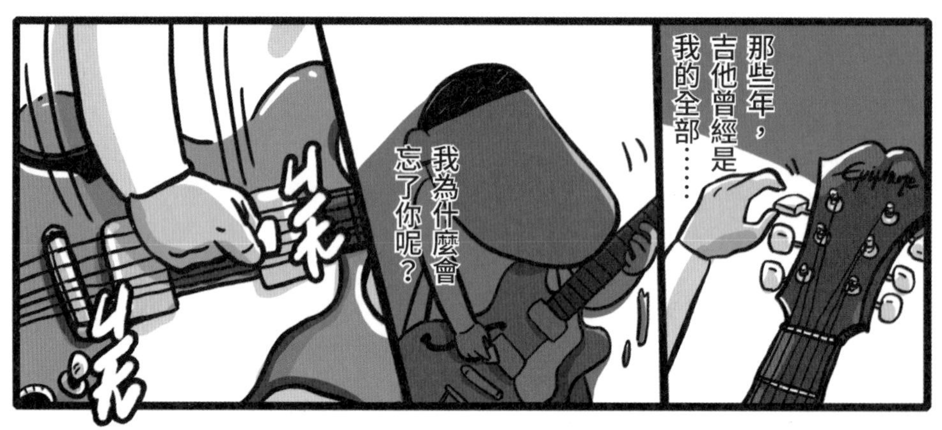

對不起，我丟下了你，
在最不好的時候，
把你忘記

可以原諒我嗎？
讓我抱著你哭泣，
不會再離開你

體感時間。

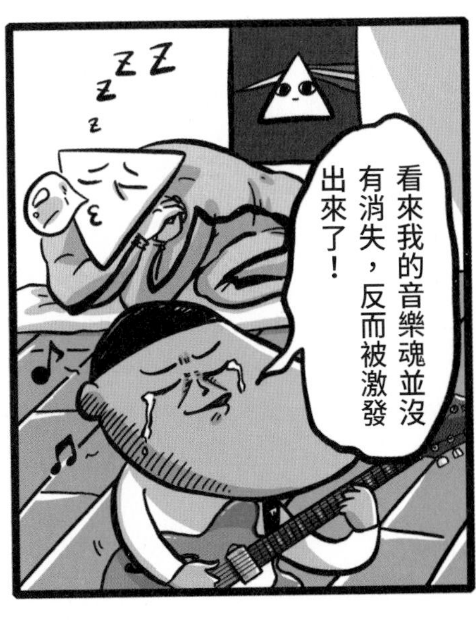
Z Z Z
看來我的音樂魂並沒有消失，反而被激發出來了！

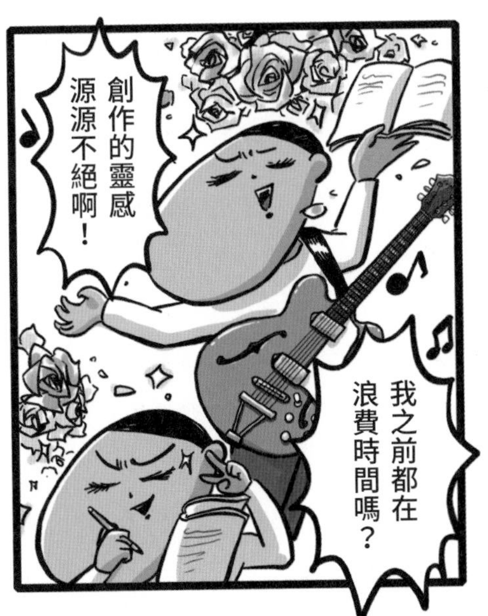
創作的靈感源源不絕啊！
我之前都浪費時間嗎？

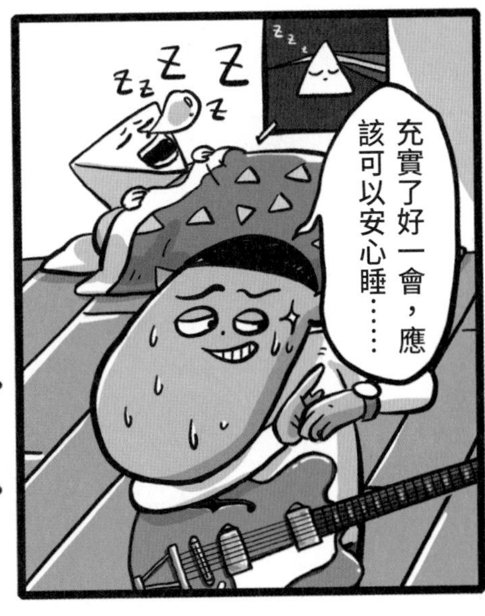
Z Z Z
充實了好一會，應該可以安心睡……

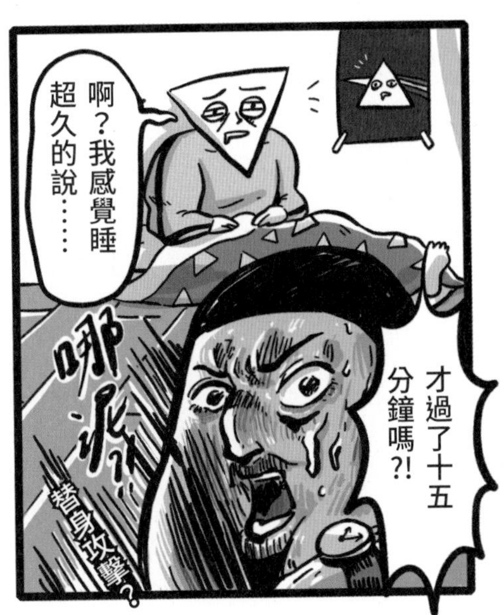
啊？我感覺睡超久的說……
哪泥?!
才過了十五分鐘嗎?!
替身攻擊?

戒斷。

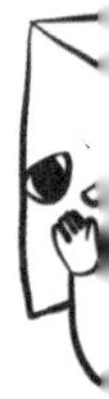

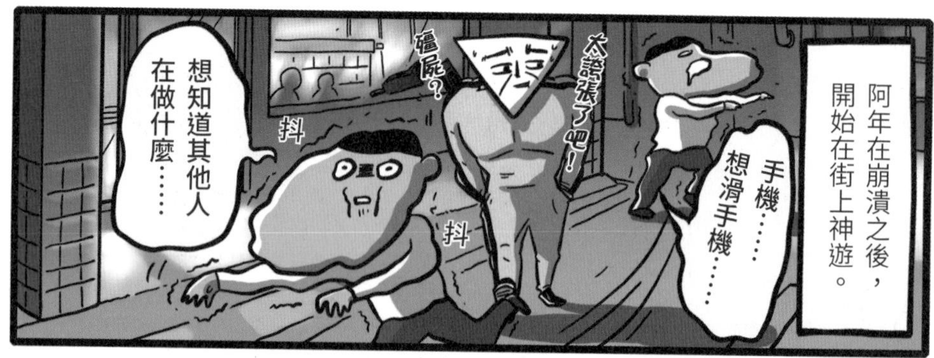

阿年在崩潰之後，開始在街上神遊。
手機……想滑手機……
太誇張了吧！
殭屍？
抖
想知道其他人在做什麼……
抖

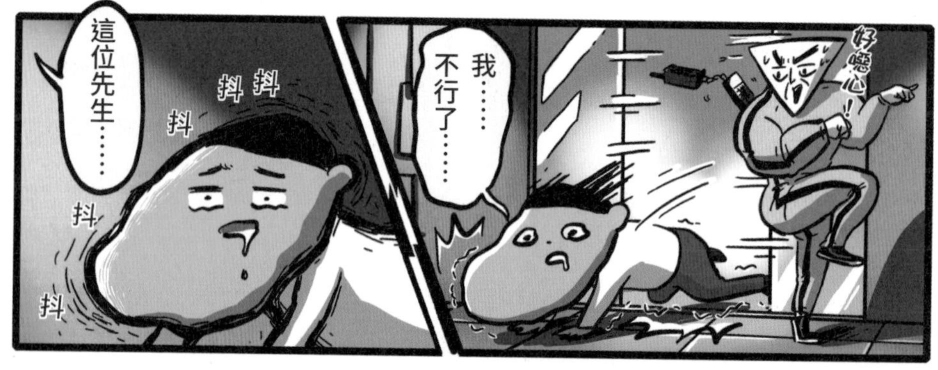

好噁心！
我……不行了……
這位先生……
抖抖
抖
抖
抖

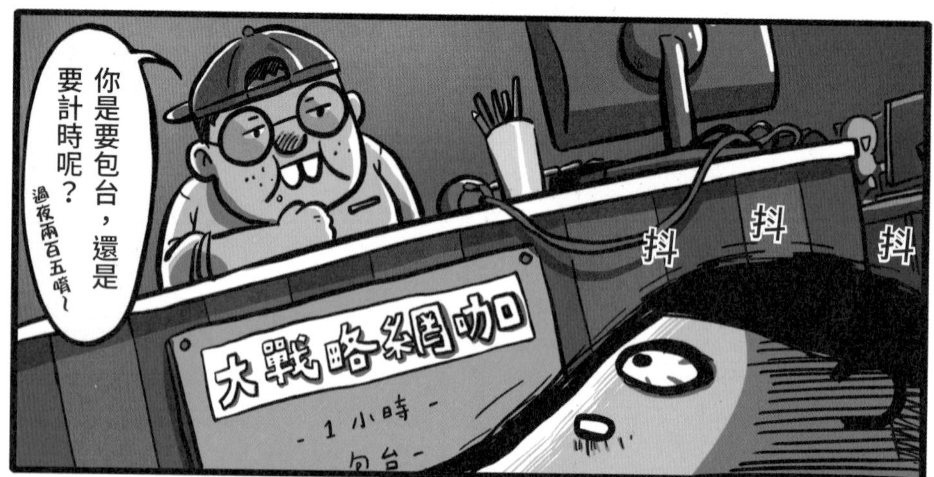

抖
抖
抖
你是要包台，還是要計時呢？
過夜兩百五唷～
大戰略網咖
-1小時-
包台-

成癮。

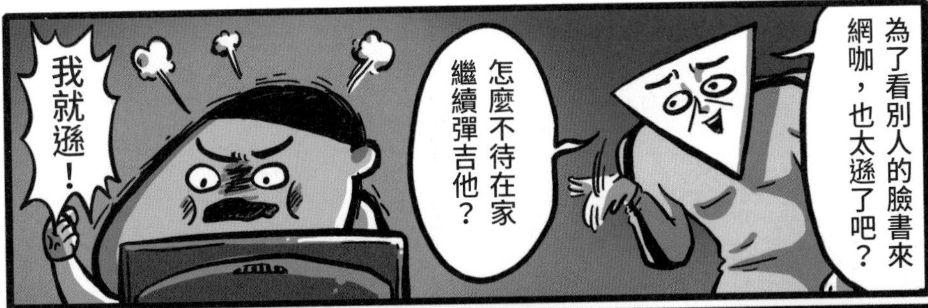
為了看別人的臉書來網咖，也太遜了吧？
怎麼不待在家繼續彈吉他？
我就遜！

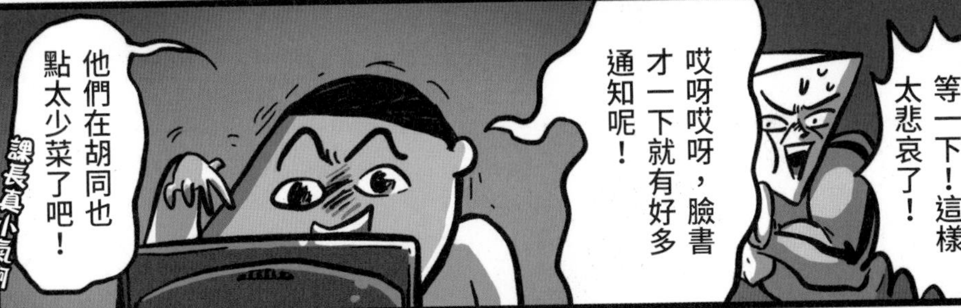
等一下！這樣太悲哀了！
哎呀哎呀，臉書才一下就有好多通知呢！
他們在胡同也點太少菜了吧！
課長真小氣啊！

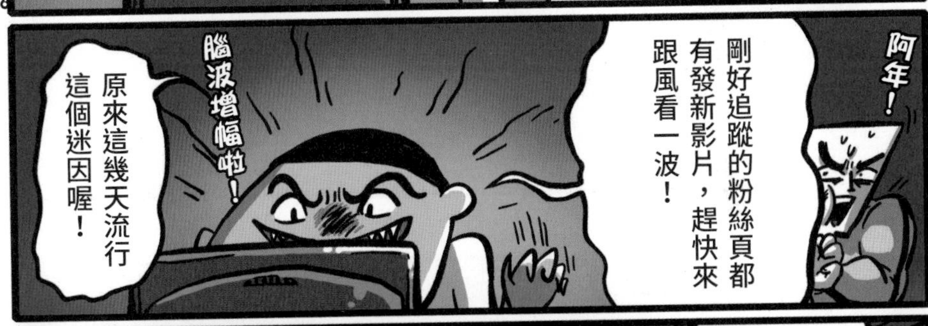
阿年！
剛好追蹤的粉絲頁都有發新影片，趕快來跟風看一波！
腦波增幅啦！
原來這幾天流行這個迷因喔！

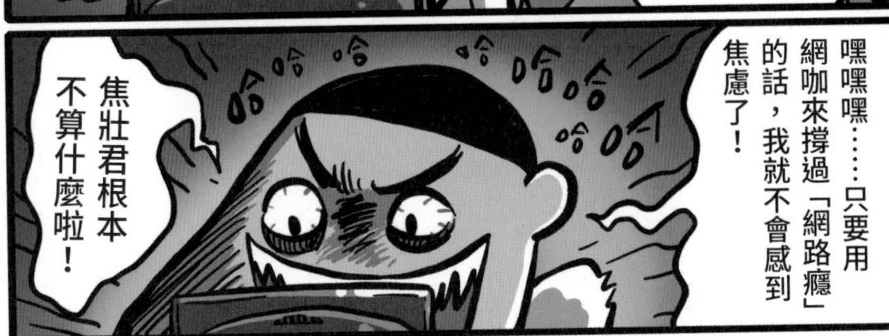
嗚……
嘿嘿嘿……只要用網咖來撐過「網路癮」的話，我就不會感到焦慮了！
哈哈哈哈哈哈哈哈哈
焦壯君根本不算什麼啦！

太可惜了！

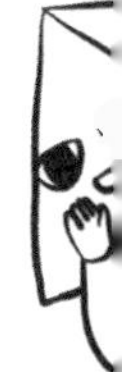

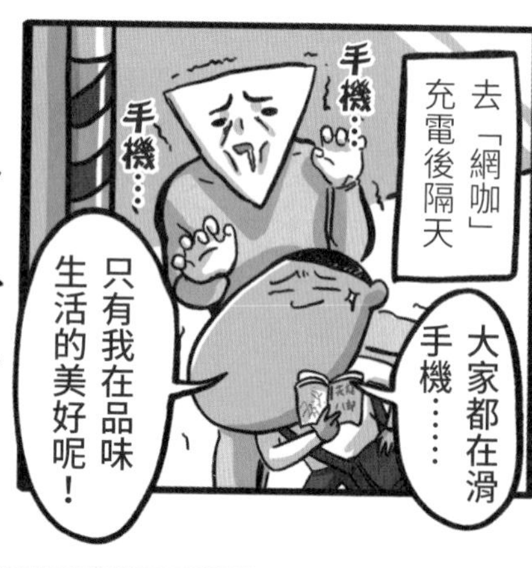
去「網咖」充電後隔天
手機……
手機……
大家都在滑手機……
只有我在品味生活的美好呢！

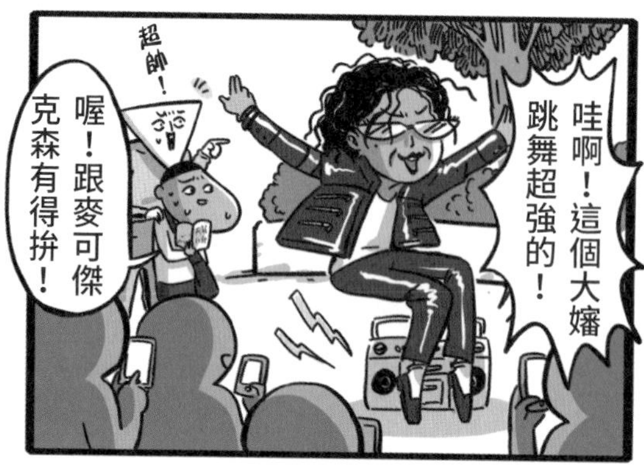
哇啊！這個大嬸跳舞超強的！
超帥！
喔！跟麥可傑克森有得拚！

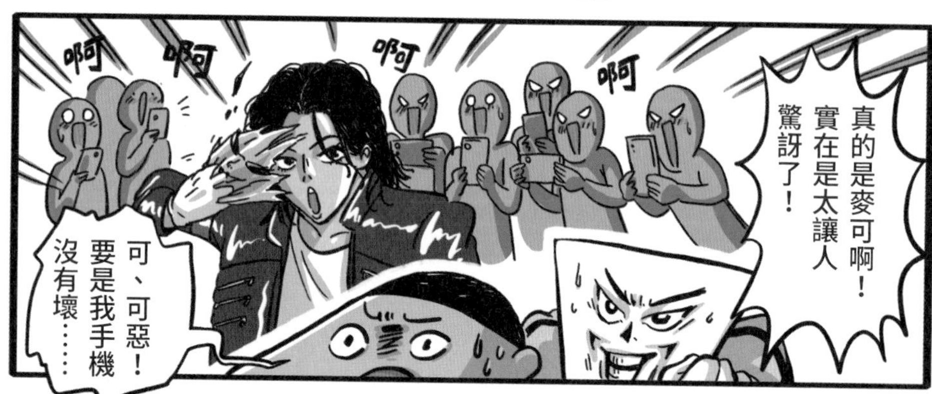
啊
啊
啊
啊
真的是麥可啊！實在是太讓人驚訝了！
可、可惡！要是我手機沒有壞……

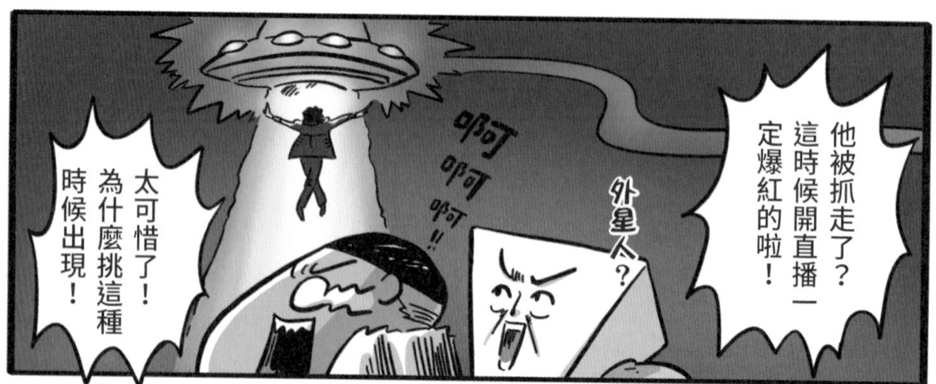
他被抓走了？這時候開直播一定爆紅的啦！
啊
啊
啊!!
外星人？
太可惜了！為什麼挑這種時候出現！

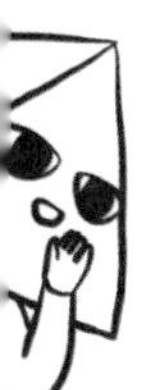

邊緣人。

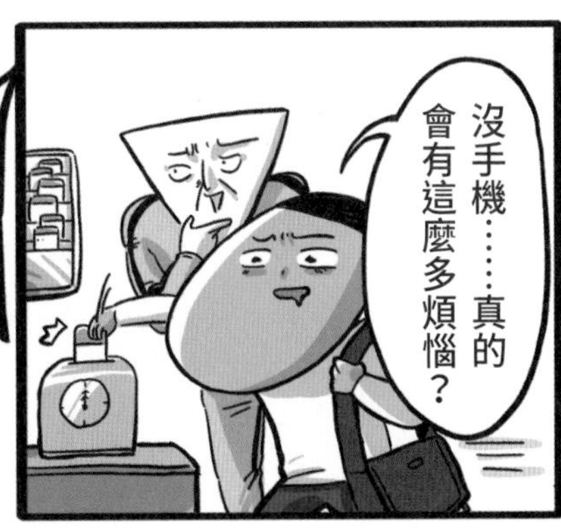
沒手機……真的會有這麼多煩惱？

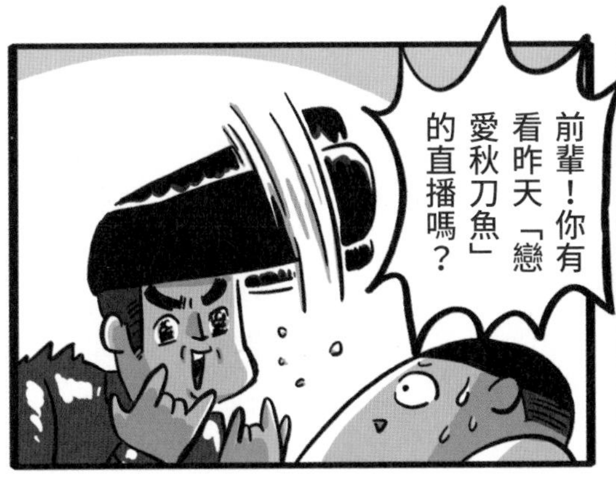
前輩！你有看昨天「戀愛秋刀魚」的直播嗎？

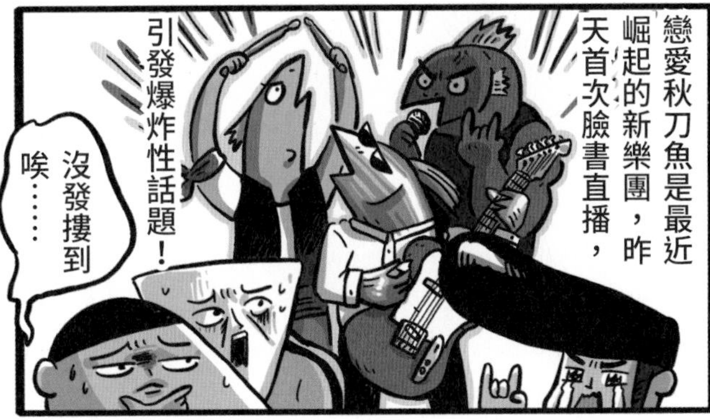
戀愛秋刀魚是最近崛起的新樂團，昨天首次臉書直播，
引發爆炸性話題！
沒發摟到唉……

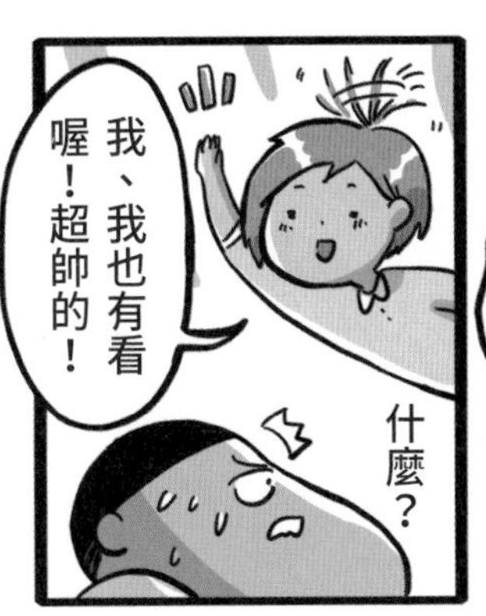
我、我也有看喔！超帥的！
什麼？

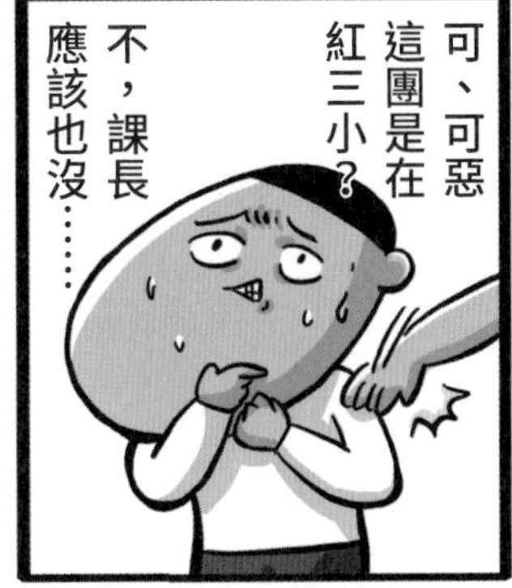
可、可惡這團是在紅三小？
不，課長應該也沒……

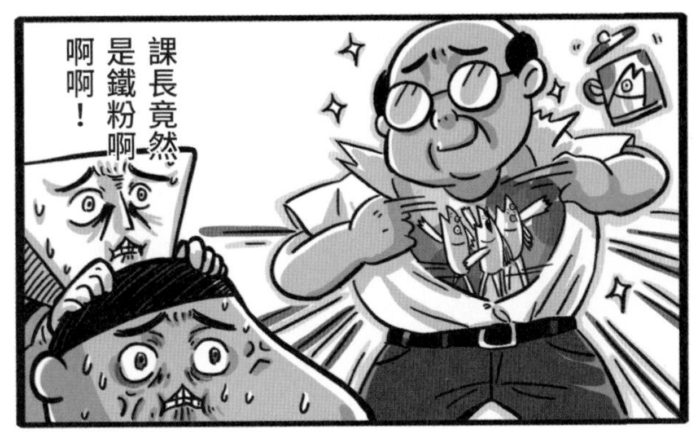
課長竟然是鐵粉啊啊啊！

怪我囉？

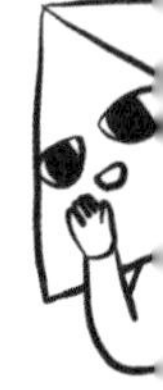

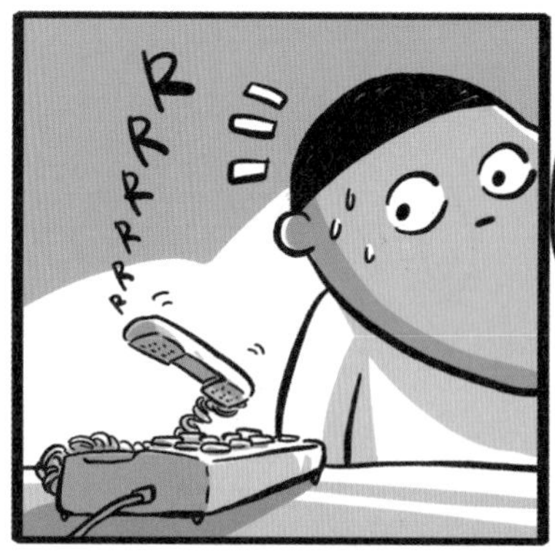

RRRRRR

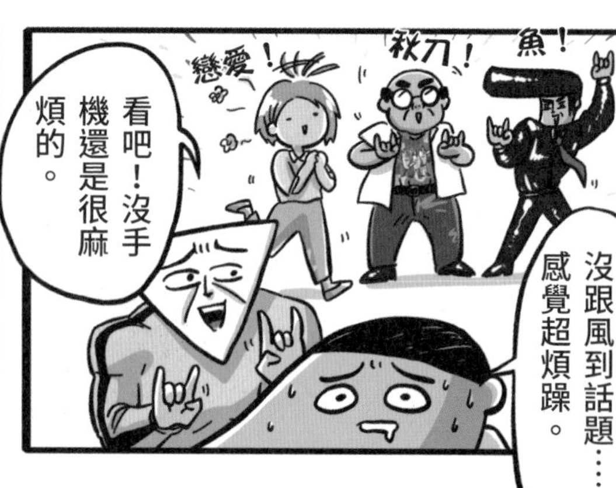

看吧！沒手機還是很麻煩的。
戀愛！
秋刀！
魚！
沒跟風到話題……感覺超煩躁。

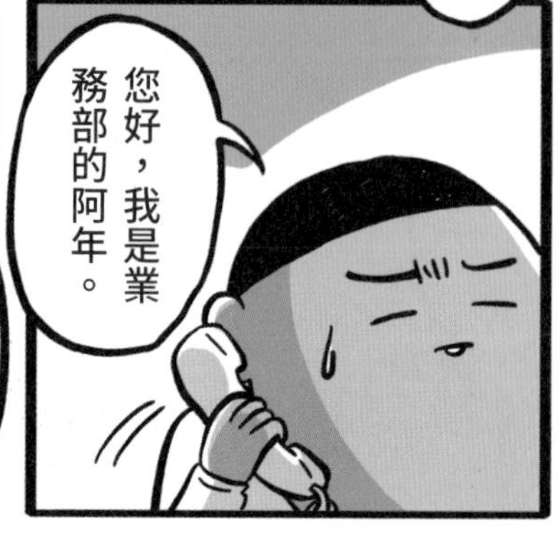

您好，我是業務部的阿年。

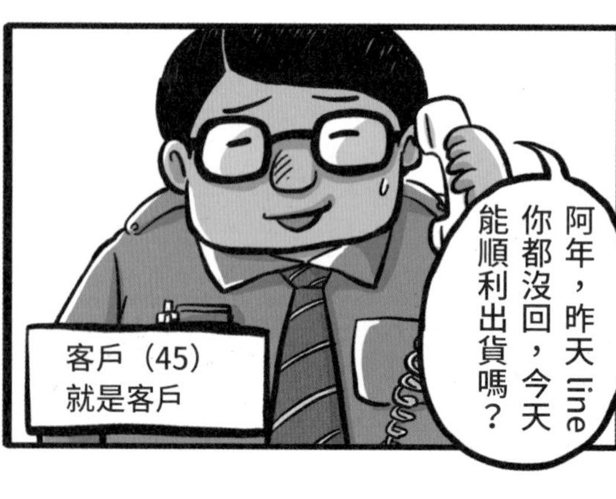

阿年，昨天line你都沒回，今天能順利出貨嗎？
客戶（45）
就是客戶

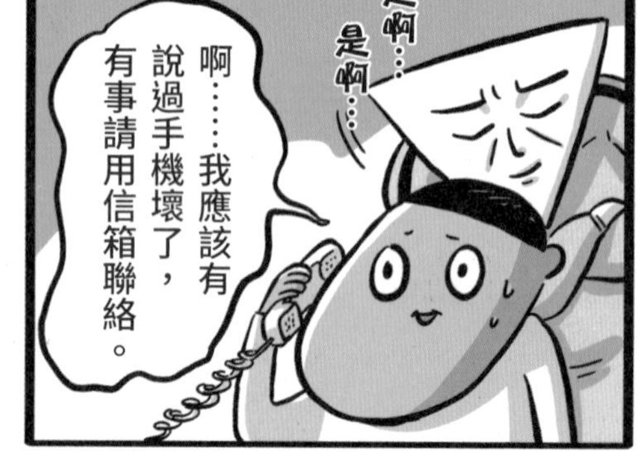

是啊……
是啊……
啊……我應該有說過手機壞了，有事請用信箱聯絡。

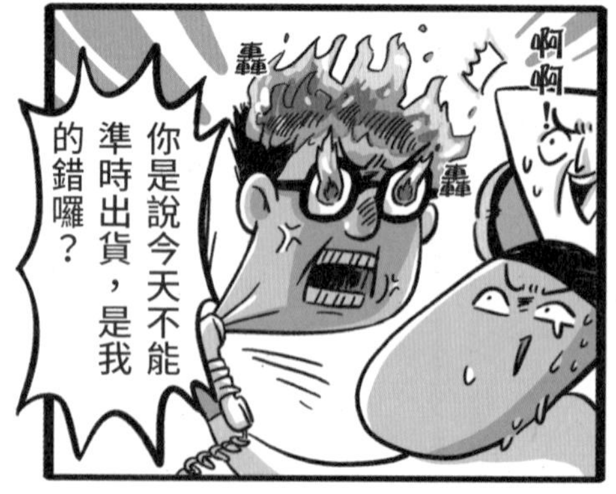

啊啊！
轟
轟
你是說今天不能準時出貨，是我的錯囉？

心累。

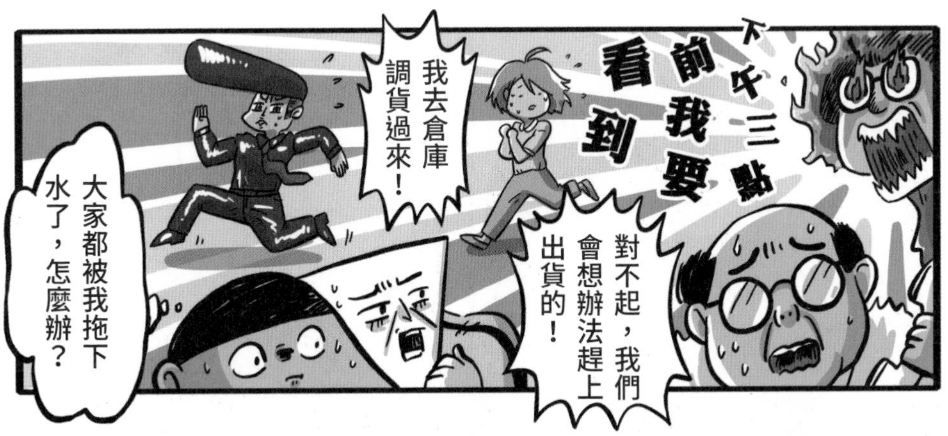

下午三點前我要看到
對不起，我們會想辦法趕上出貨的！
我去倉庫調貨過來！
大家都被我拖下水了，怎麼辦？

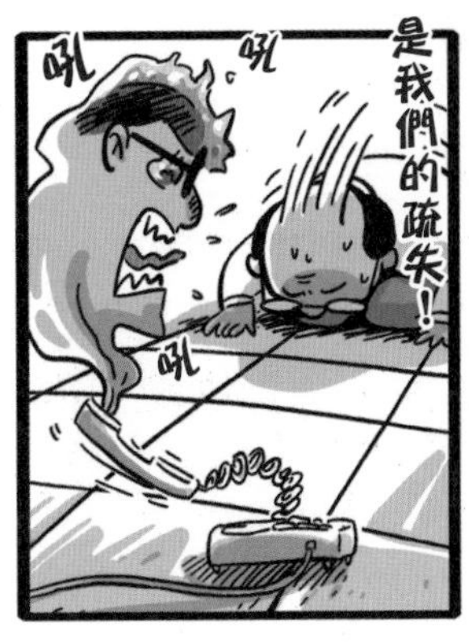

吼
吼
吼
是我們的疏失！

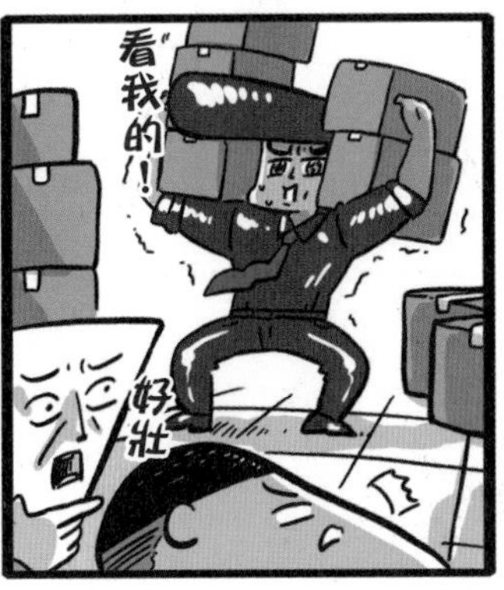

看我的！
好壯

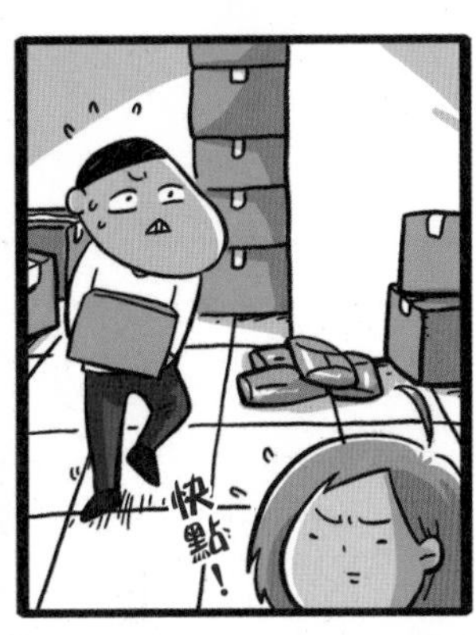

快點！

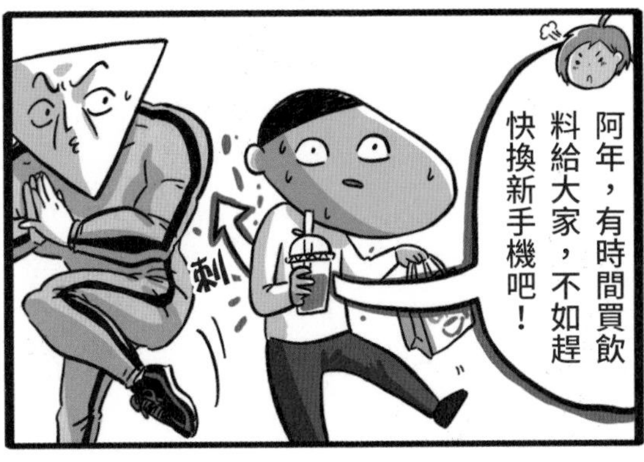

阿年，有時間買飲料給大家，不如趕快換新手機吧！
刺

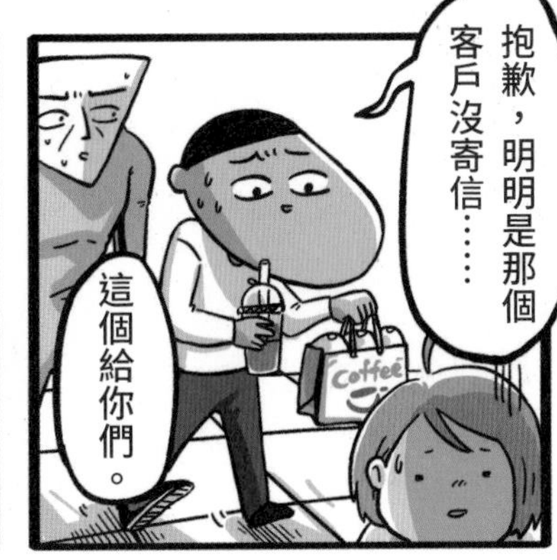

抱歉，明明是那個客戶沒寄信……
這個給你們。
Coffee

我就貴！

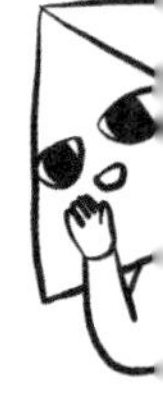

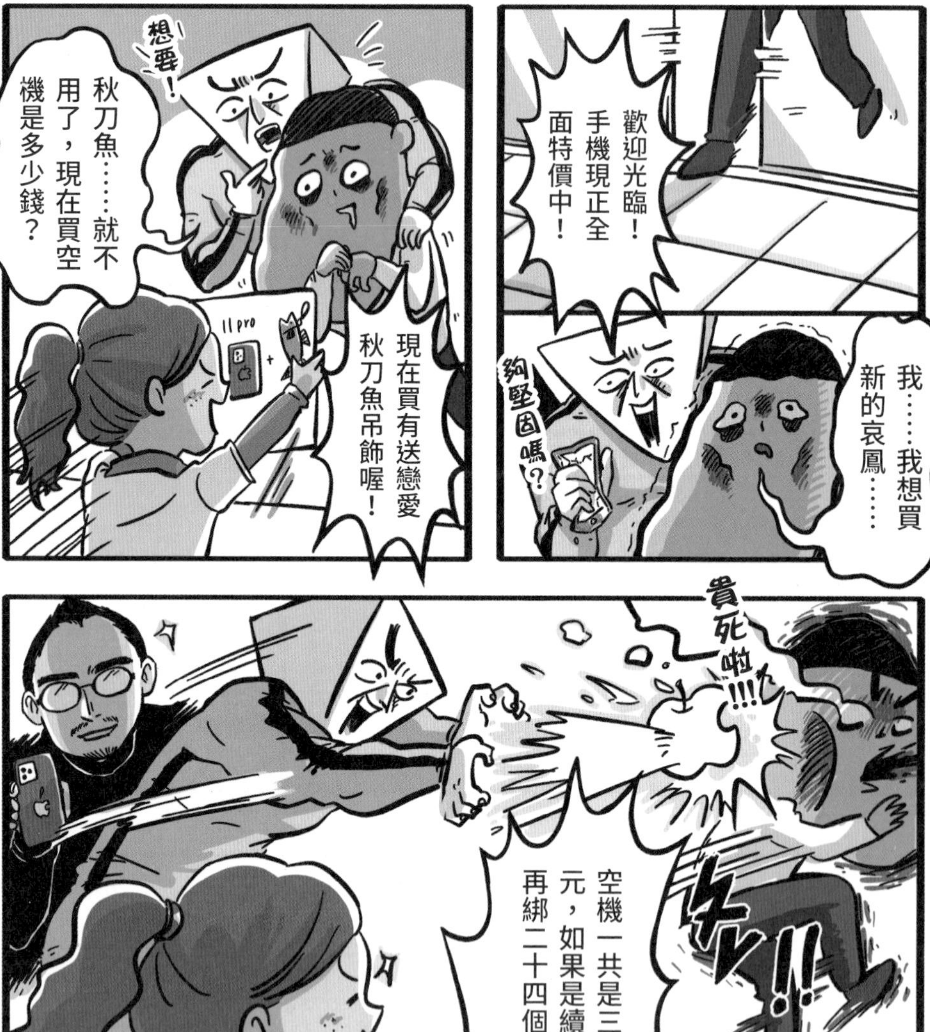

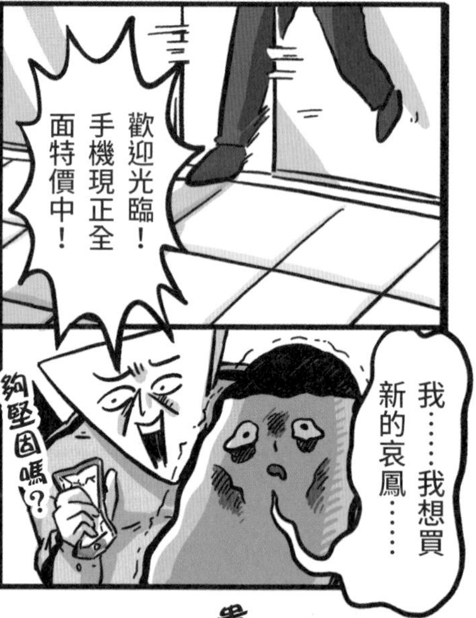

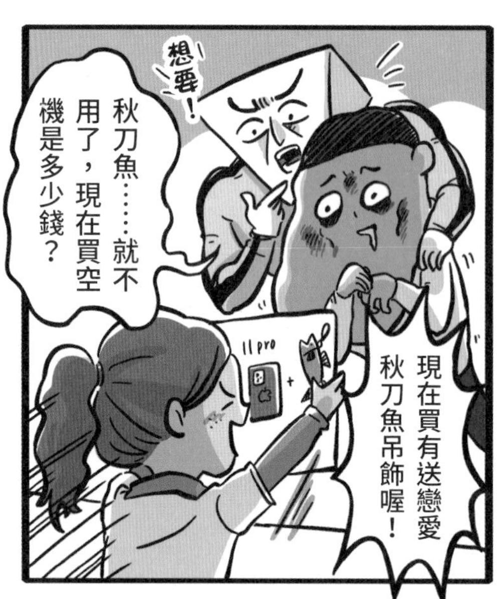

貴死啦!!!

空機一共是三萬兩千元，如果是續約還要再綁二十四個月才行！

KO!!

我回來了。

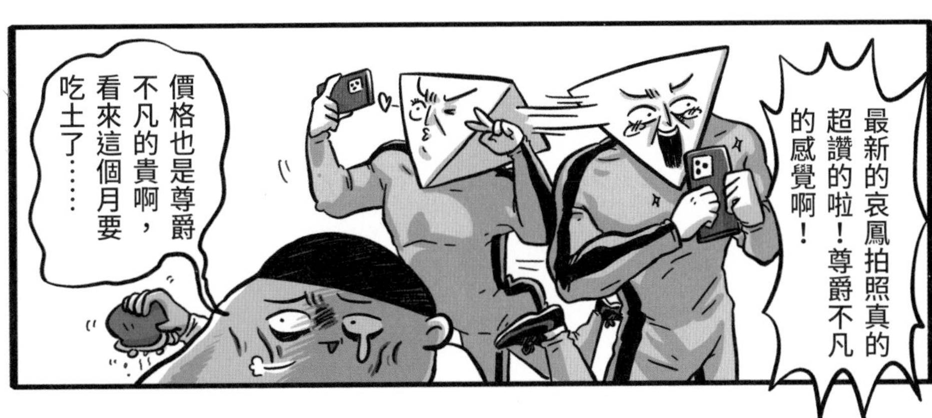
最新的哀鳳拍照真的超讚的啦！尊爵不凡的感覺啊！
價格也是尊爵不凡的貴啊，看來這個月要吃土了……

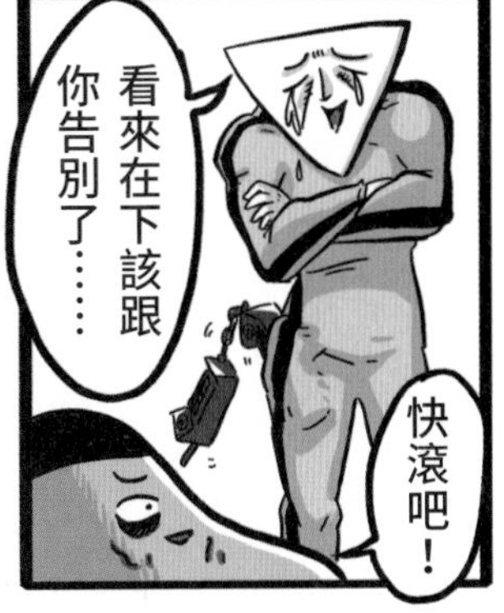
看來在下該跟你告別了……
快滾吧！

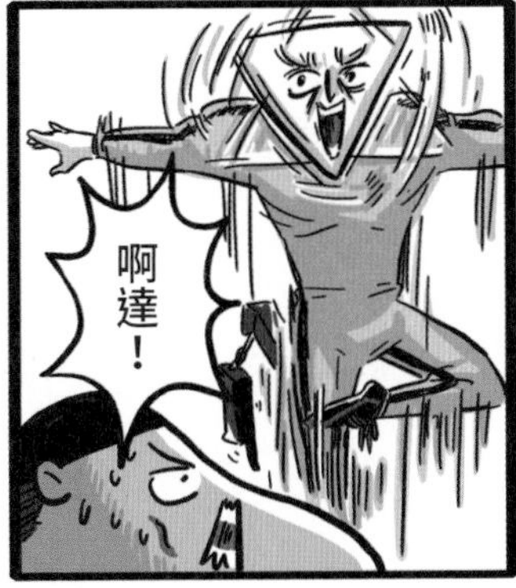
啊達！

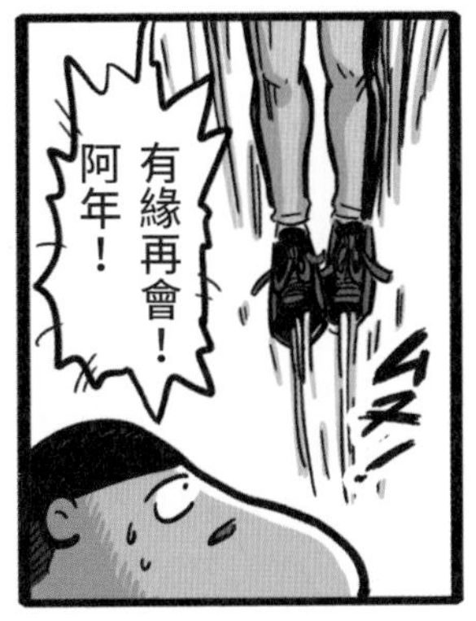
有緣再會！阿年！

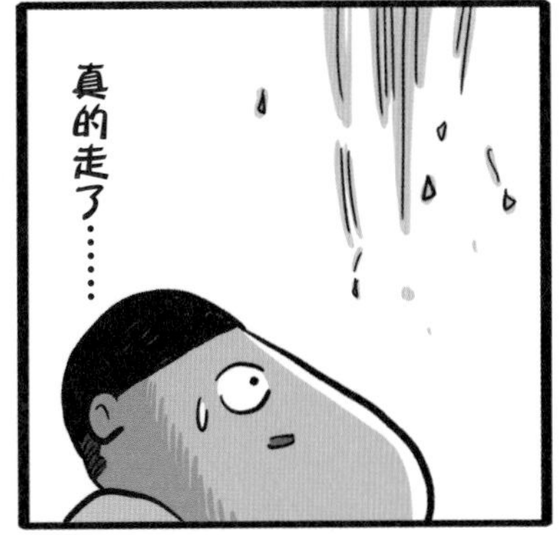
真的走了……

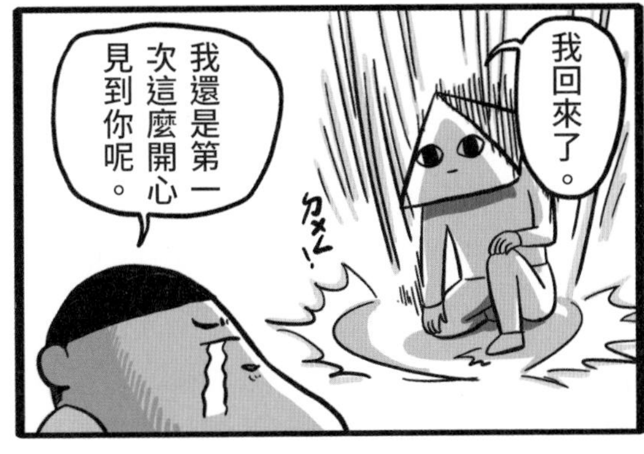
我回來了。
我還是第一次這麼開心見到你呢。

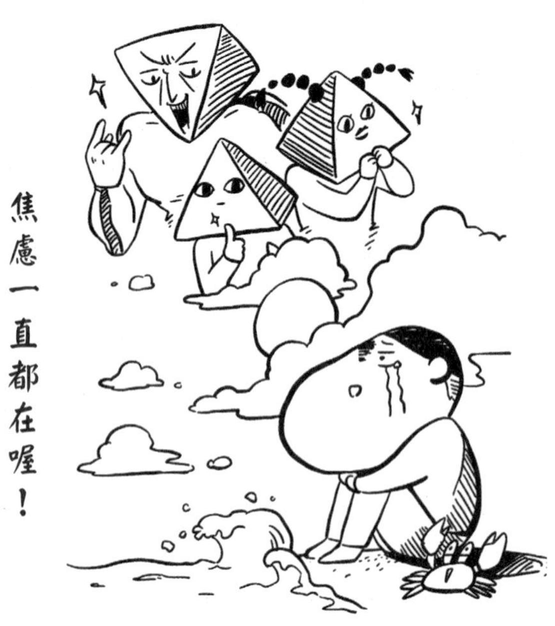
焦慮一直都在喔！

第4回

對不起

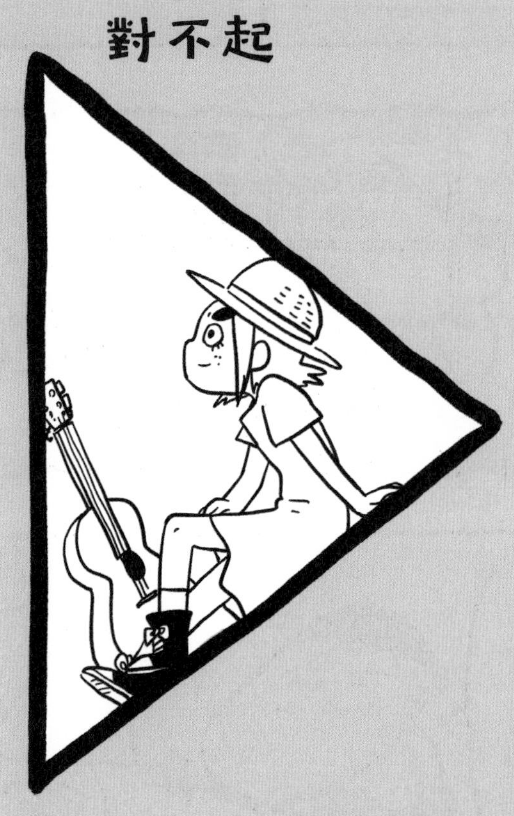

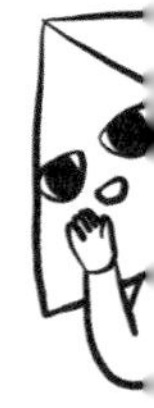

焦慮戰鬥營。

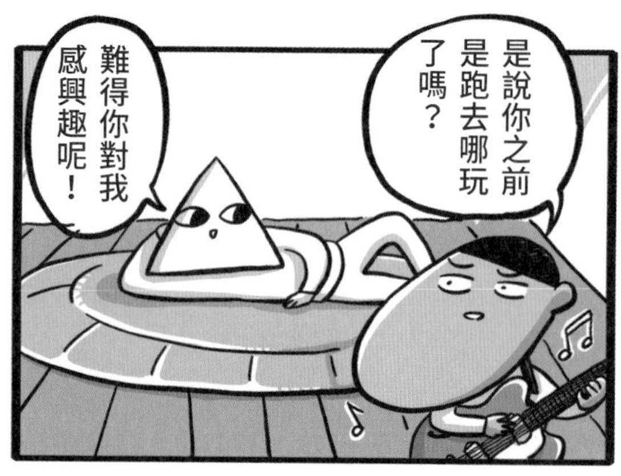
是說你之前是跑去哪玩了嗎？
難得你對我感興趣呢！

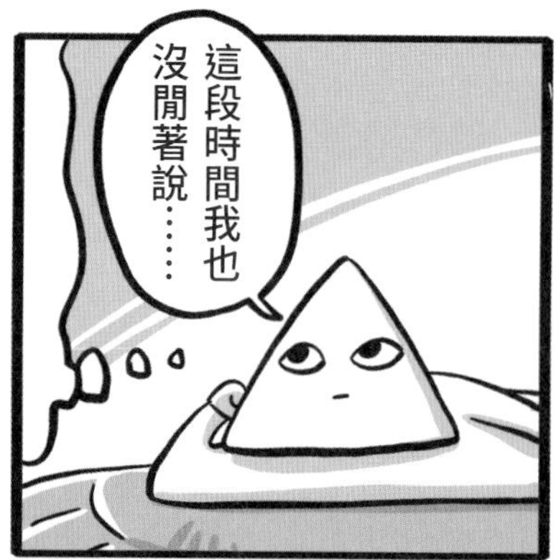
這段時間我也沒閒著說……

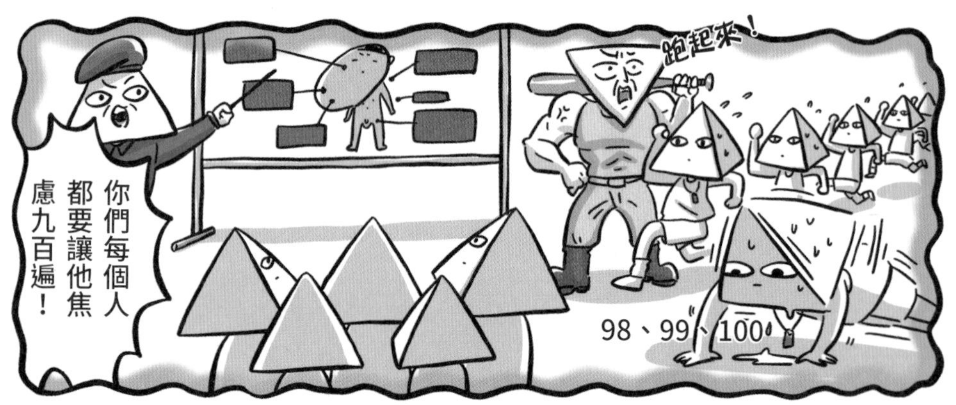
跑起來！
98、99、100
你們每個人都要讓他焦慮九百遍！

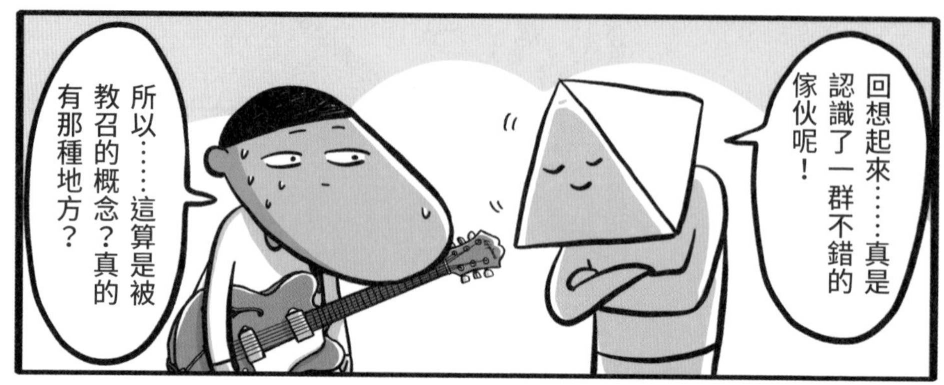
回想起來……真是認識了一群不錯的傢伙呢！
所以……這算是被教召的概念？真的有那種地方？

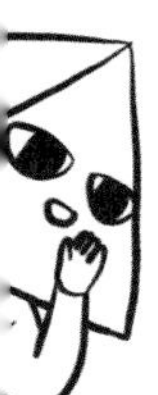

。巧遇

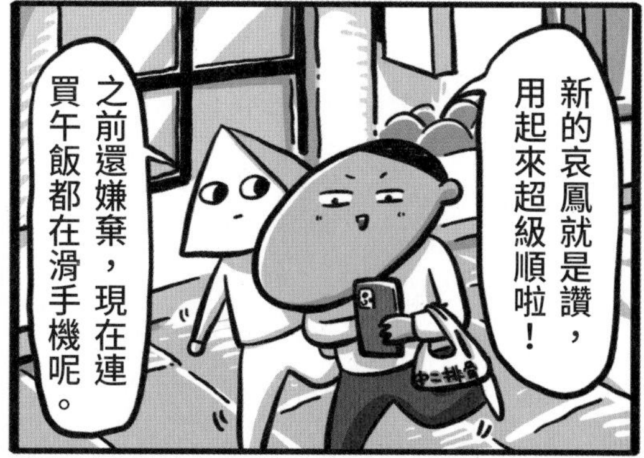

新的哀鳳就是讚，用起來超級順啦！
之前還嫌棄，現在連買午飯都在滑手機呢。

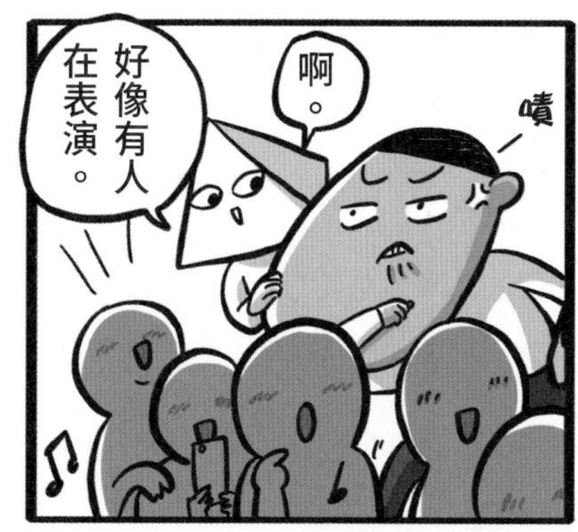

嘖
啊。
好像有人在表演。

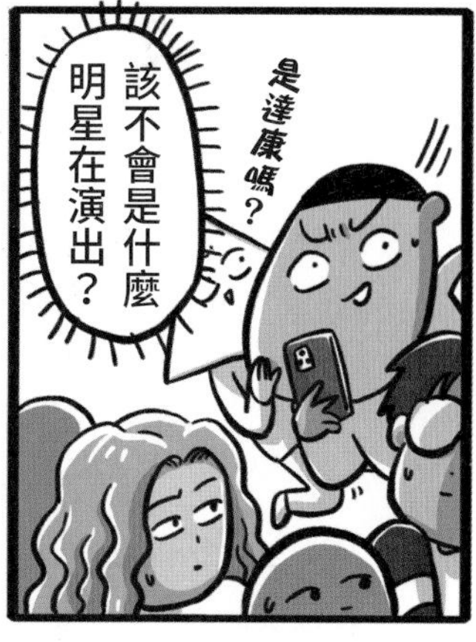

是達康嗎？
該不會是什麼明星在演出？

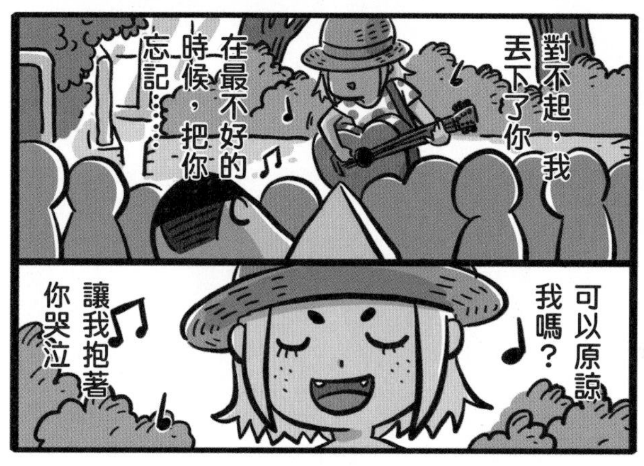

對不起，我丟下了你
在最不好的時候，把你忘記……
可以原諒我嗎？
讓我抱著你哭泣

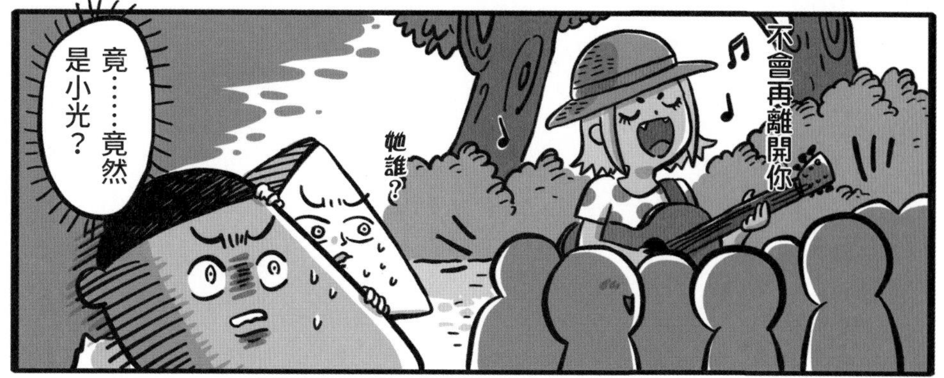

不會再離開你
她誰？
竟……竟然是小光？

變得無聊。

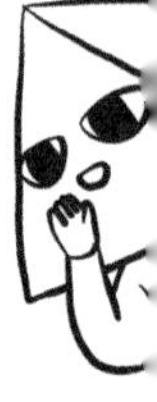

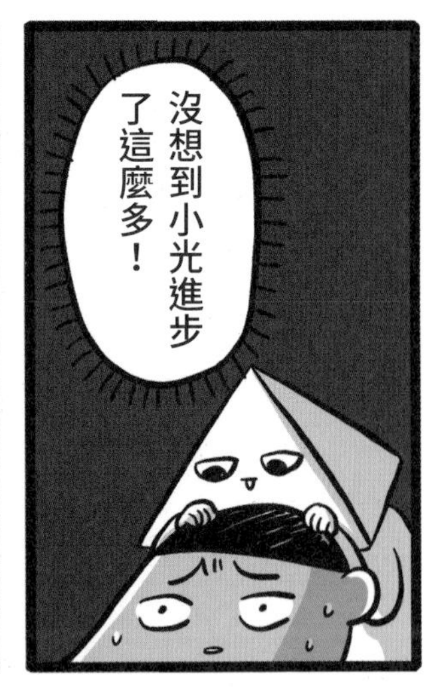
沒想到小光進步了這麼多！

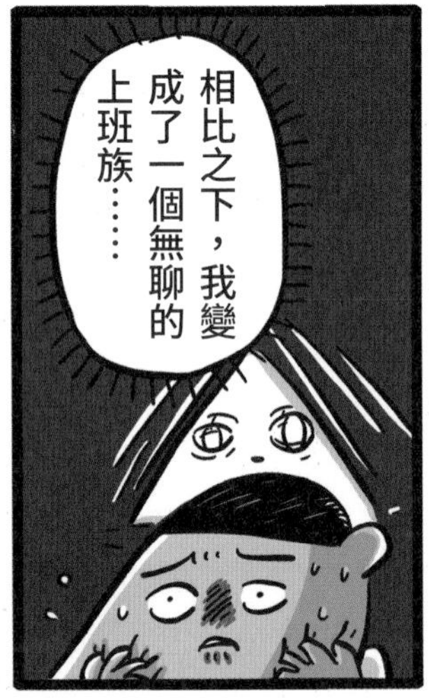
相比之下，我變成了一個無聊的上班族……

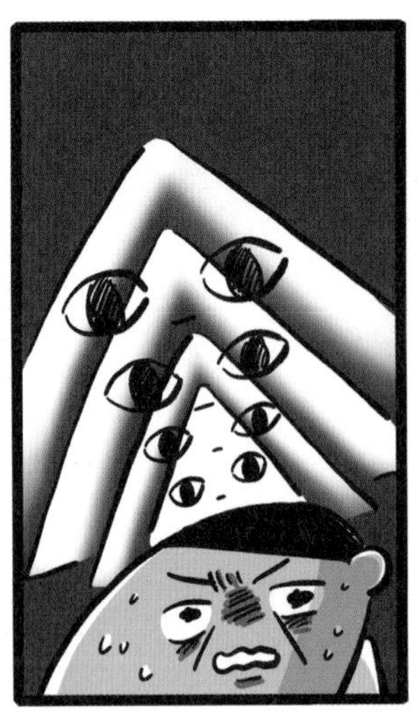

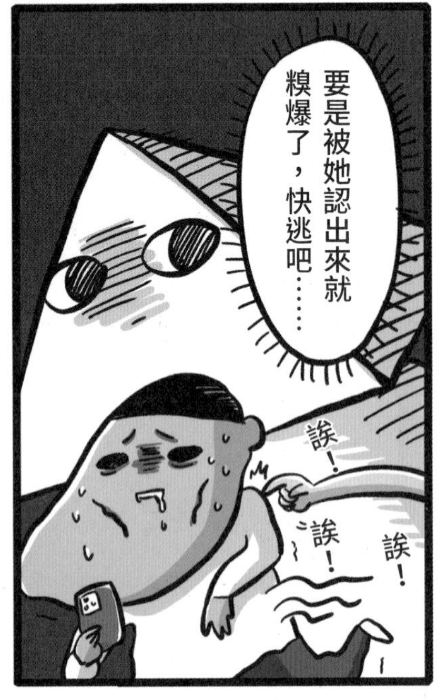
要是被她認出來就糗爆了，快逃吧……
誒！
誒！
誒！

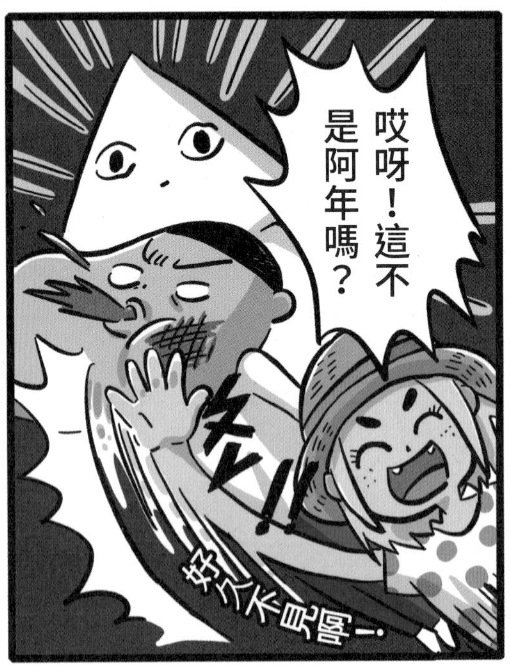
哎呀！這不是阿年嗎？
好久不見啊！

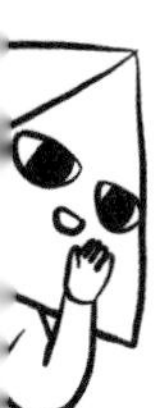

朋友？

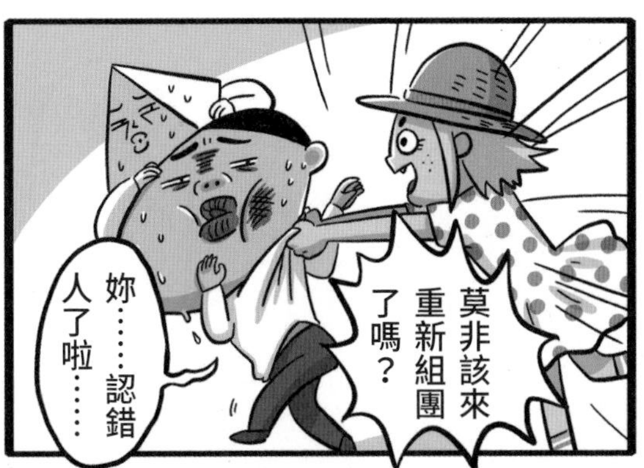
莫非該來重新組團了嗎？
妳……認錯人了啦……

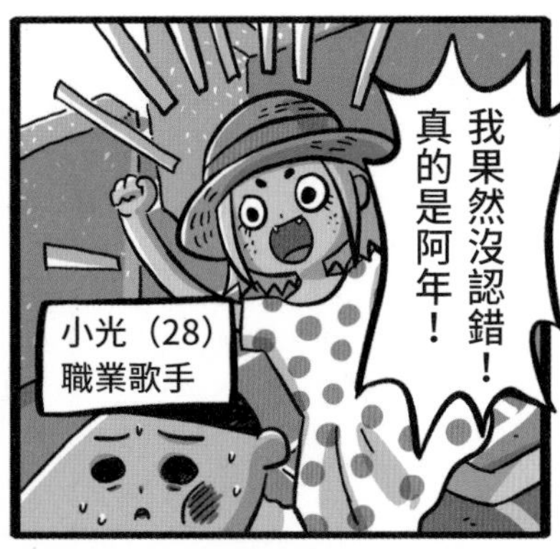
我果然沒認錯！真的是阿年！
小光（28）職業歌手

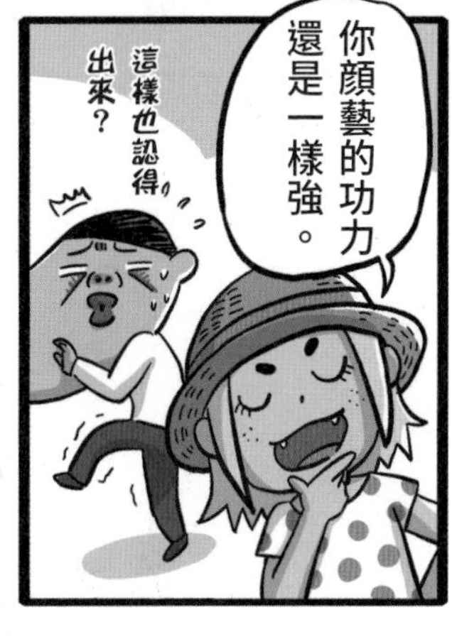
你顏藝的功力還是一樣強。
這樣也認得出來？

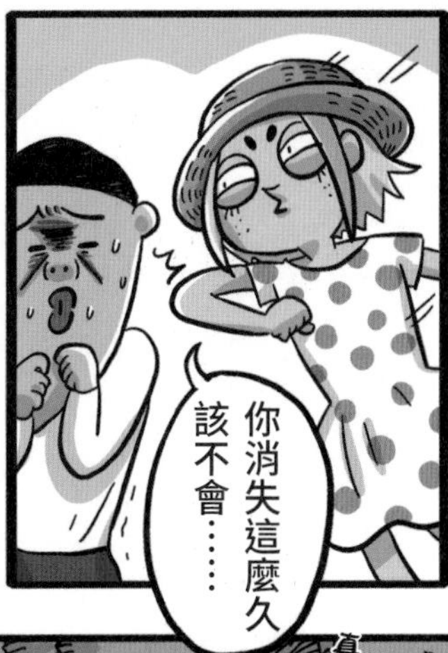
你消失這麼久該不會……

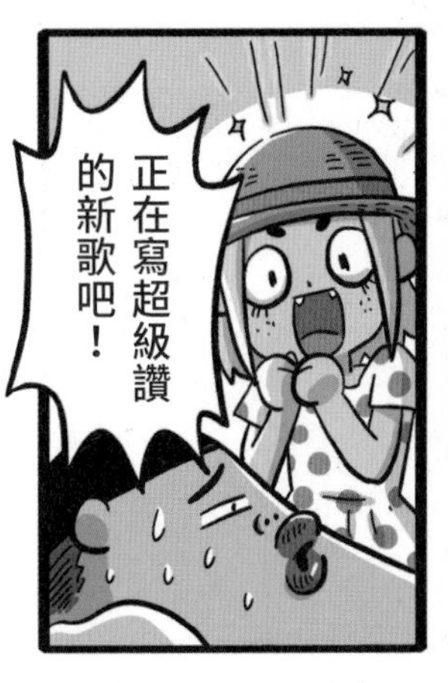
正在寫超級讚的新歌吧！

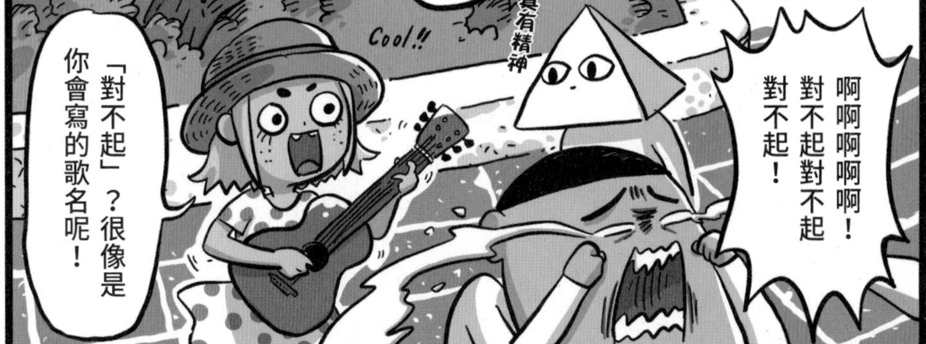
啊啊啊啊啊！對不起對不起對不起！
真有精神
Cool!!
「對不起」？很像是你會寫的歌名呢！

還是朋友？

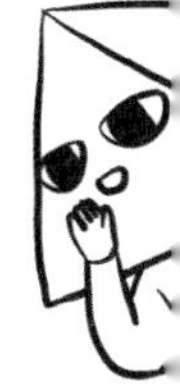

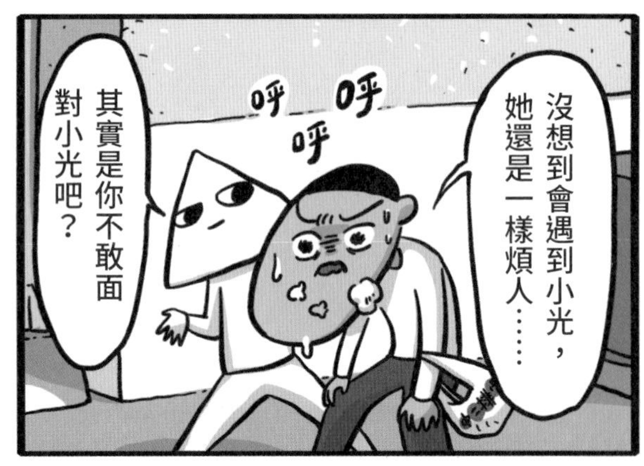

沒想到會遇到小光，她還是一樣煩人……
呼
呼
呼
其實是你不敢面對小光吧？

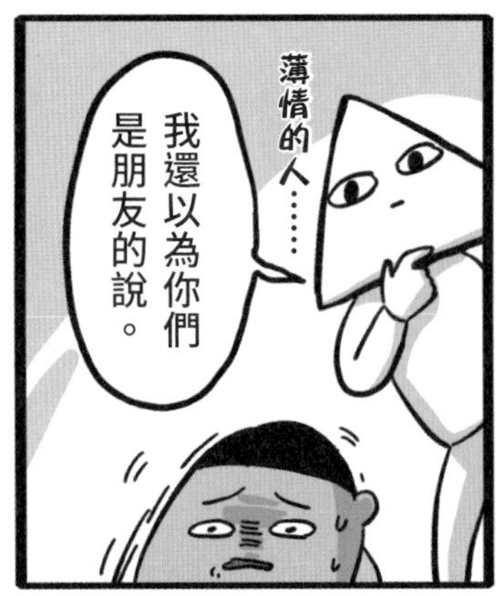

薄情的人……
我還以為你們是朋友的說。

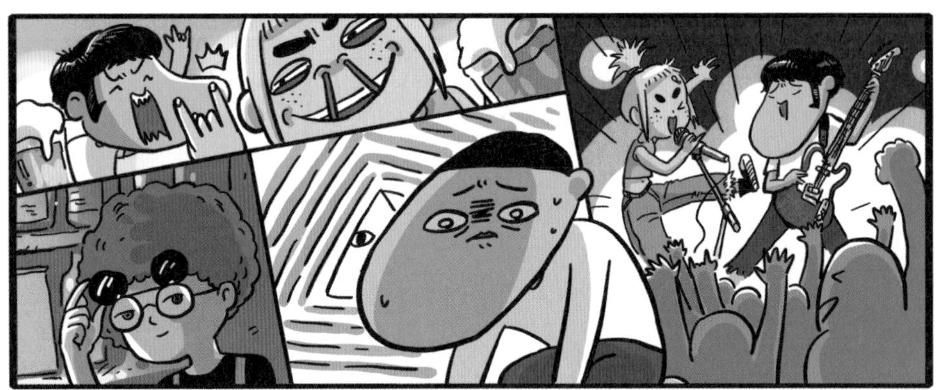

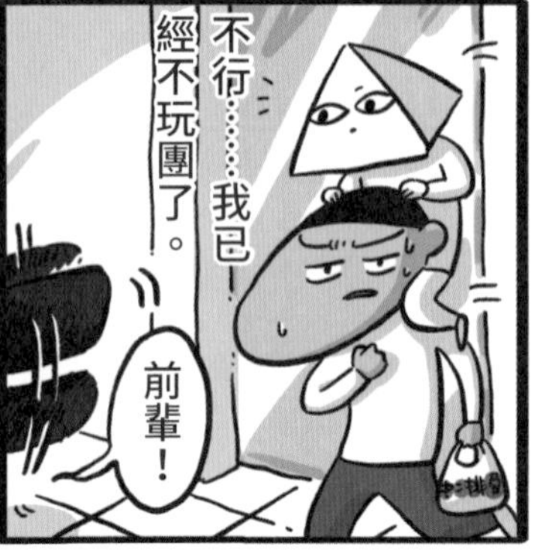

不行……我已經不玩團了。
前輩！

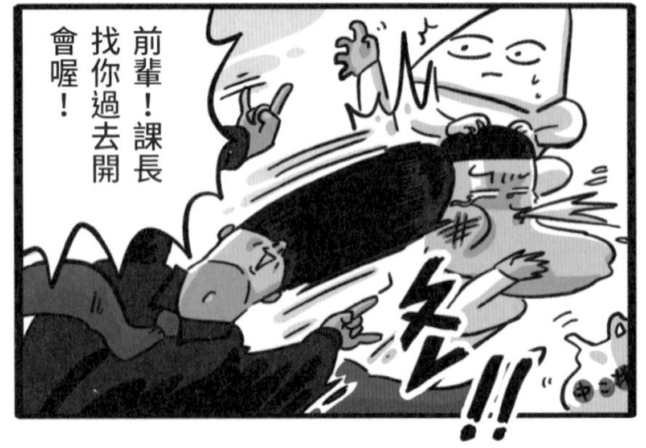

前輩！課長找你過去開會喔！

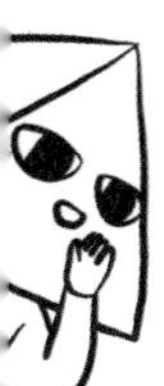

給你機會。

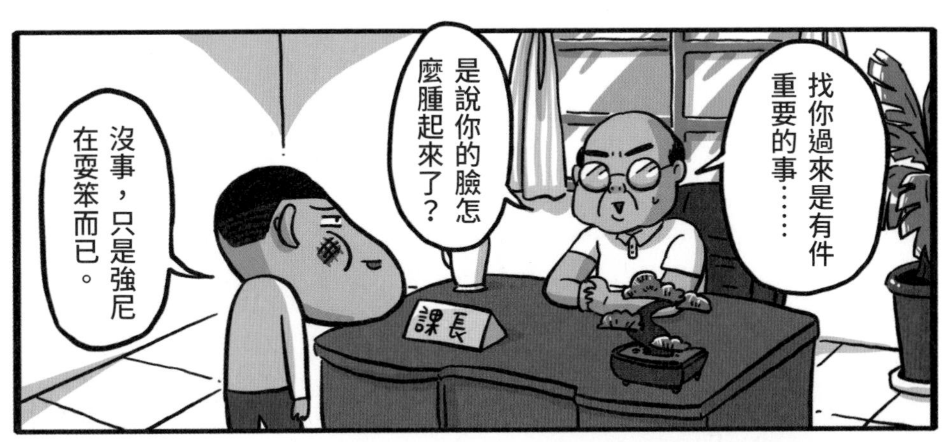

找你過來是有件重要的事……
是說你的臉怎麼腫起來了？
沒事，只是強尼在耍笨而已。
課長

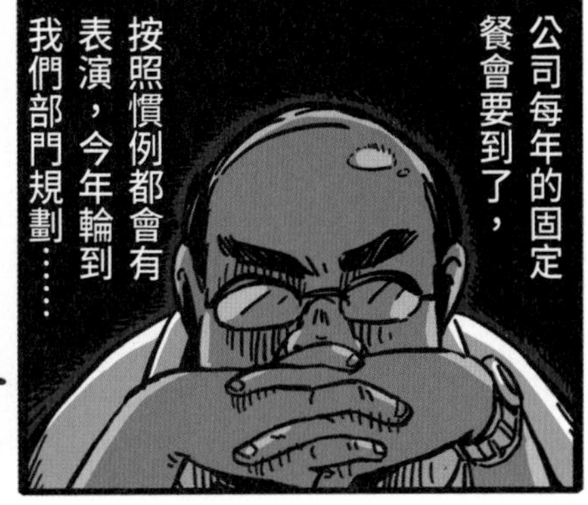

公司每年的固定餐會要到了，
按照慣例都會有表演，今年輪到我們部門規劃……

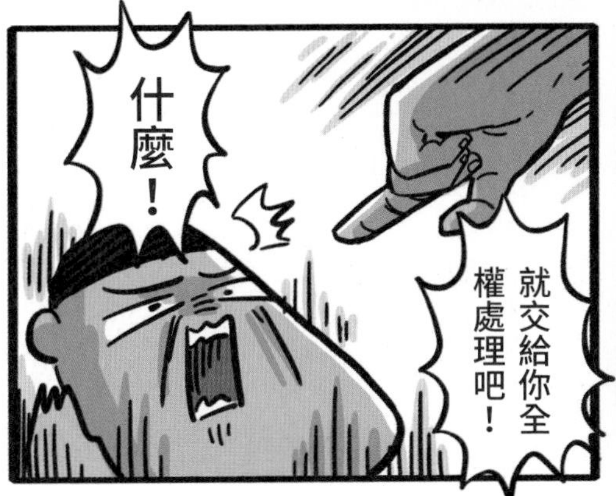

就交給你全權處理吧！
什麼！

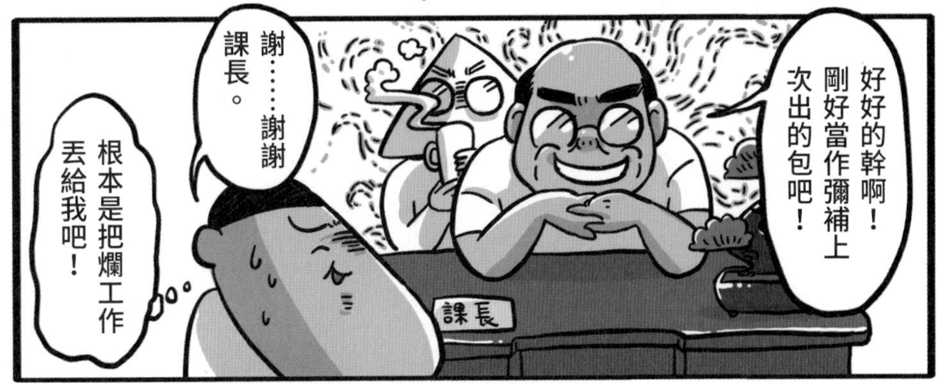

好好的幹啊！剛好當作彌補上次出的包吧！
謝……謝謝課長。
根本是把爛工作丟給我吧！
課長

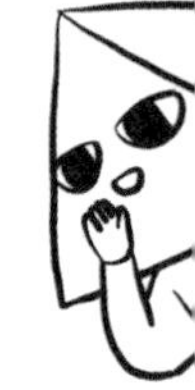
董事長。

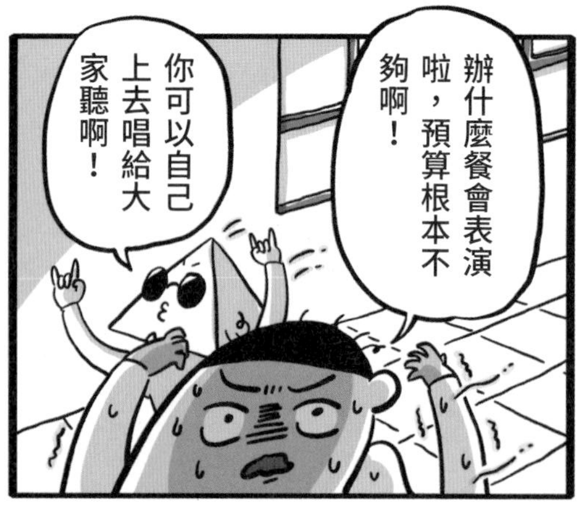
辦什麼餐會表演啦，預算根本不夠啊！
你可以自己上去唱給大家聽啊！

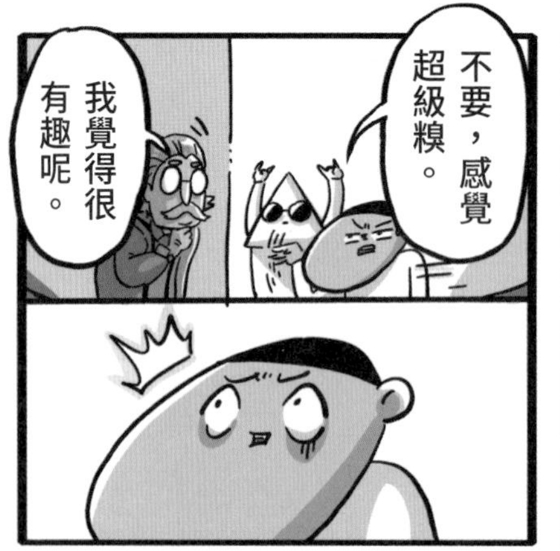
不要，感覺超級糗。
我覺得很有趣呢。

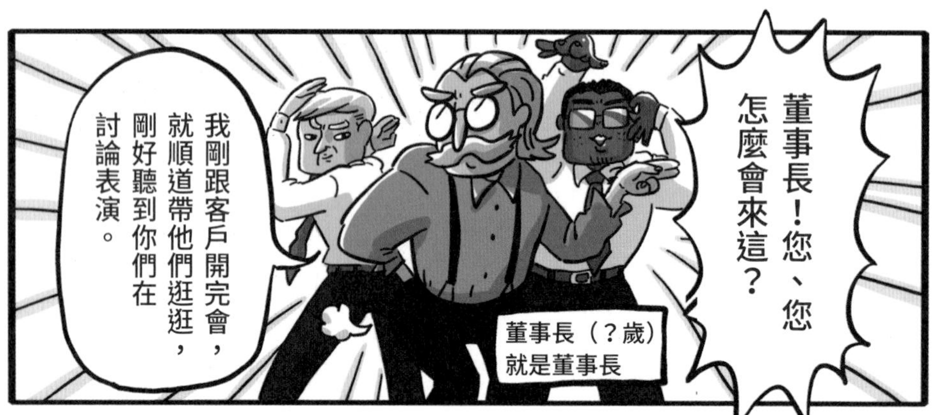
董事長！您、您怎麼會來這？
我剛跟客戶開完會，就順道帶他們逛逛，剛好聽到你們在討論表演。
董事長（？歲）
就是董事長

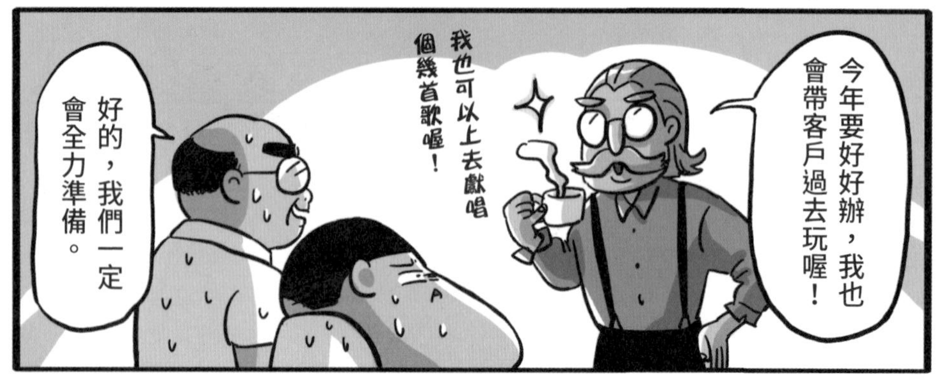
今年要好好辦，我也會帶客戶過去玩喔！
我也可以上去獻唱個幾首歌喔！
好的，我們一定會全力準備。

約會。

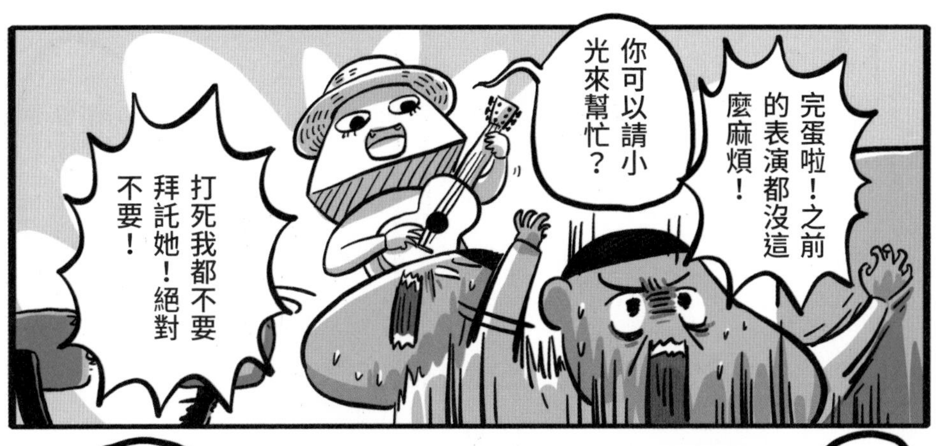
完蛋啦！之前的表演都沒這麼麻煩！
你可以請小光來幫忙？
打死我都不要拜託她！絕對不要！

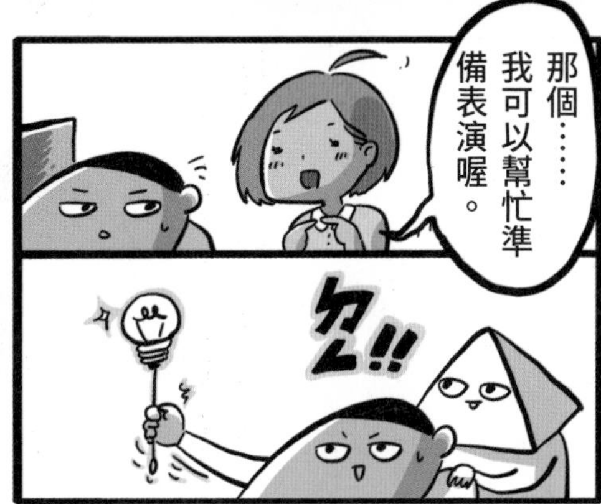
那個……我可以幫忙準備表演喔。
ㄉㄧㄥ!!

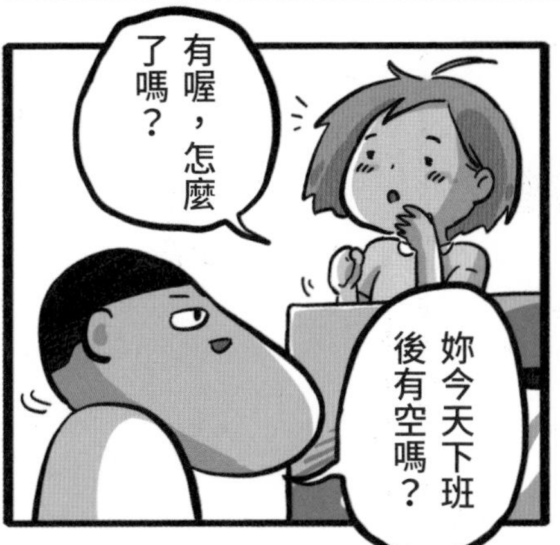
有喔，怎麼了嗎？
妳今天下班後有空嗎？

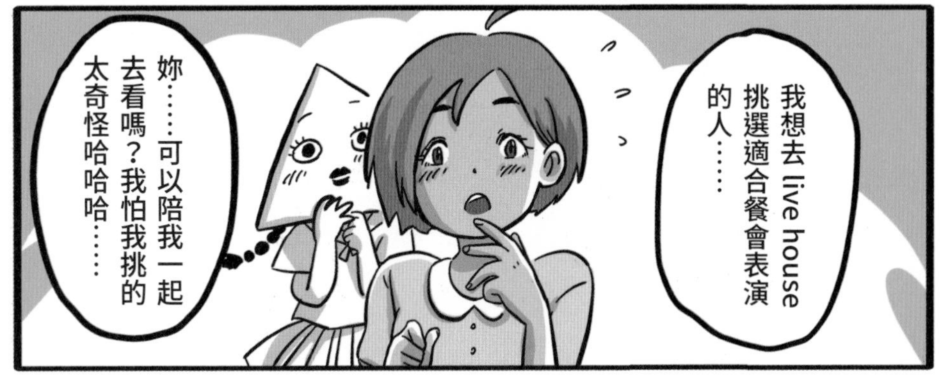
我想去live house挑選適合餐會表演的人……
妳……可以陪我一起去看嗎？我怕我挑的太奇怪哈哈哈……

活著真好。

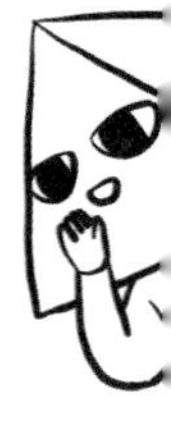

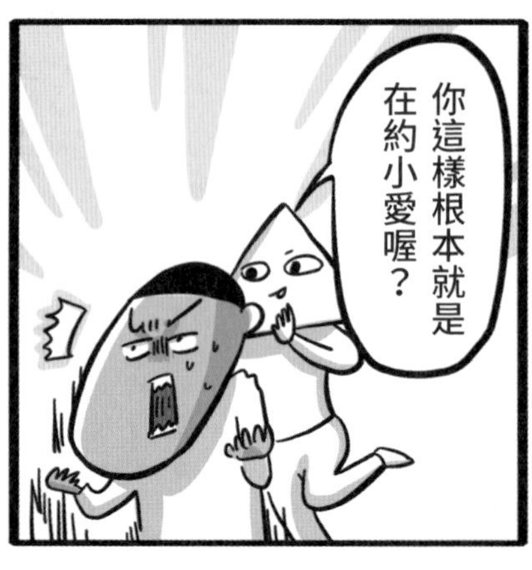
你這樣根本就是在約小愛喔？

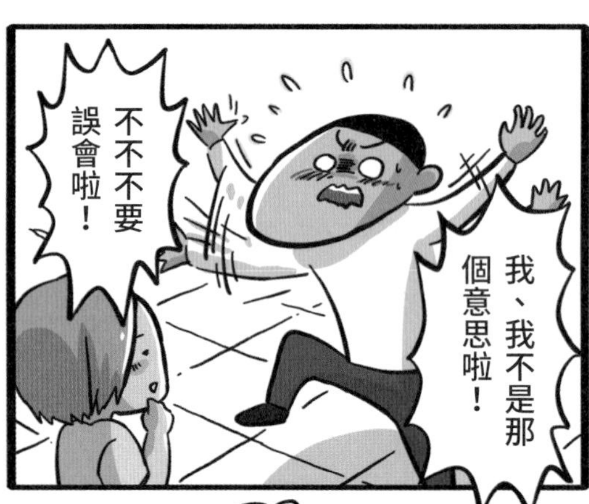
我、我不是那個意思啦！
不不不不要誤會啦！

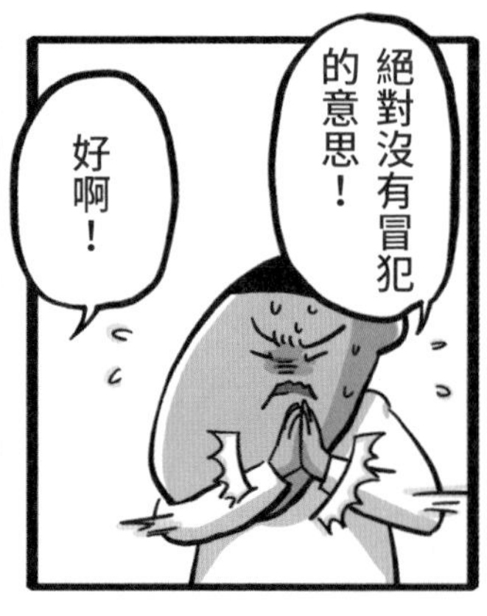
絕對沒有冒犯的意思！
好啊！

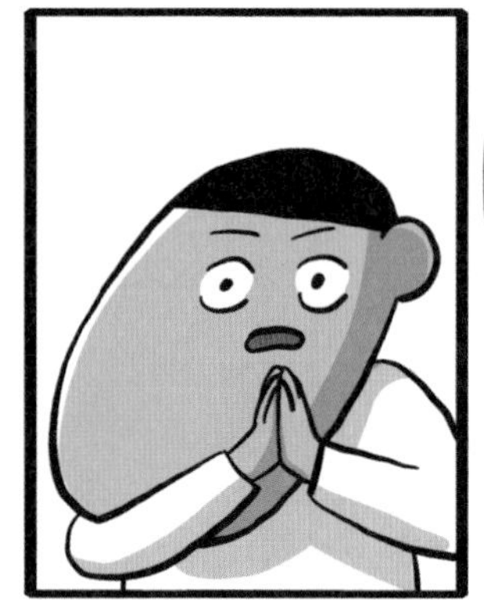

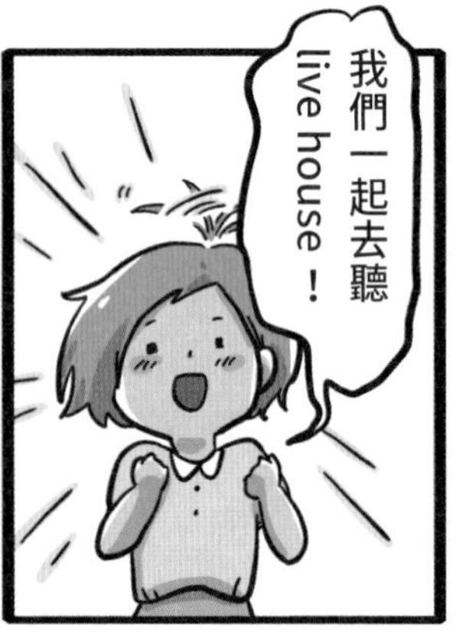
我們一起去聽live house！

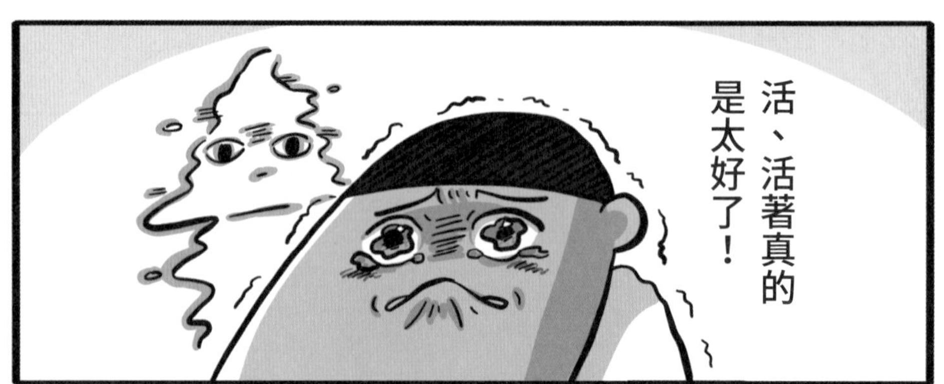
活、活著真的是太好了！

真有緣？

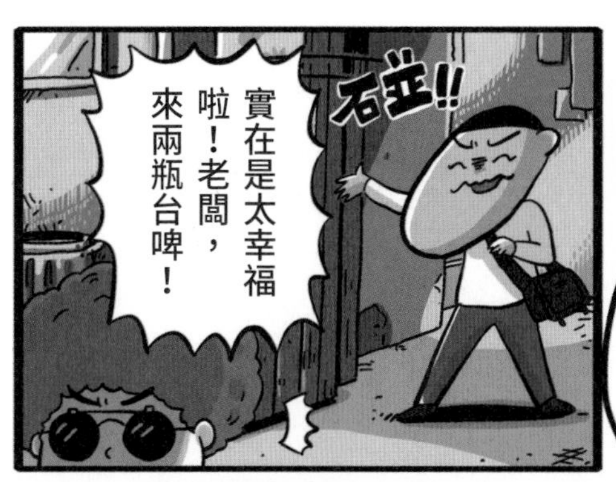
實在是太幸福啦！老闆，來兩瓶台啤！
砬!!

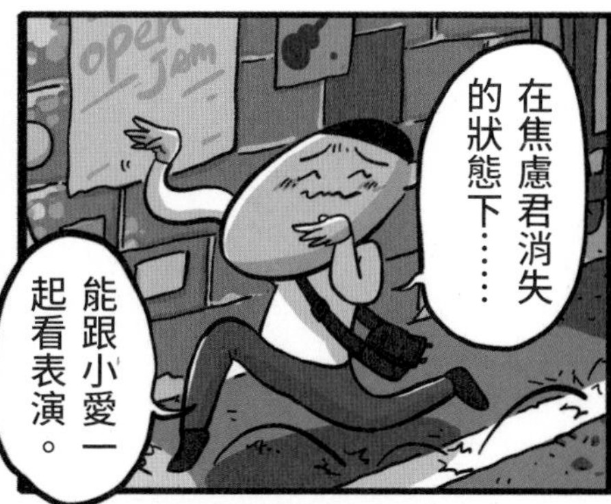
在焦慮君消失的狀態下……
能跟小愛一起看表演。

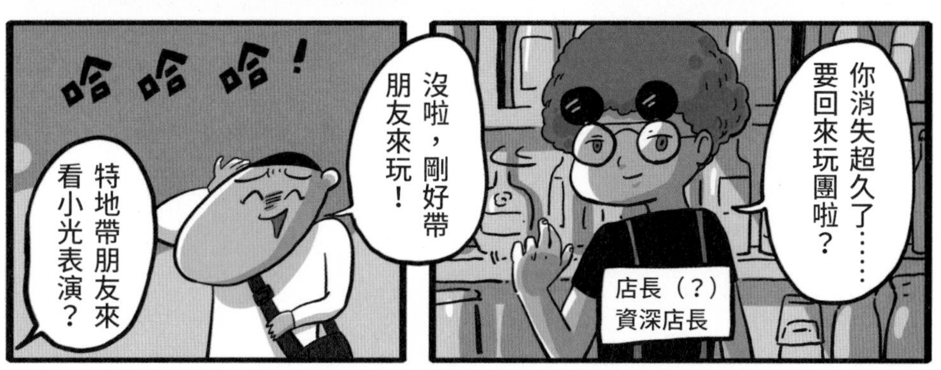
你消失超久了……要回來玩團啦？
店長（？）
資深店長
沒啦，剛好帶朋友來玩！
特地帶朋友來看小光表演？
哈哈哈！

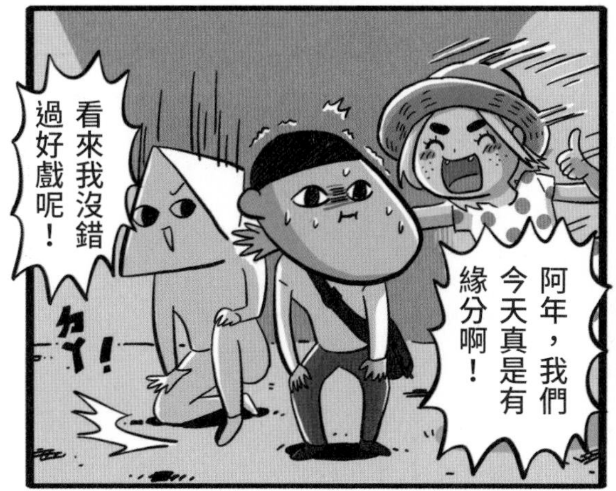
阿年，我們今天真是有緣分啊！
看來我沒錯過好戲呢！
ㄌㄚ！

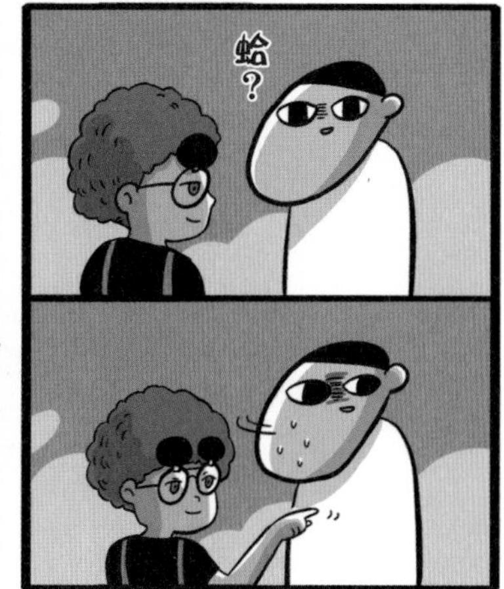
蛤？

可疑關係。

別一直過來跟我裝熟！
我已經不玩樂團了！

妳倒是聽我說話啊！
來發動態……樂團重組？

不要再騙自己了，你的音樂魂會哭的！
妳一直忽略我的話才讓我想哭啦！

兩位，感人的重逢先暫停……
chill~guys~

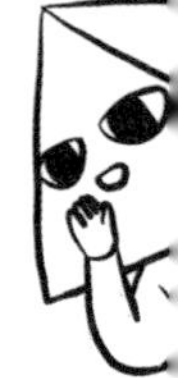

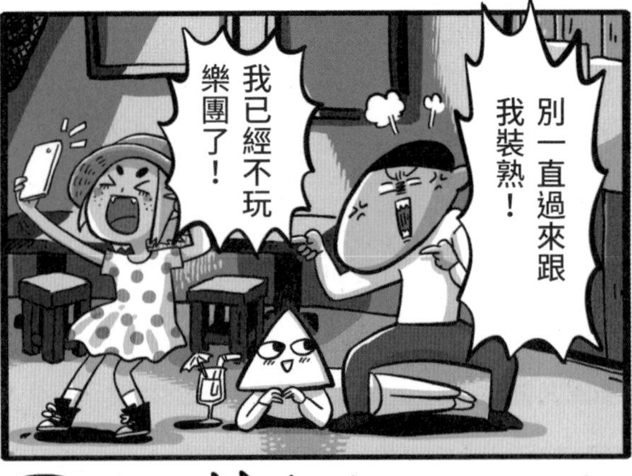

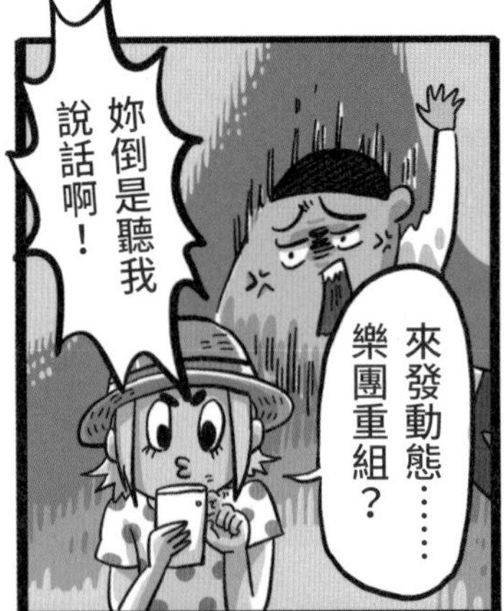

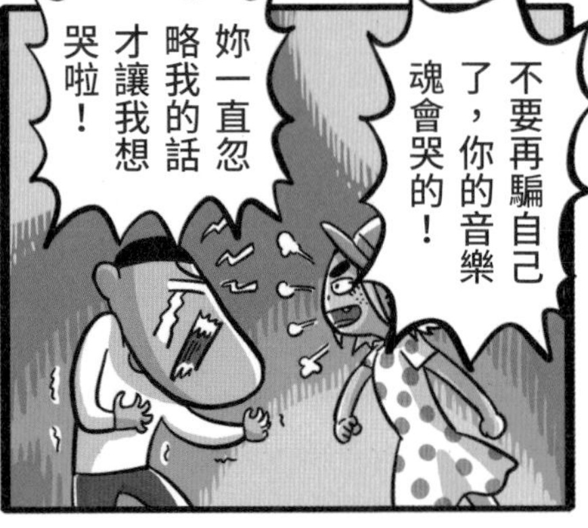

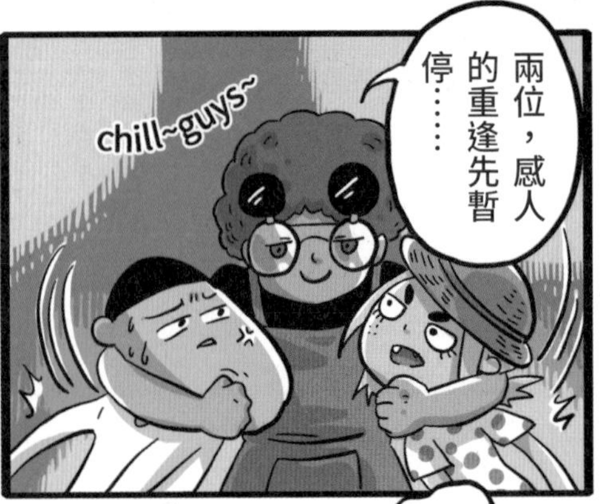

沒讓你等太久吧？

有朋友來找你囉？阿年。

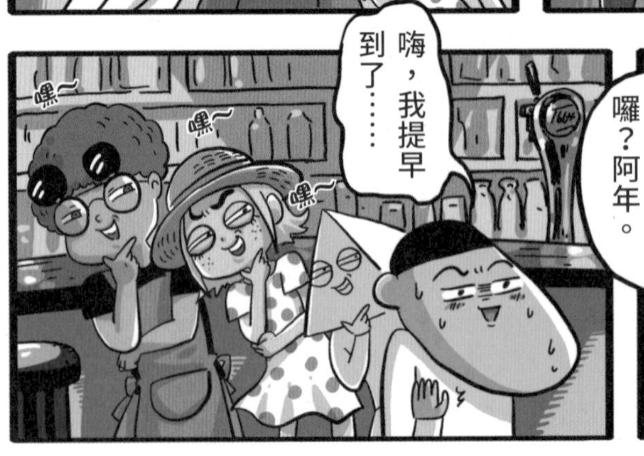

第5回

live house

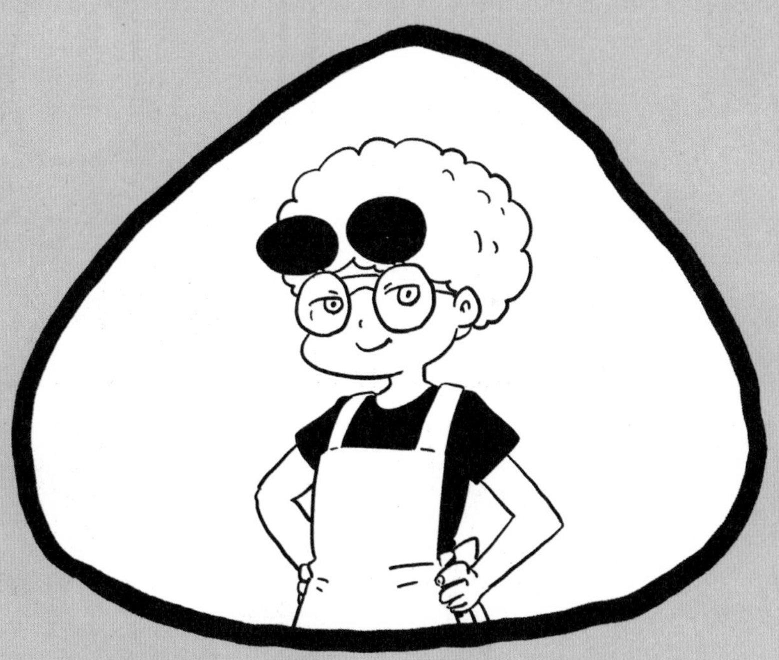

曖昧的味道。

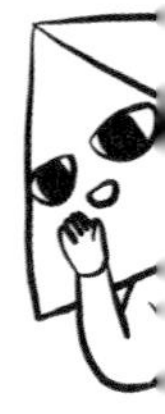

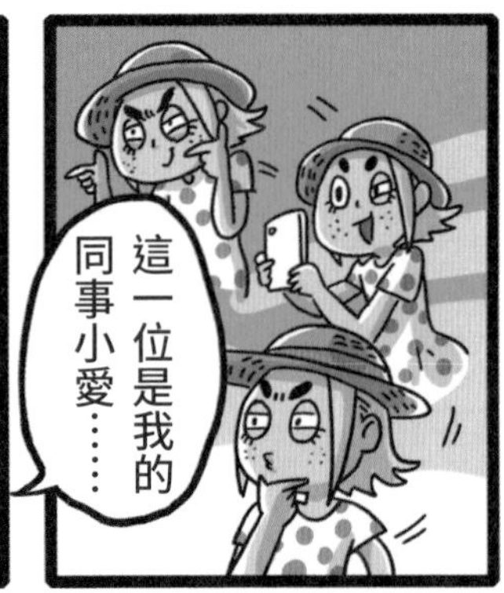
這一位是我的同事小愛……

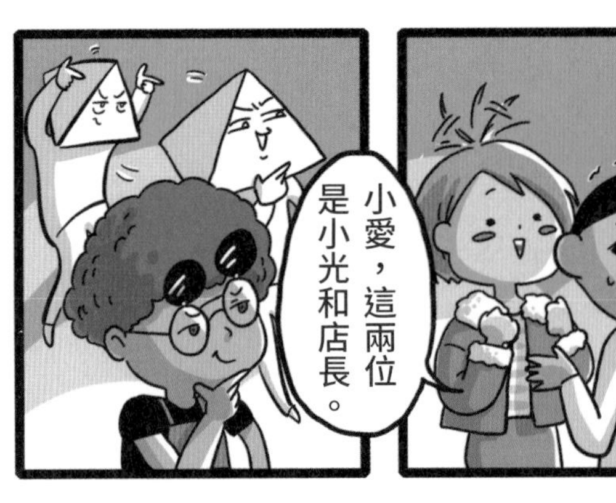
小愛，這兩位是小光和店長。

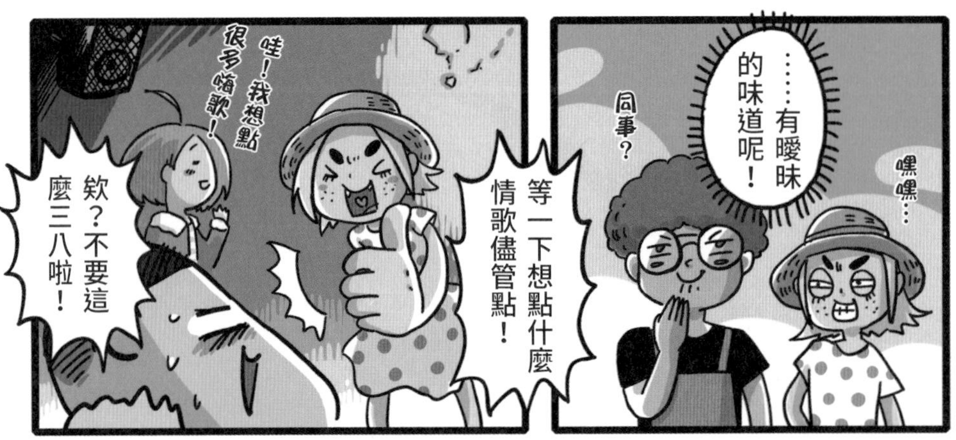
……有曖昧的味道呢！
同事？
嘿嘿……
等一下想點什麼情歌儘管點！
哇！我想點很多嗨歌！
欸？不要這麼三八啦！

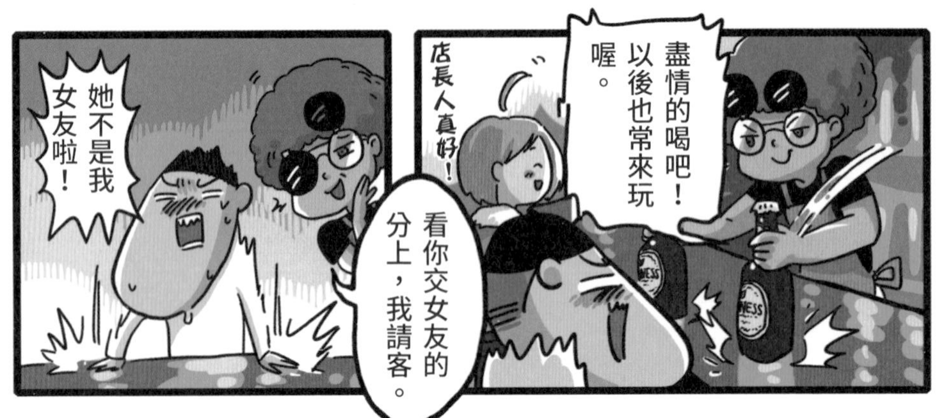
盡情的喝吧！以後也常來玩喔。
店長人真好！
看你交女友的分上，我請客。
她不是我女友啦！

玩團。

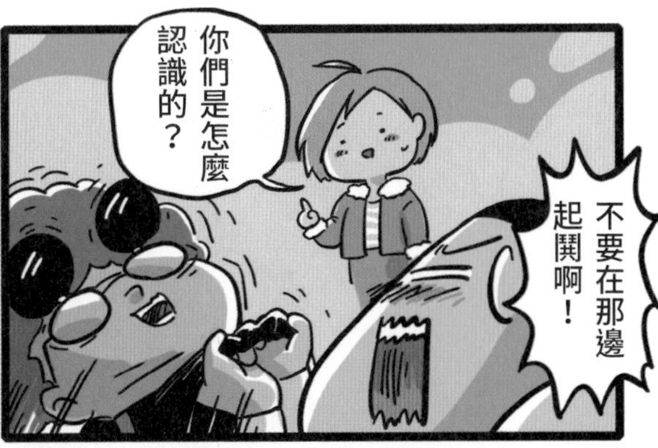

你們是怎麼認識的？
不要在那邊起鬨啊！

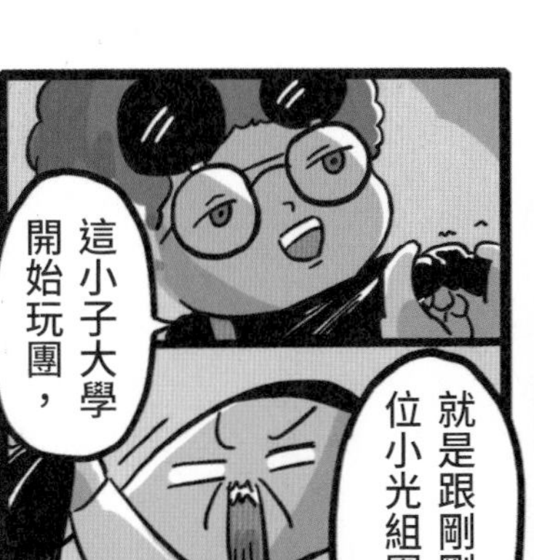

這小子大學開始玩團，
就是跟剛剛那位小光組團。

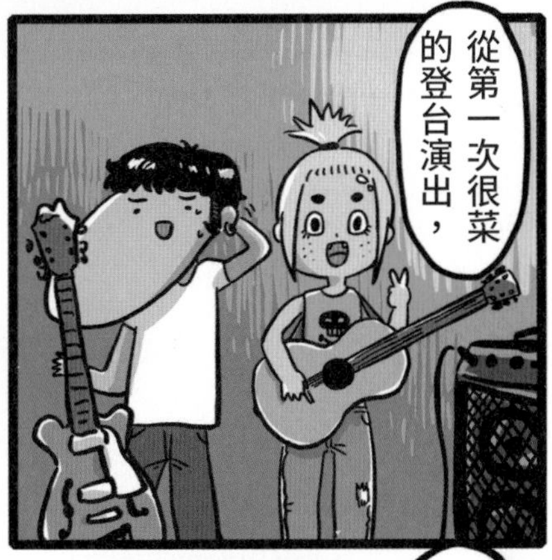

從第一次很菜的登台演出，

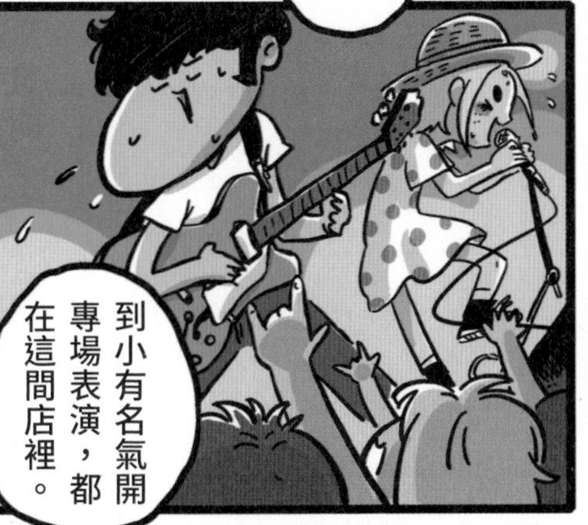

到小有名氣開專場表演，都在這間店裡。

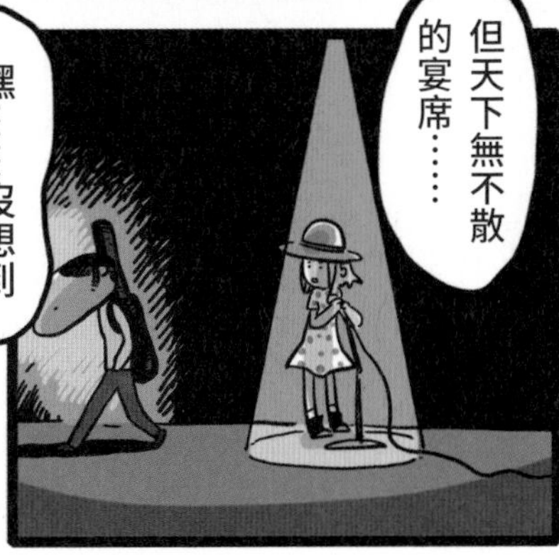

但天下無不散的宴席……

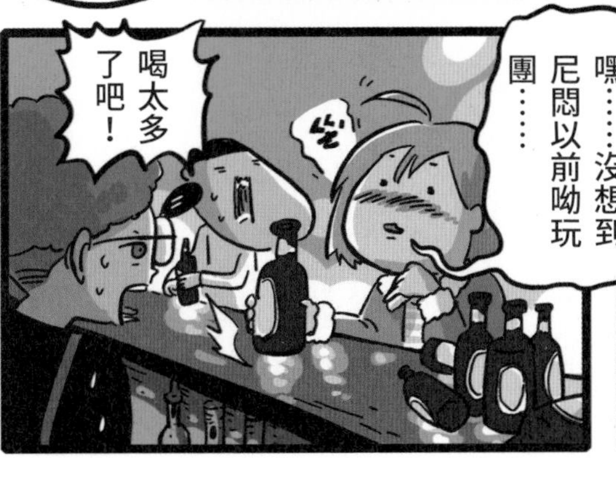

嘿……沒想到尼悶以前呦玩團……
喝太多了吧！

喝醉。

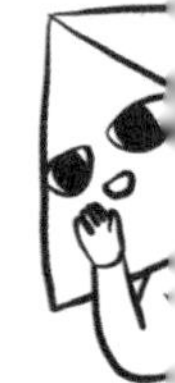

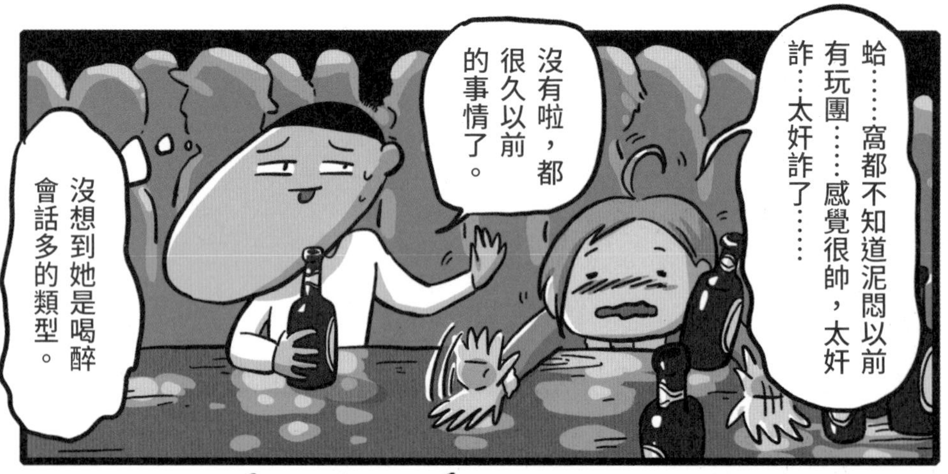

蛤……窩都不知道泥悶以前有玩團……感覺很帥，太奸詐……太奸詐了……
沒有啦，都很久以前的事情了。
沒想到她是喝醉會話多的類型。

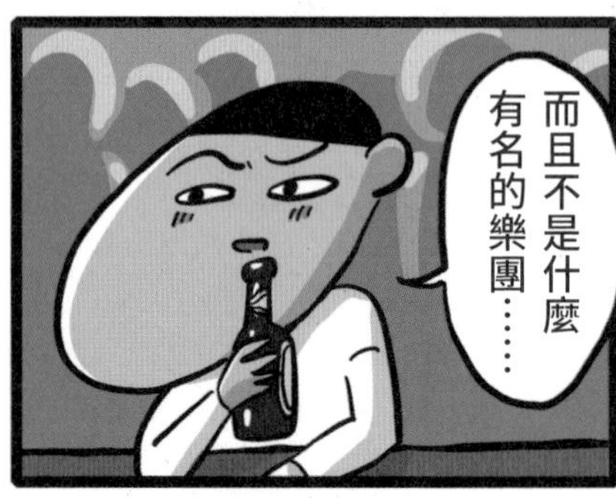

而且不是什麼有名的樂團……

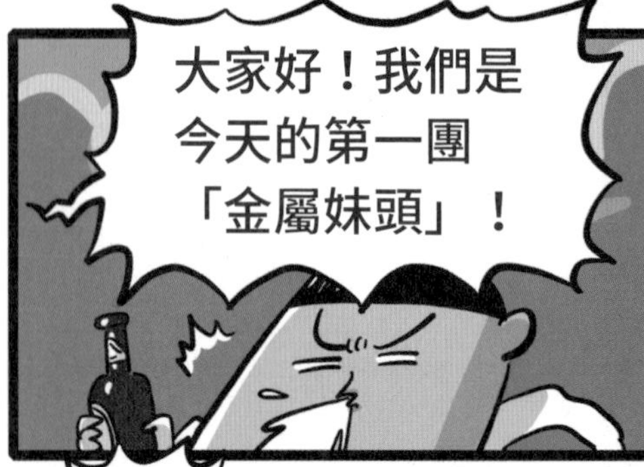

大家好！我們是今天的第一團「金屬妹頭」！

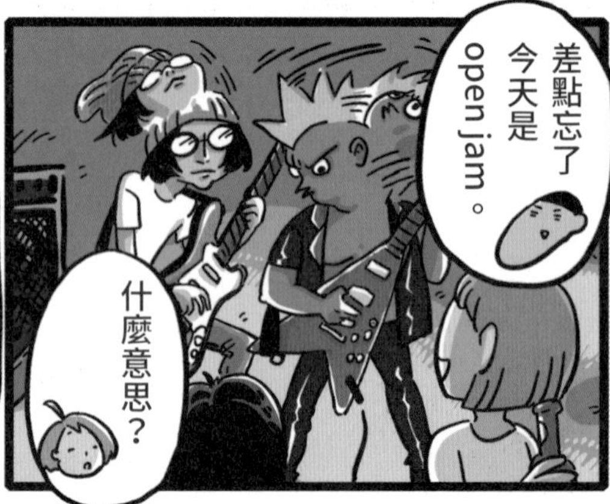

差點忘了今天是open jam。
什麼意思？

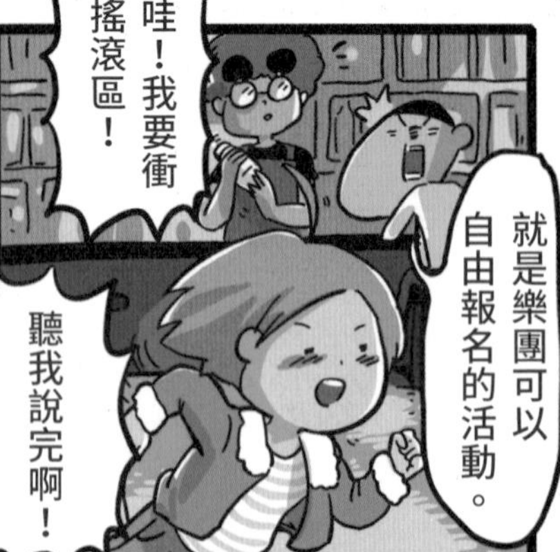

就是樂團可以自由報名的活動。
哇！我要衝搖滾區！
聽我說完啊！

搖滾區。

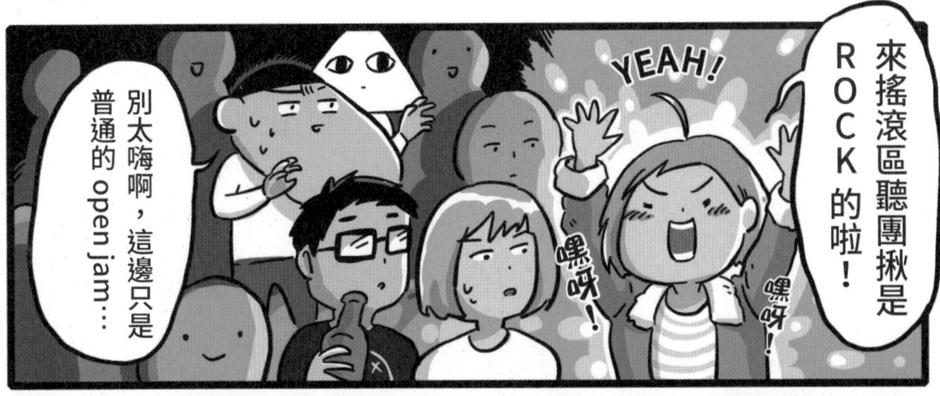

來搖滾區聽團揪是ROCK的啦！
YEAH!
嘿呀！
嘿呀！
別太嗨啊，這邊只是普通的open jam…

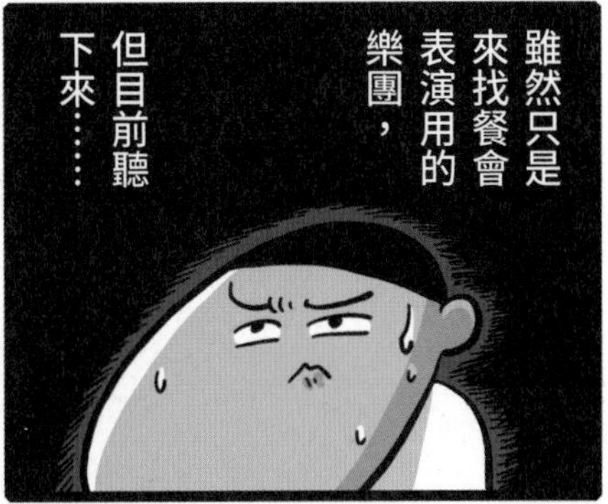

雖然只是來找餐會表演用的樂團，
但目前聽下來……

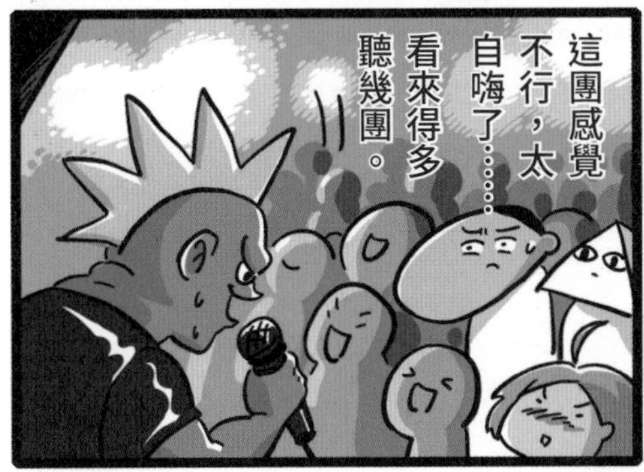

這團感覺不行，太自嗨了……看來得多聽幾團。

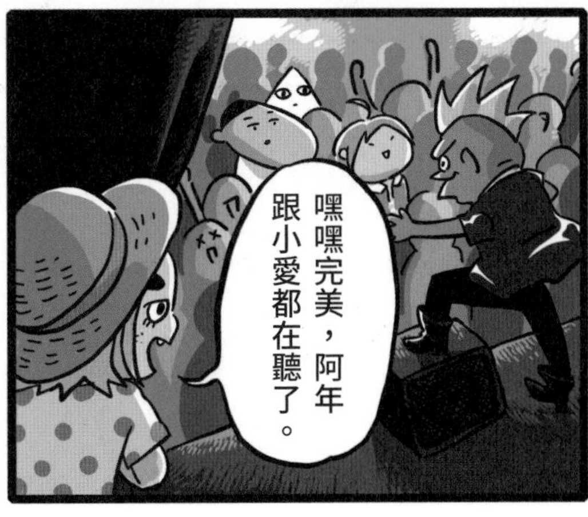

嘿嘿完美，阿年跟小愛都在聽了。

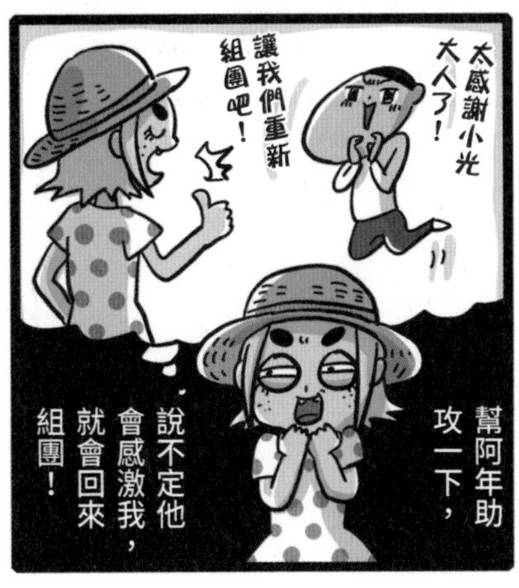

太感謝小光大人了！
讓我們重新組團吧！
幫阿年助攻一下，
說不定他會感激我，就會回來組團！

不適合。

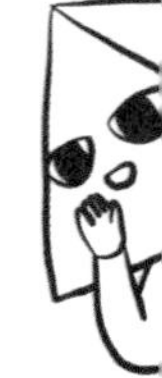

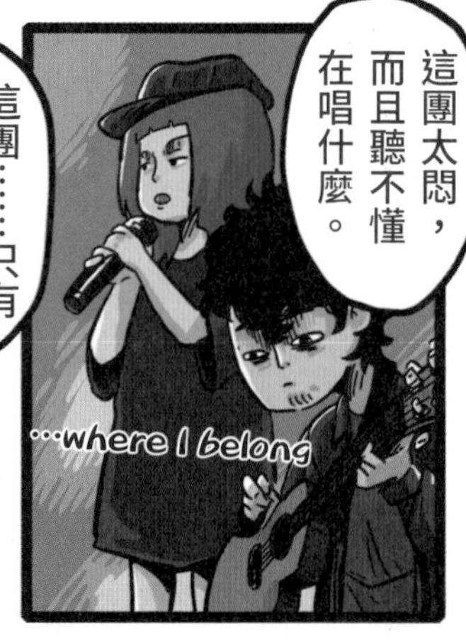
這團太悶，而且聽不懂在唱什麼。
…where I belong

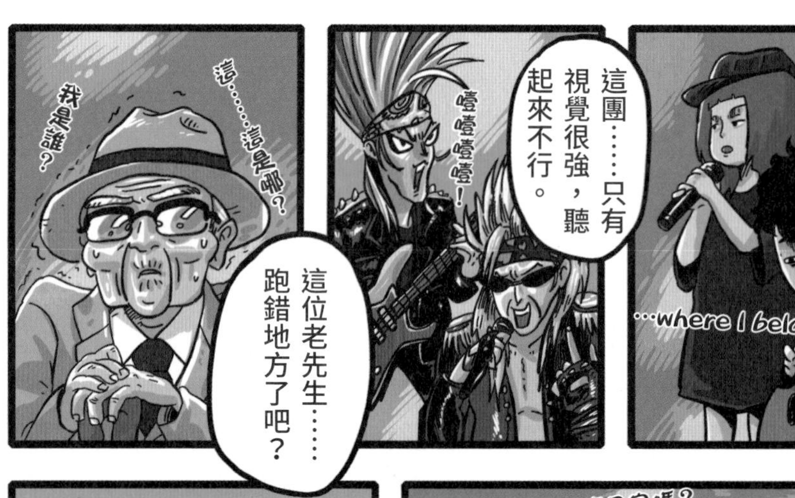
這團……只有視覺很強，聽起來不行。
噎噎噎噎！
這……這是哪？
我是誰？
這位老先生……跑錯地方了吧？

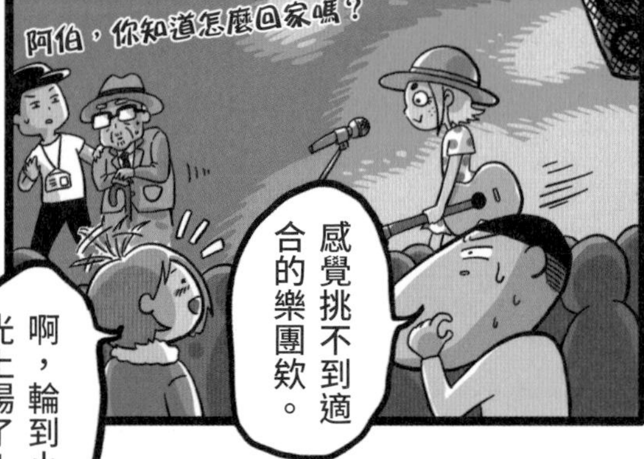
阿伯，你知道怎麼回家嗎？
感覺挑不到適合的樂團欸。
啊，輪到小光上場了！

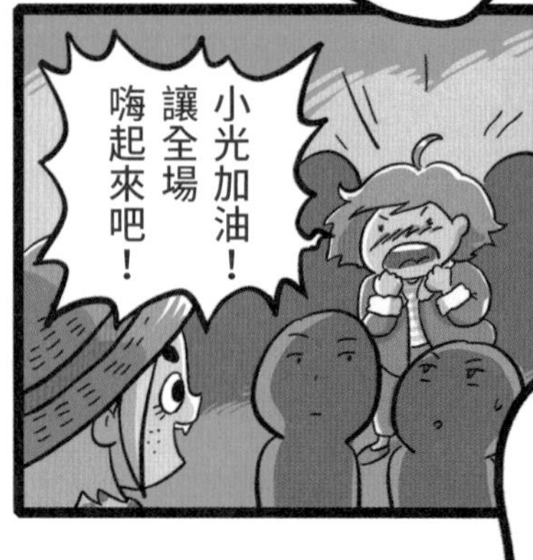
小光加油！讓全場嗨起來吧！

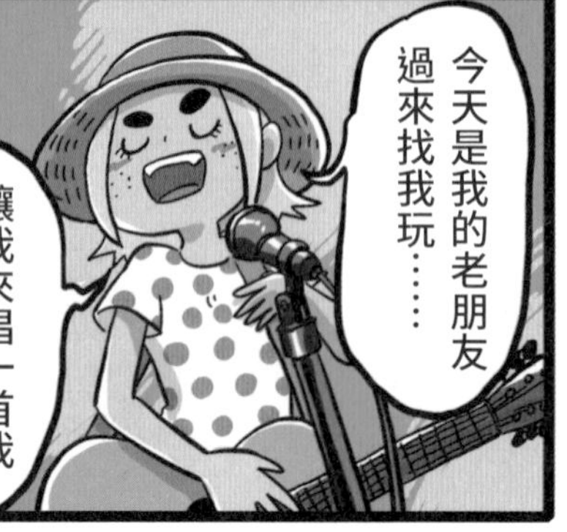
今天是我的老朋友過來找我玩……
讓我來唱一首我們以前寫的歌，

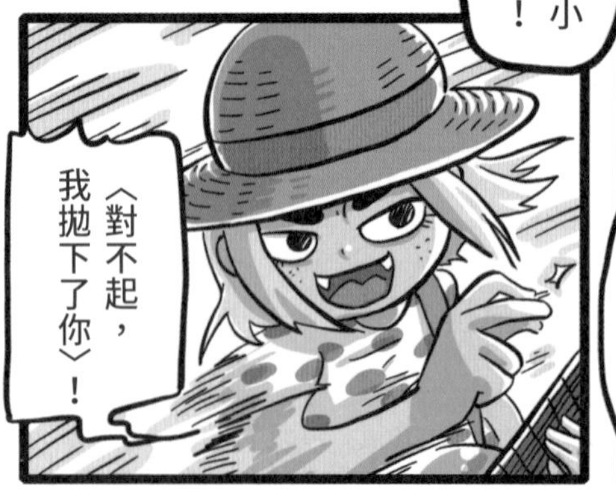
〈對不起，我拋下了你〉！

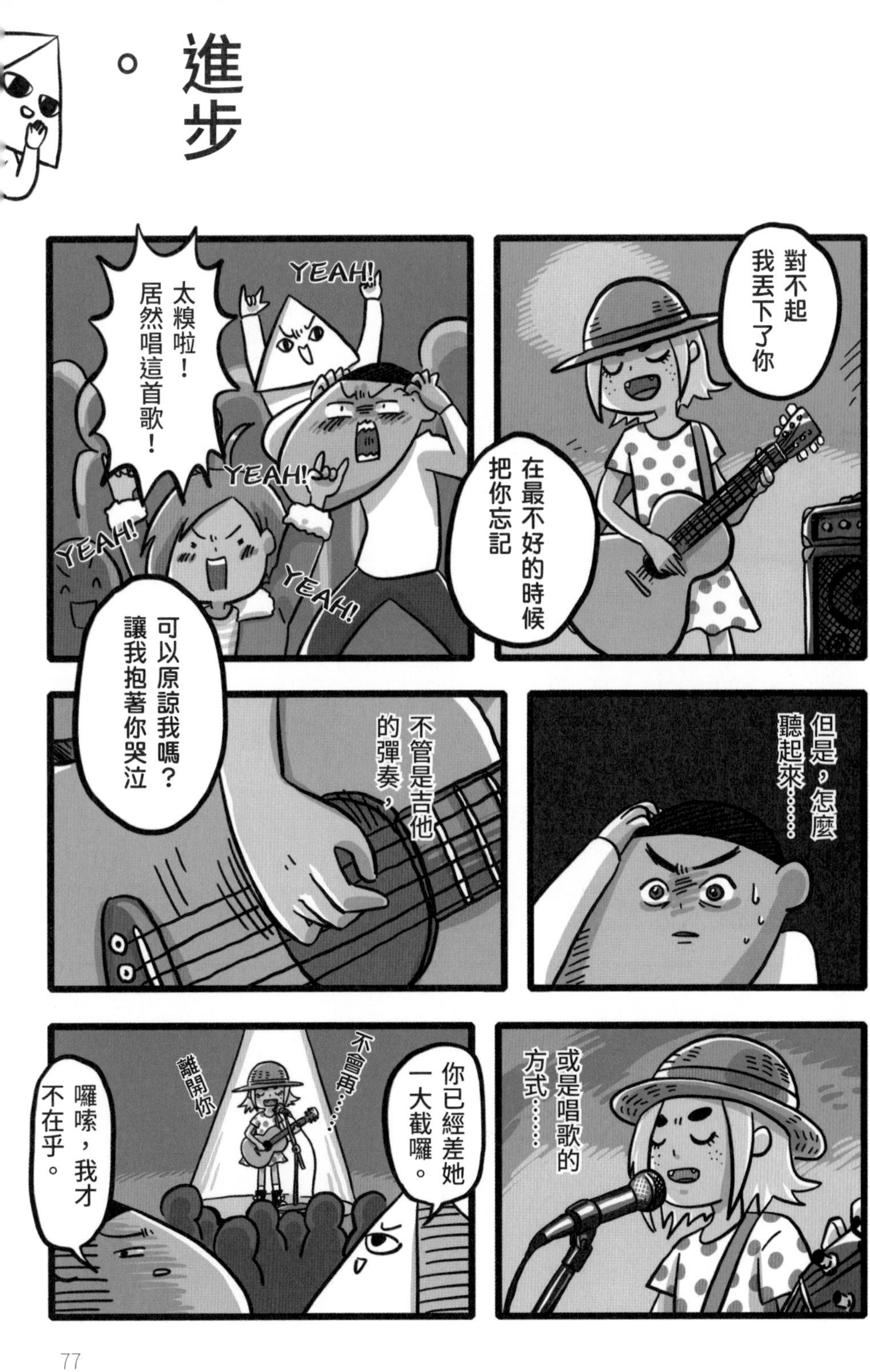

進步。

對不起
我丟下了你

在最不好的時候
把你忘記

可以原諒我嗎？
讓我抱著你哭泣

YEAH!

太糗啦！
居然唱這首歌！

YEAH!

YEAH!

YEAH!

但是，怎麼
聽起來……

不管是吉他
的彈奏，

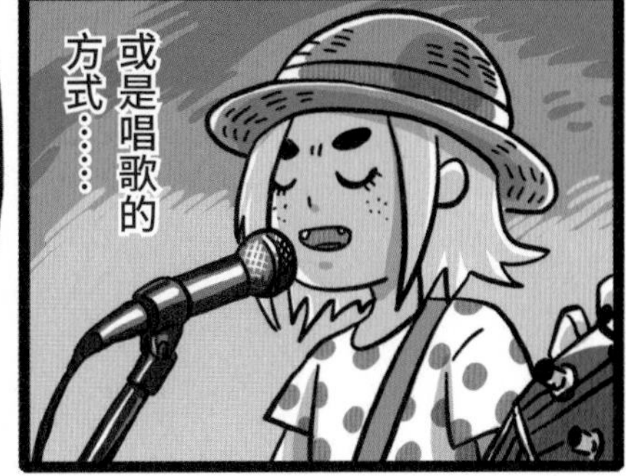

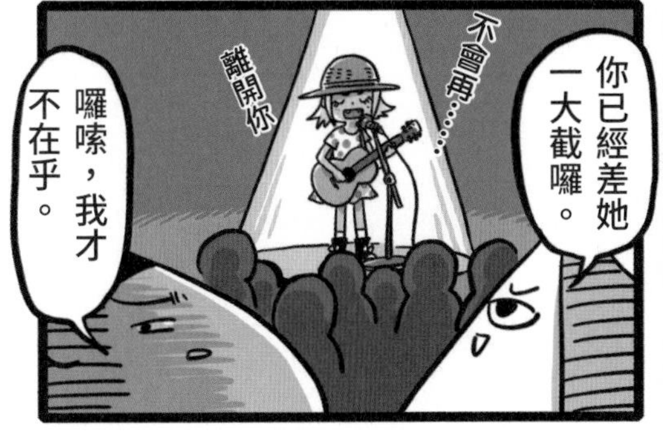

解約。

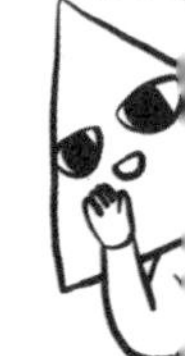

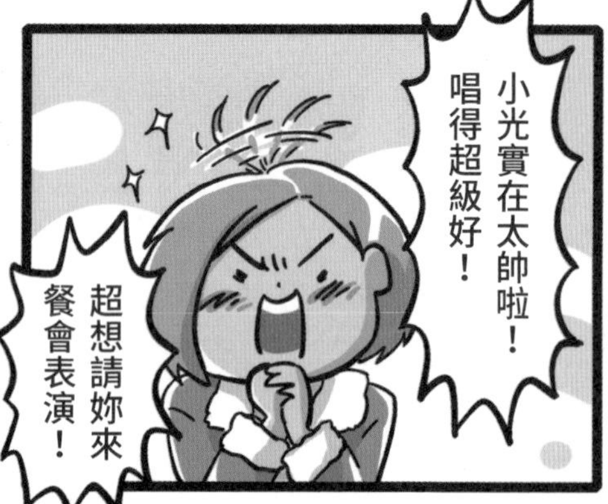

小光實在太帥啦！唱得超級好！
超想請妳來餐會表演！

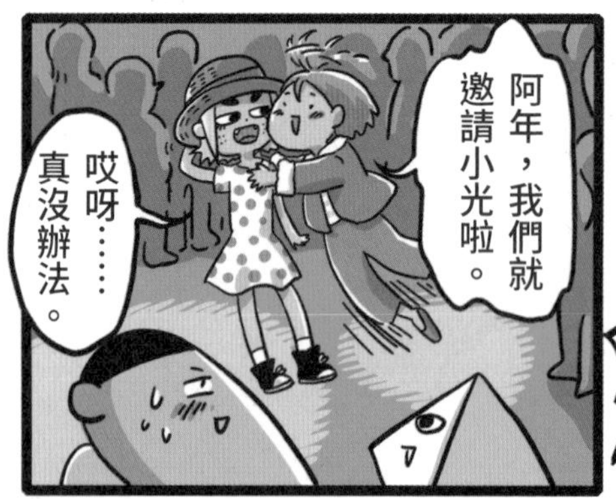

阿年，我們就邀請小光啦。
哎呀……真沒辦法。

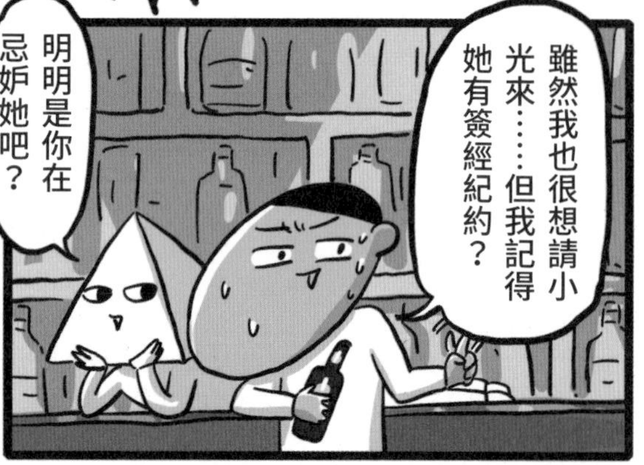

雖然我也很想請小光來……但我記得她有簽經紀約？
明明是你在忌妒她吧？

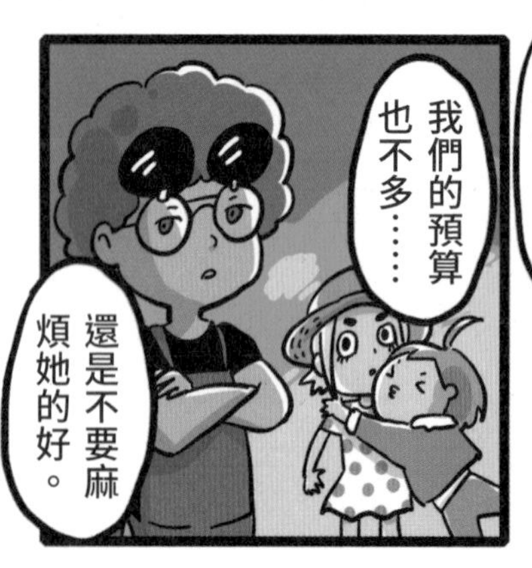

我們的預算也不多……
還是不要麻煩她的好。

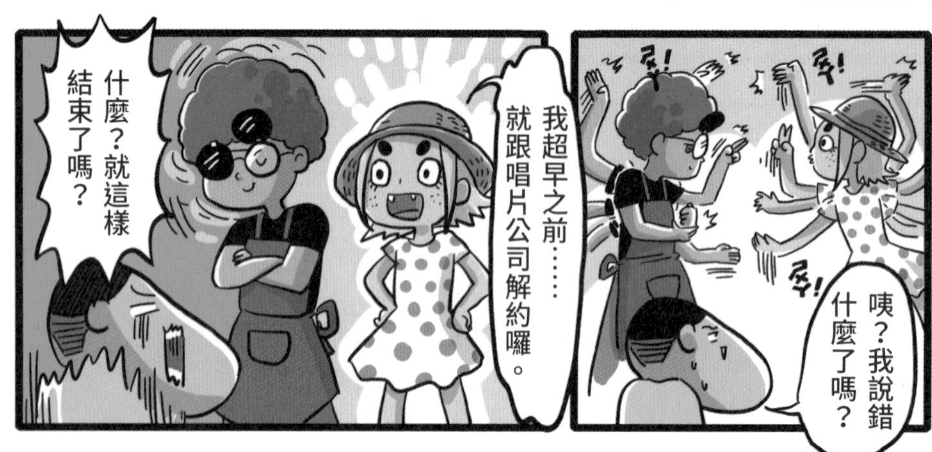

咦？我說錯什麼了嗎？
我超早之前……就跟唱片公司解約囉。
什麼？就這樣結束了嗎？

重新開始。

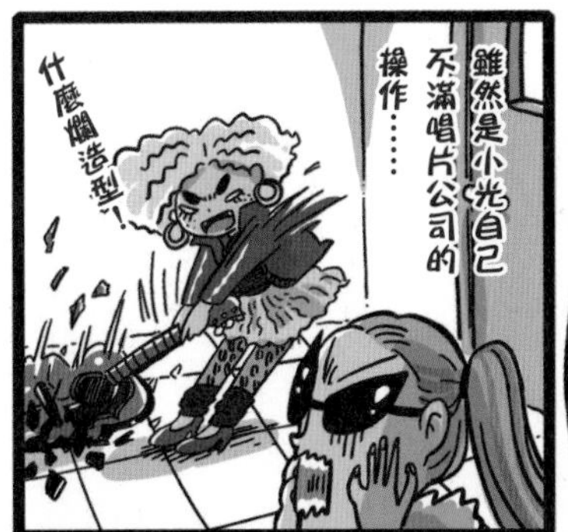

雖然是小光自己不滿唱片公司的操作……
什麼爛造型！

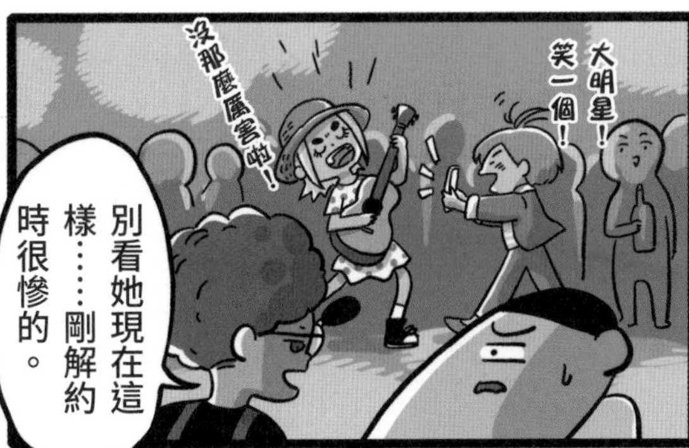

大明星！笑一個！
沒那麼厲害啦！
別看她現在這樣……剛解約時很慘的。

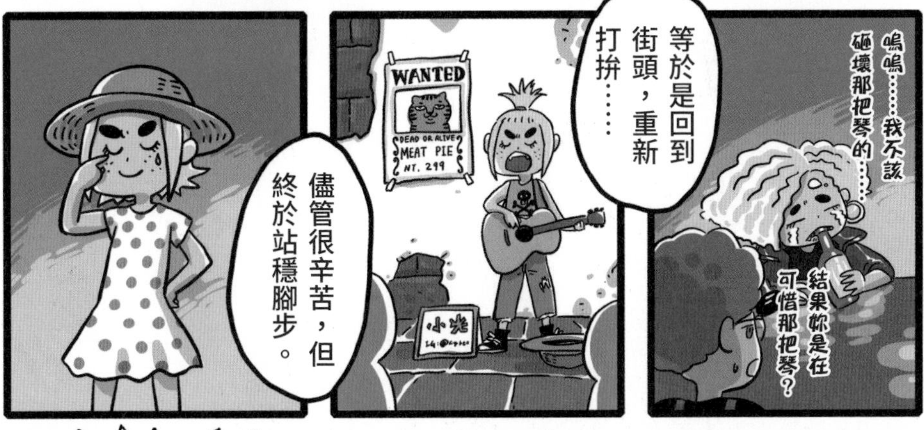

嗚嗚……我不該砸壞那把琴的……
結果妳是在可惜那把琴？
等於是回到街頭，重新打拚……
WANTED
DEAD OR ALIVE
MEAT PIE
NT. 299
小光
儘管很辛苦，但終於站穩腳步。

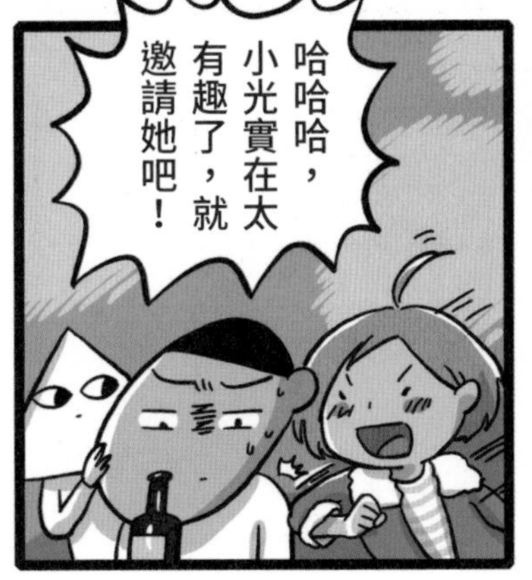

哈哈哈，小光實在太有趣了，就邀請她吧！

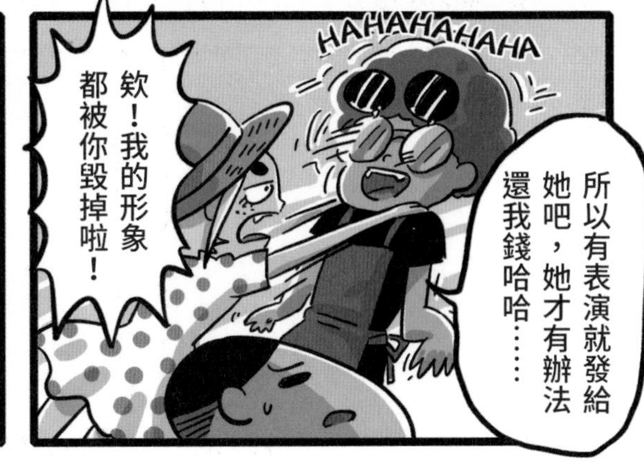

HAHAHAHAHA
所以有表演就發給她吧，她才有辦法還我錢哈哈……
欸！我的形象都被你毀掉啦！

浪費機會。

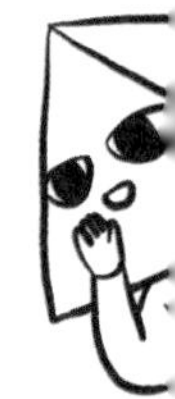

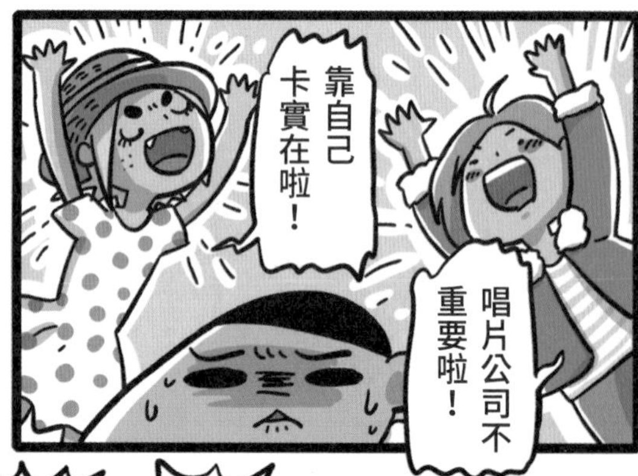

靠自己卡實在啦！
唱片公司不重要啦！

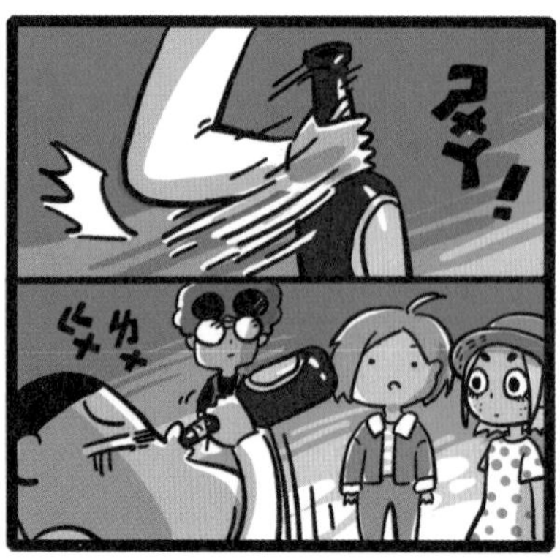

ㄍㄨㄉㄨ

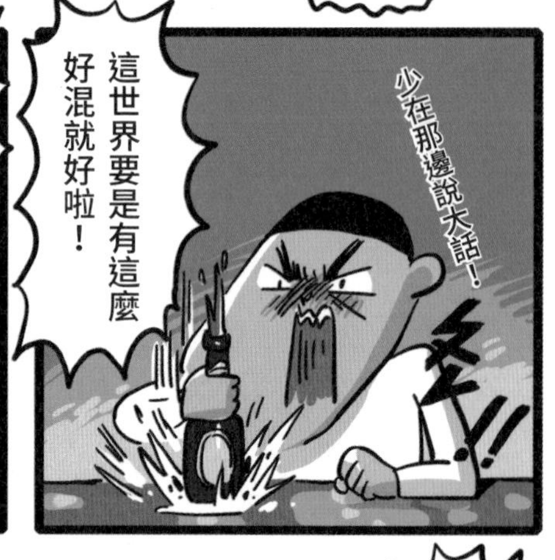

少在那邊說大話！
這世界要是有這麼好混就好啦！

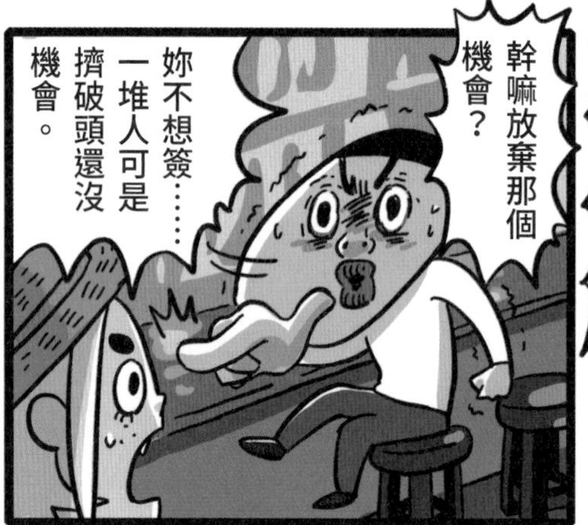

幹嘛放棄那個機會？
妳不想簽……一堆人可是擠破頭還沒機會。

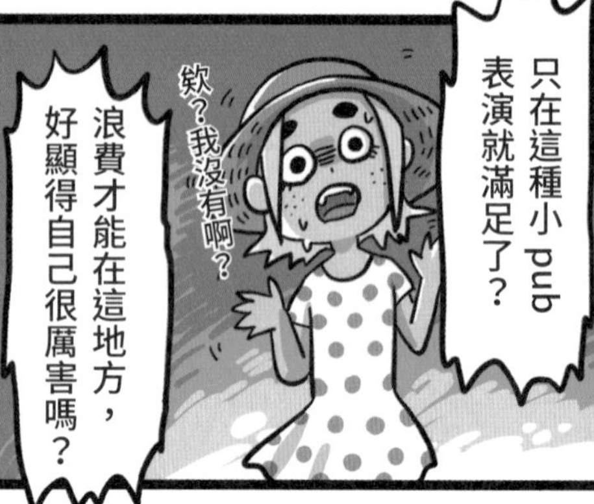

只在這種小 pub 表演就滿足了？
欸？我沒有啊？
浪費才能在這地方，好顯得自己很厲害嗎？

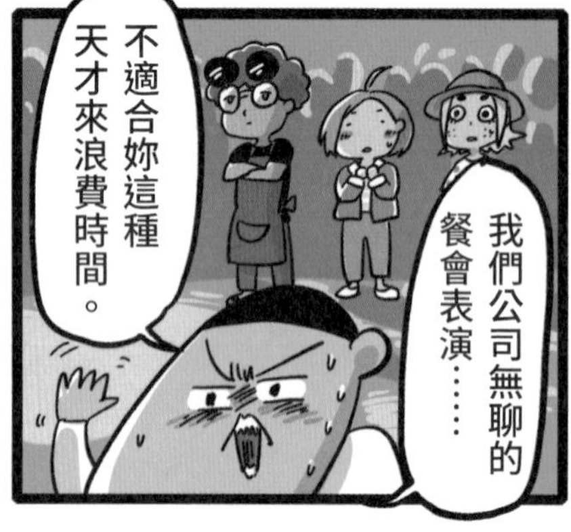

我們公司無聊的餐會表演……
不適合妳這種天才來浪費時間。

演技真爛。

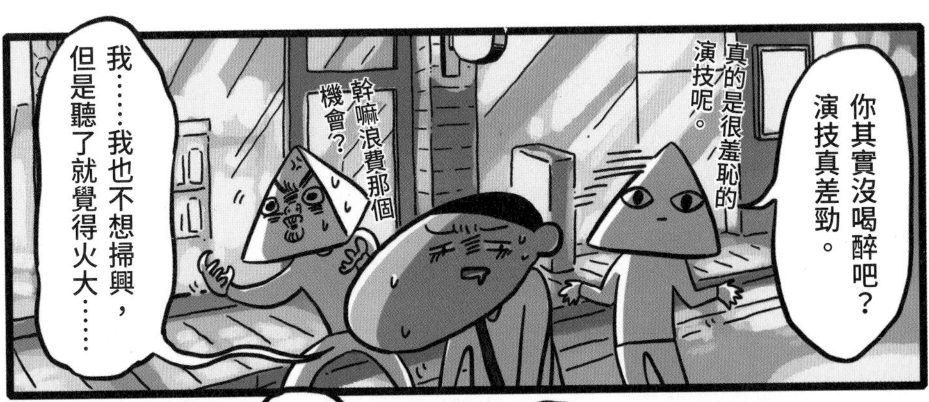
你其實沒喝醉吧？演技真差勁。
真的是很羞恥的演技呢。
幹嘛浪費那個機會？
我……我也不想掃興，但是聽了就覺得火大……

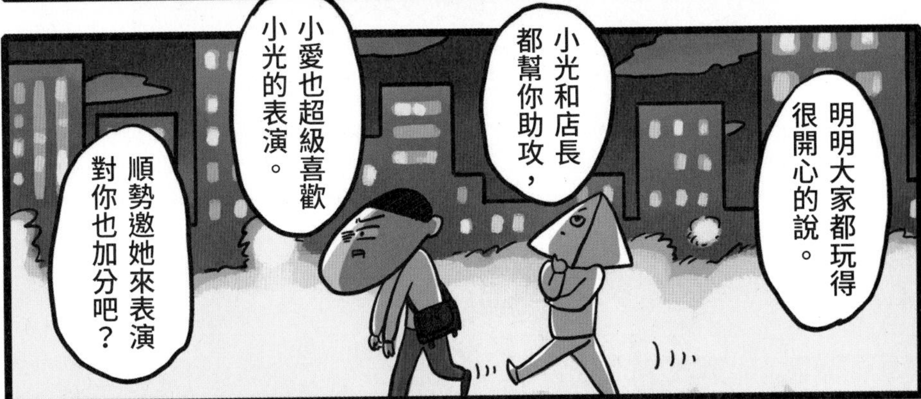
明明大家都玩得很開心的說。
小光和店長都幫你助攻，
小愛也超級喜歡小光的表演。
順勢邀她來表演對你也加分吧？

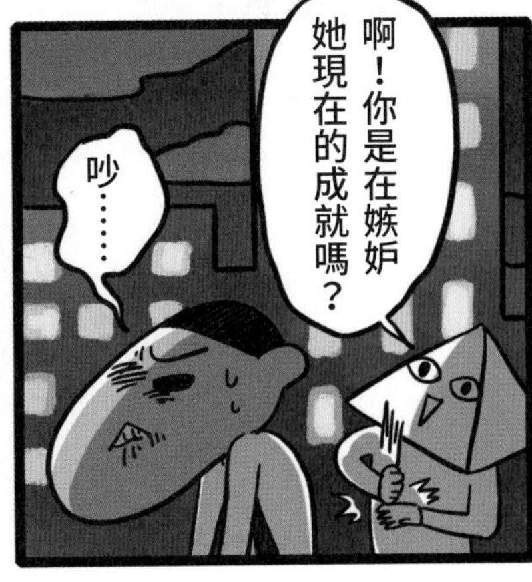
啊！你是在嫉妒她現在的成就嗎？
吵……

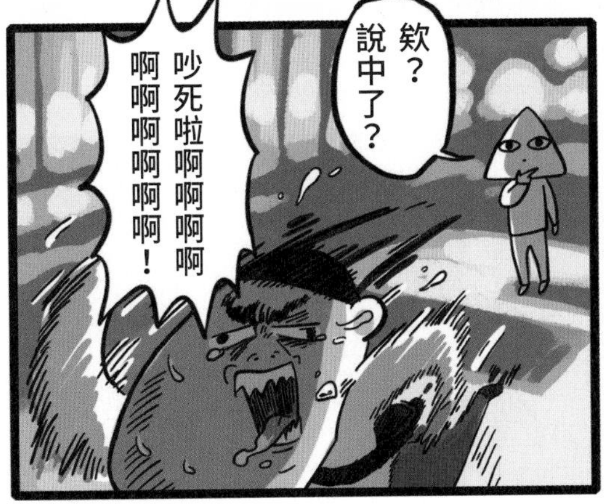
欸？說中了？
吵死啦啊啊啊啊啊啊啊啊啊啊！

逃避可恥。

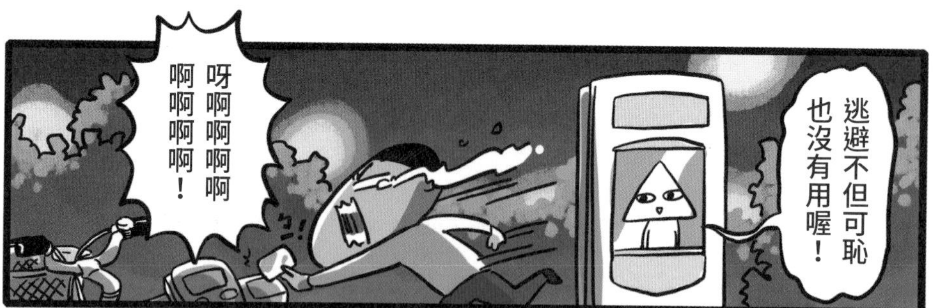
逃避不但可恥
也沒有用喔！
呀啊啊啊啊
啊啊啊啊！

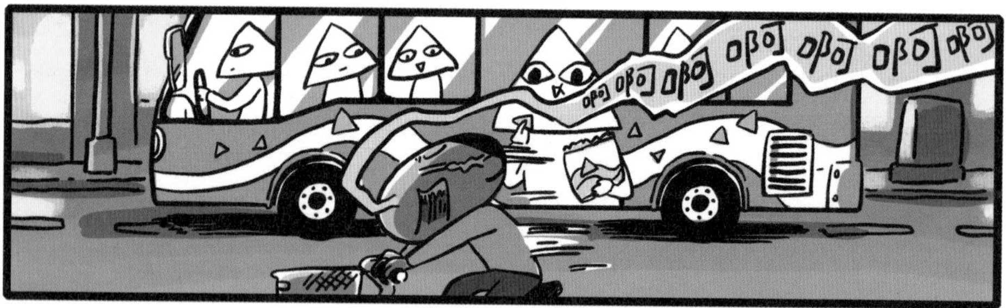
啊啊啊啊啊啊啊

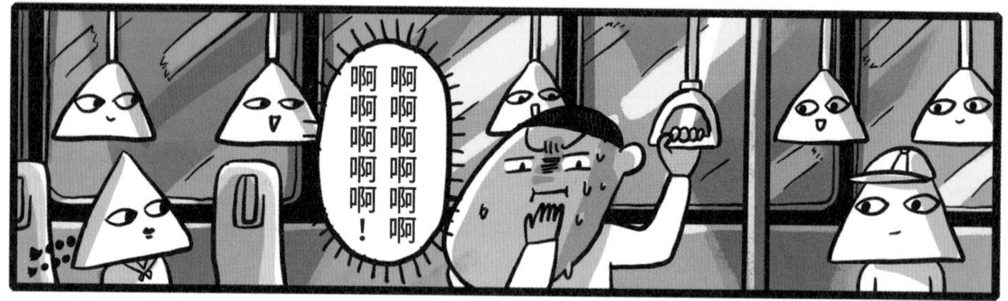
啊啊啊啊啊啊
啊啊啊啊啊！

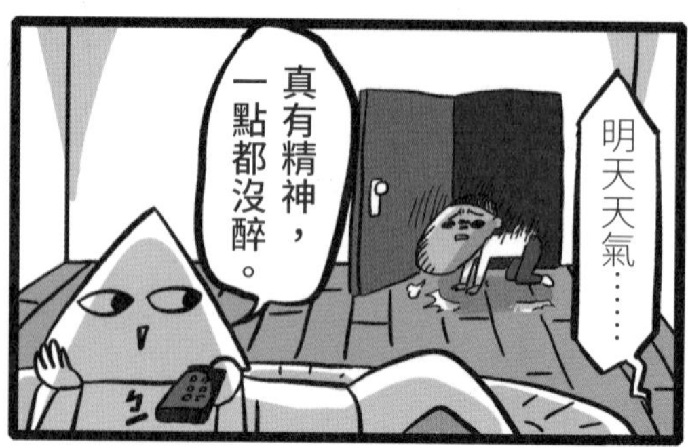
明天天氣……
真有精神，
一點都沒醉。

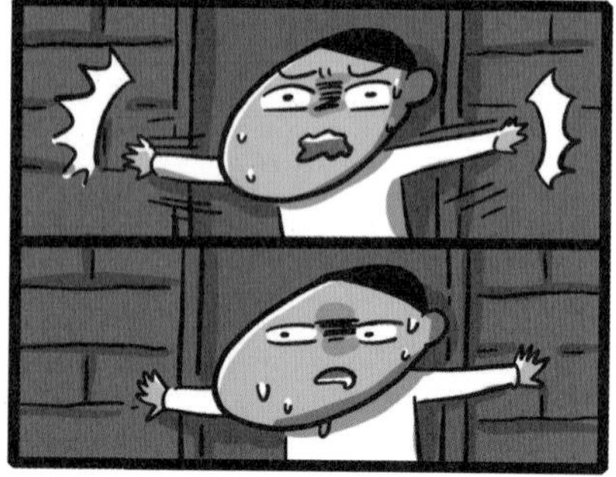

第6回

靠自己

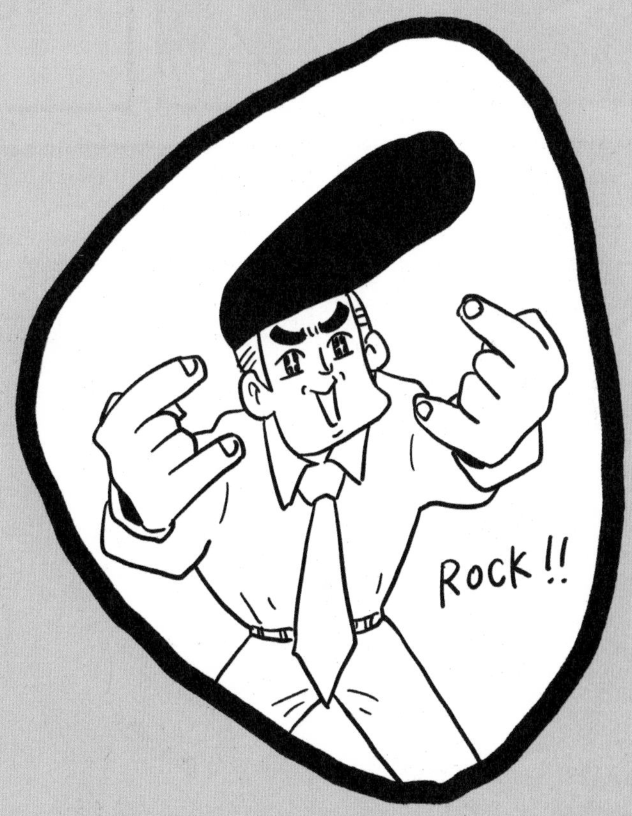

喔啦喔啦。

我不會再被你擊倒了！
我要轉移注意力來消滅你！

喔？就憑你？就憑你這種半吊子也想趕走本大爺？

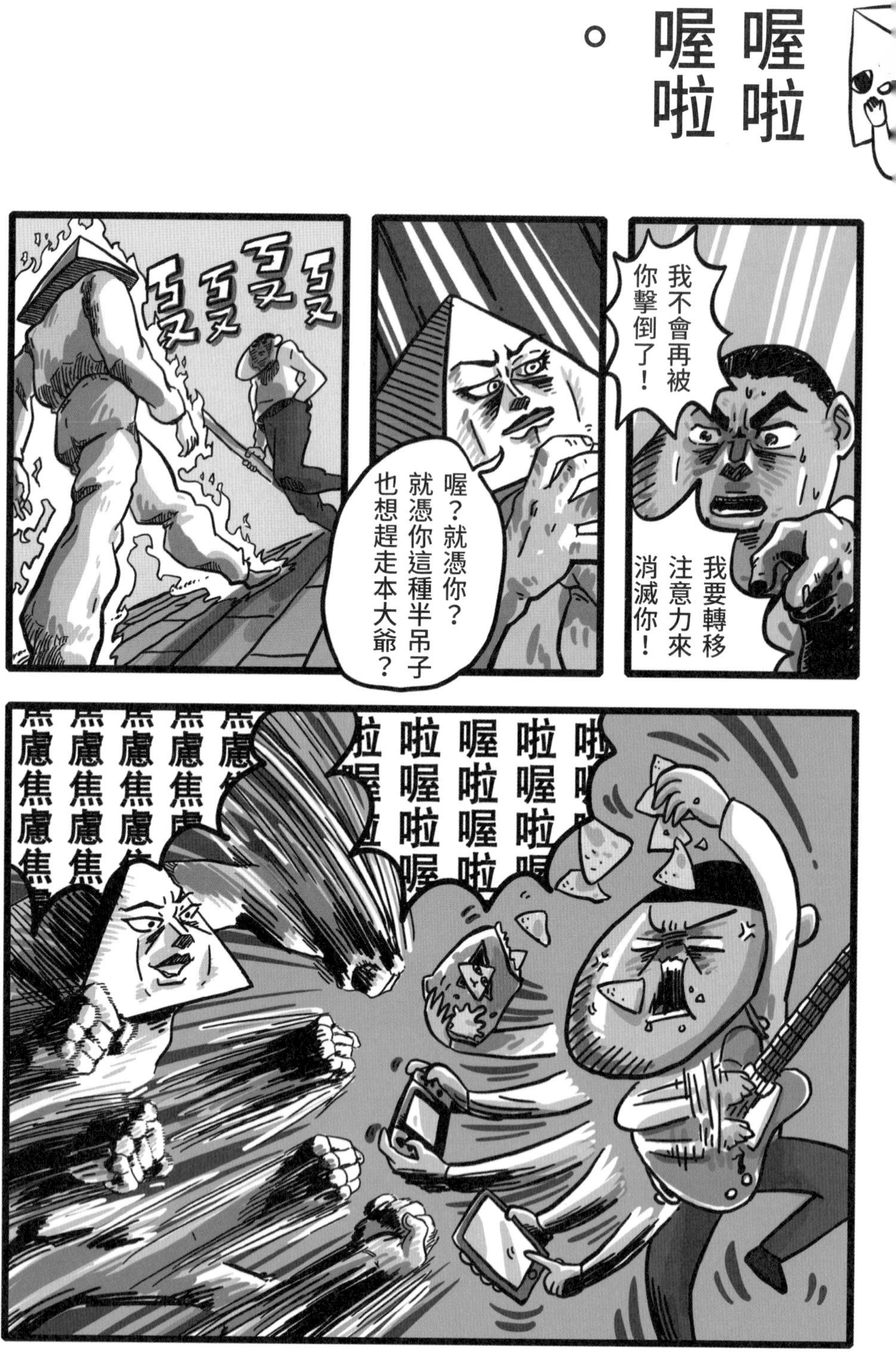

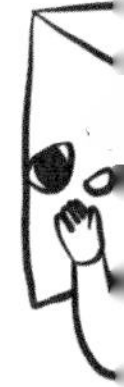

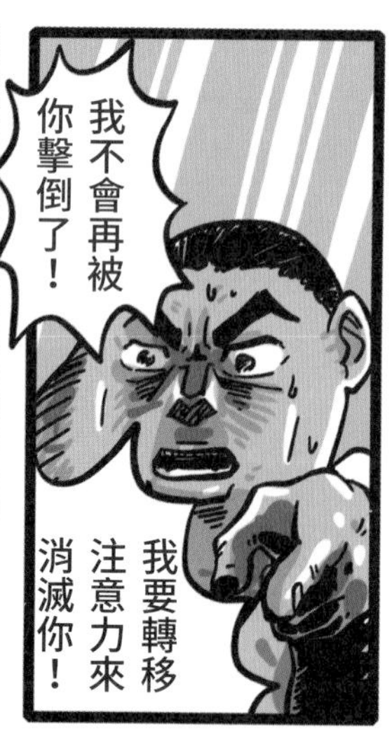

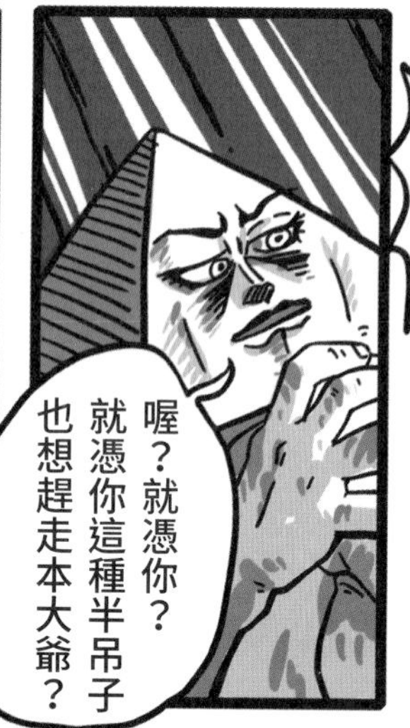

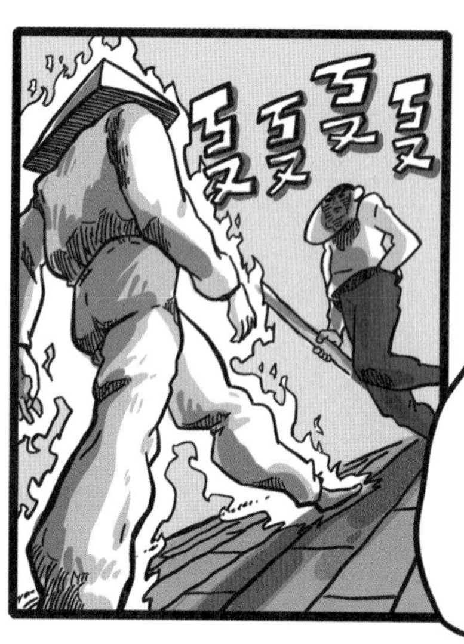

焦慮焦慮焦

啦喔啦喔

喔啦喔啦

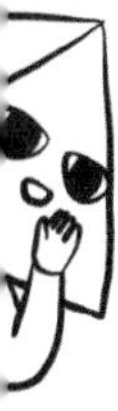

被害妄想。

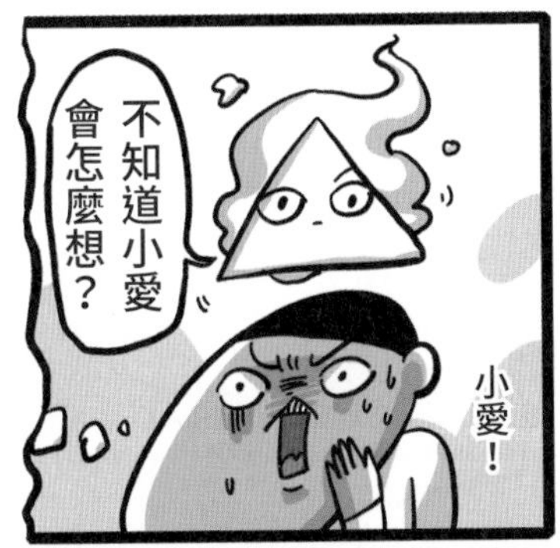
不知道小愛會怎麼想？
小愛！

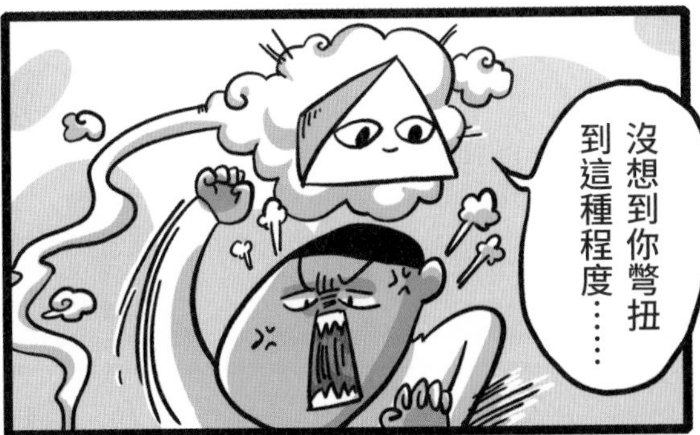
沒想到你彆扭到這種程度……

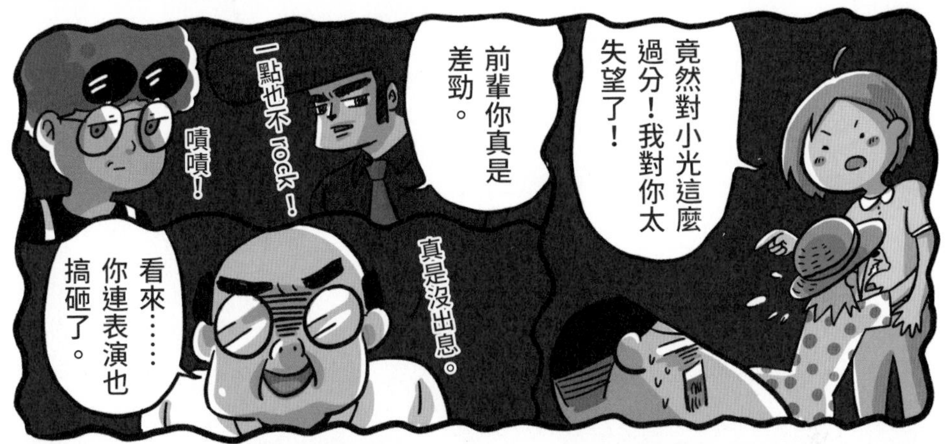
竟然對小光這麼過分！我對你太失望了！
前輩你真是差勁。
一點也不rock！
嘖嘖！
真是沒出息。
看來……你連表演也搞砸了。

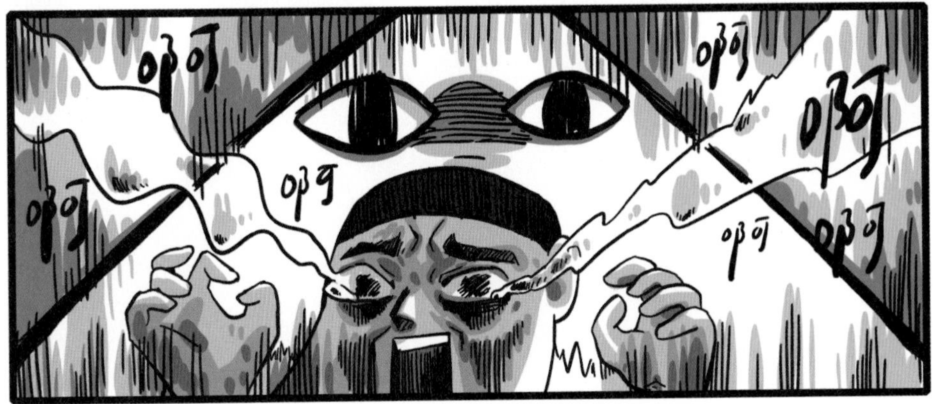
啊
啊
啊
啊
啊
啊
啊

折磨。

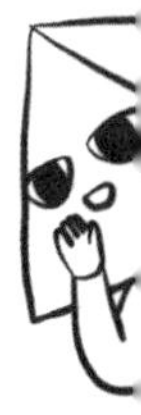

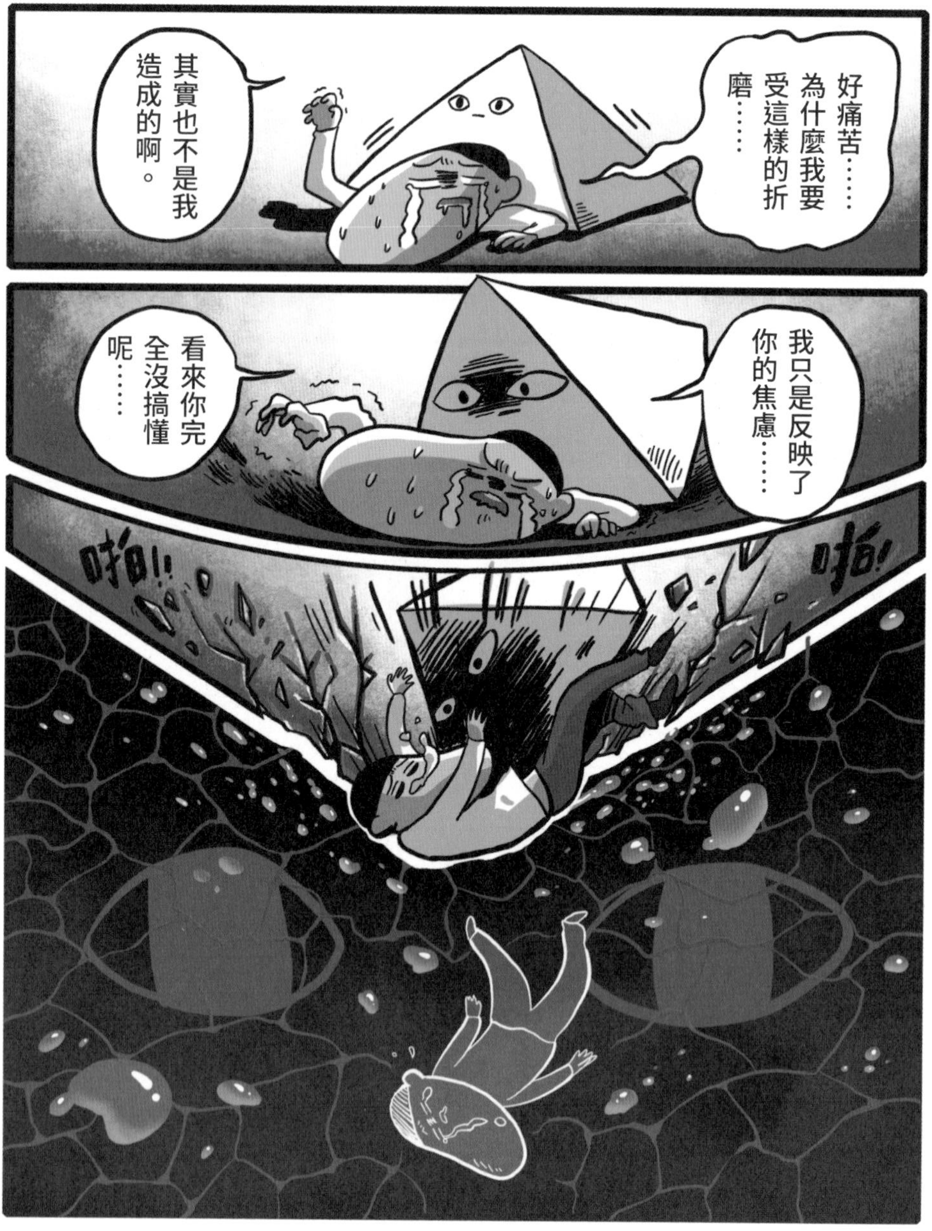

好痛苦……為什麼我要受這樣的折磨……

其實也不是我造成的啊。

我只是反映了你的焦慮……

看來你完全沒搞懂呢……

啪!!

啪!

月亮和太陽。

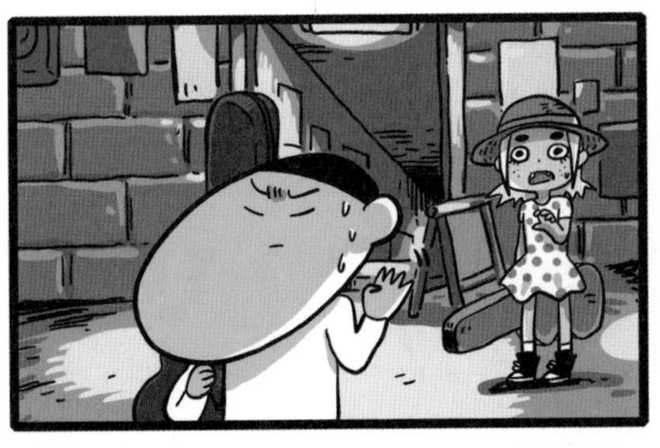

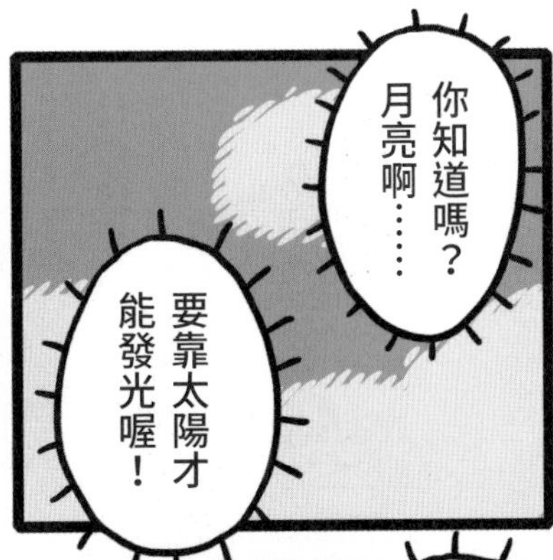
你知道嗎？月亮啊……
要靠太陽才能發光喔！

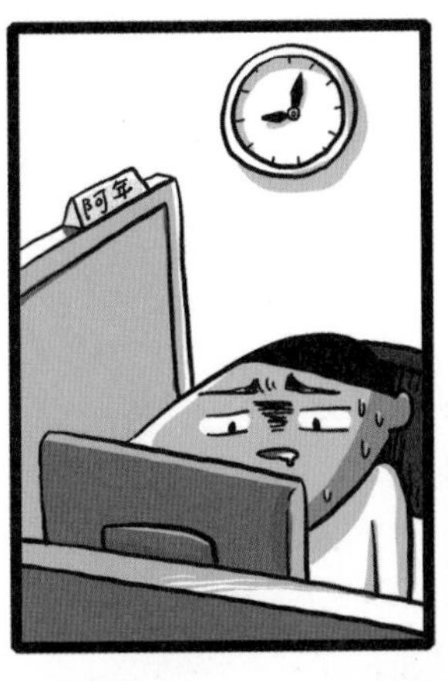
阿年

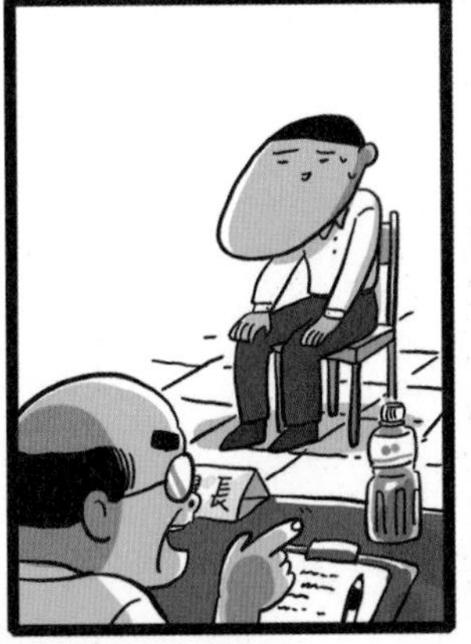

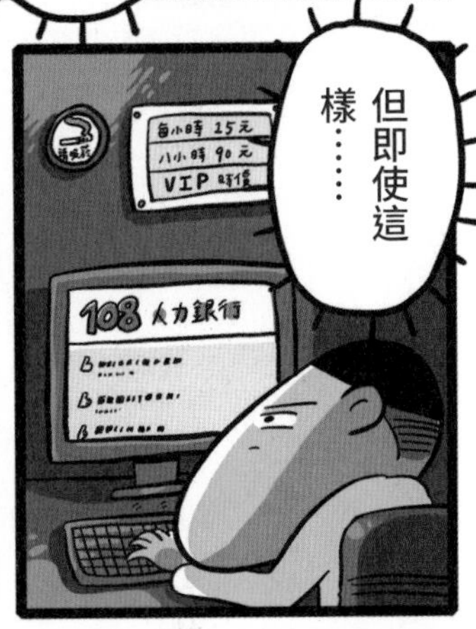
但即使這樣……
每小時 15元
八小時 90元
VIP 時價
108 人力銀行

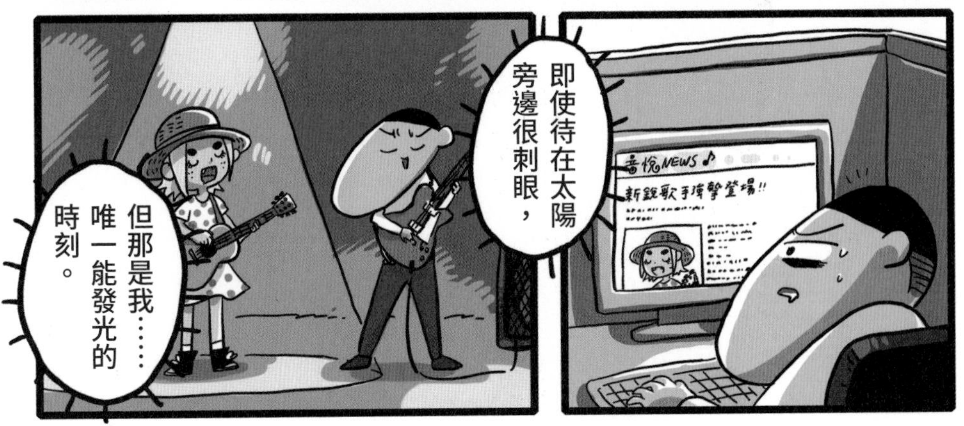
即使待在太陽旁邊很刺眼，
但那是我……唯一能發光的時刻。
音悅NEWS
新銳歌手衝擊登場!!

沒堅持。

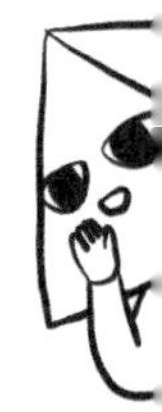

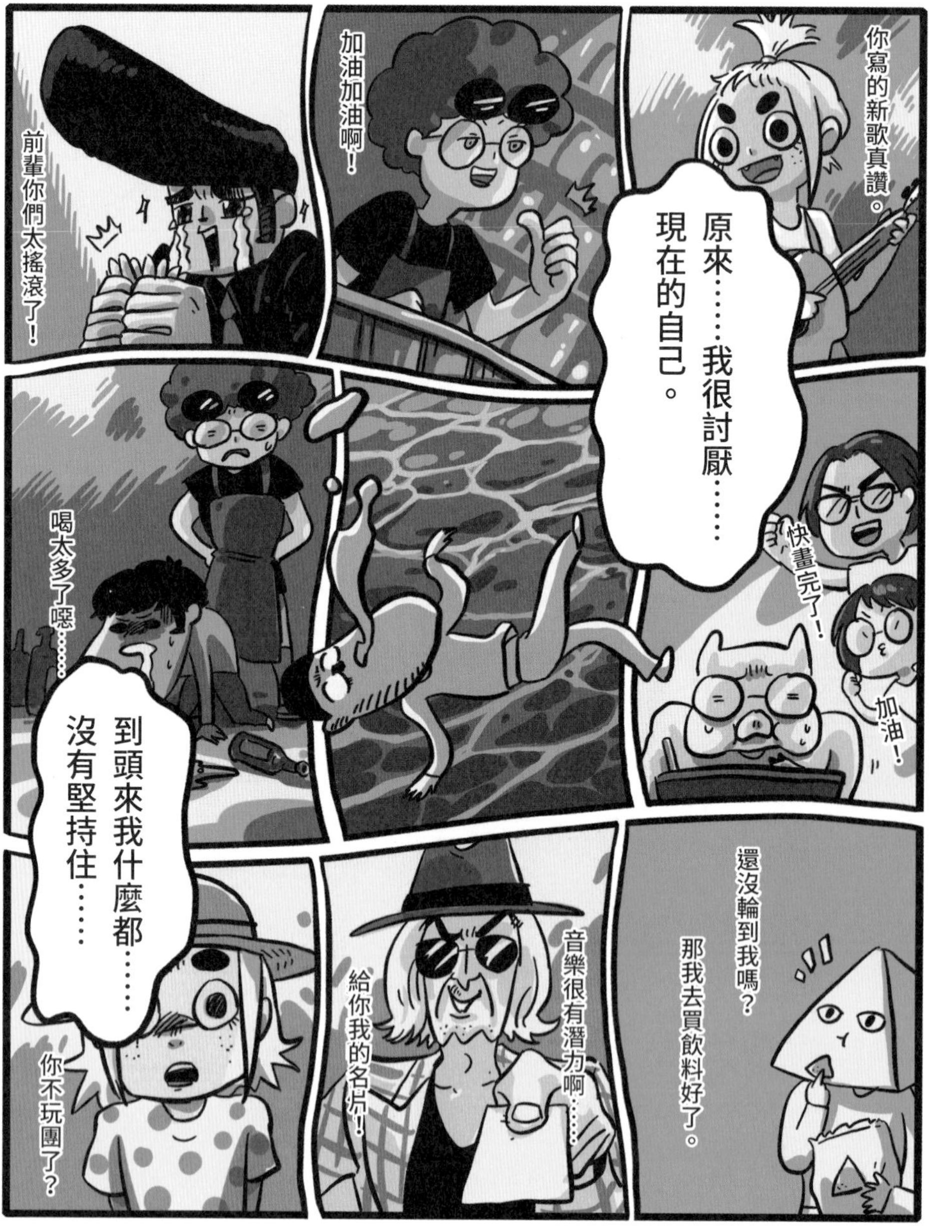

你寫的新歌真讚。

原來……我很討厭現在的自己。

加油加油啊！

前輩你們太搖滾了！

快畫完了！

加油！

喝太多了嗯……

到頭來我什麼都……沒有堅持住……

還沒輪到我嗎？

那我去買飲料好了。

音樂很有潛力啊……

給你我的名片！

你不玩團了？

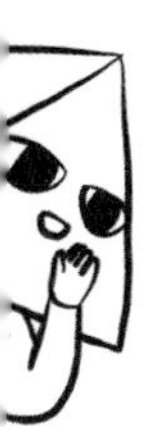

幾點了。

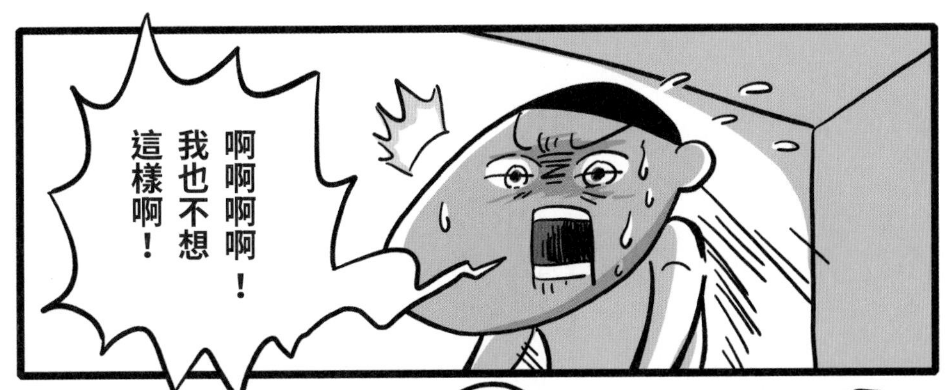
啊啊啊啊！
我也不想
這樣啊！

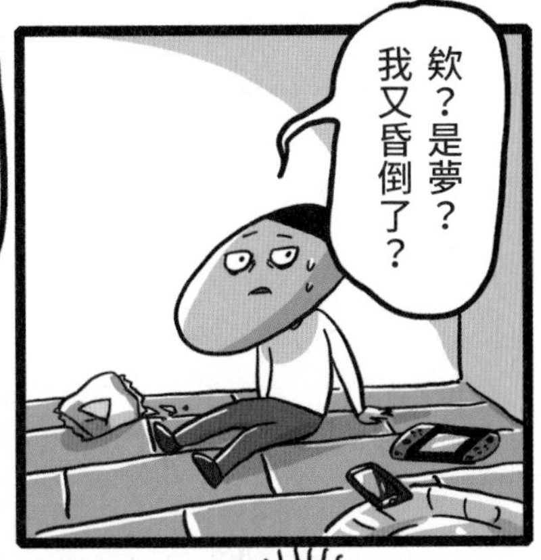
欸？是夢？
我又昏倒了？

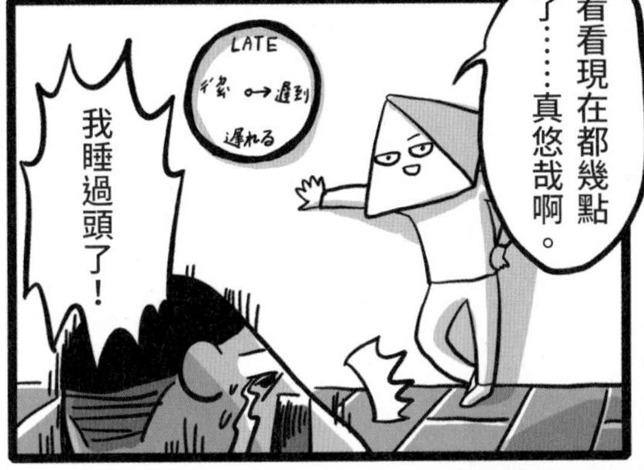
看看現在都幾點
了……真悠哉啊。
LATE
我睡過頭了！

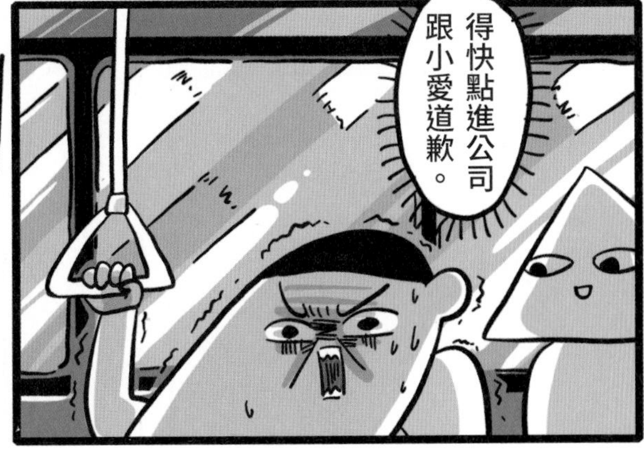
得快點進公司
跟小愛道歉。

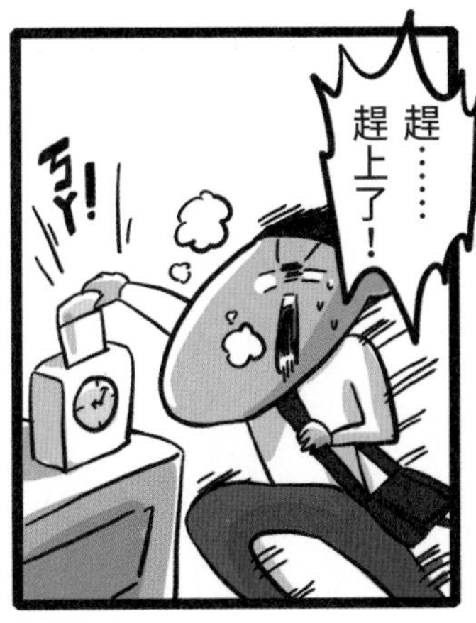
趕……
趕上了！

昨天？

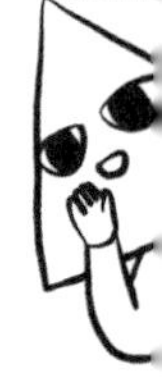

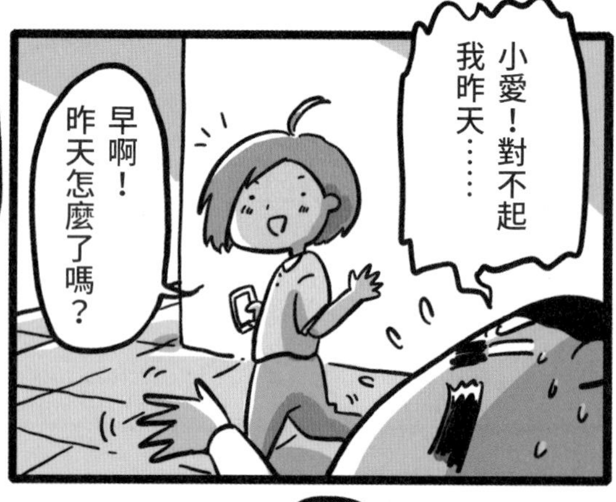
小愛！對不起
我昨天……
早啊！
昨天怎麼了嗎？

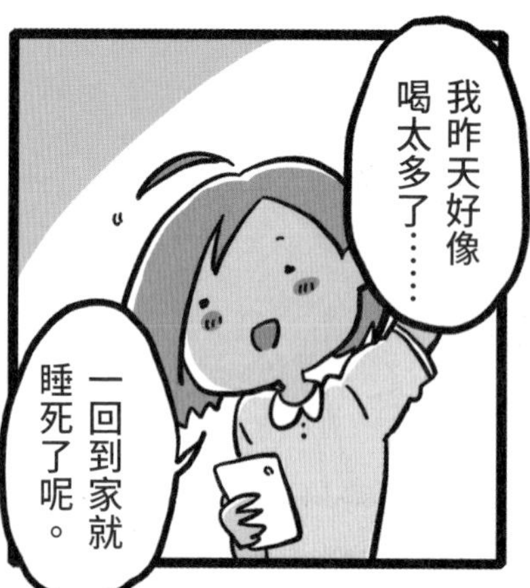
我昨天好像
喝太多了……
一回到家就
睡死了呢。

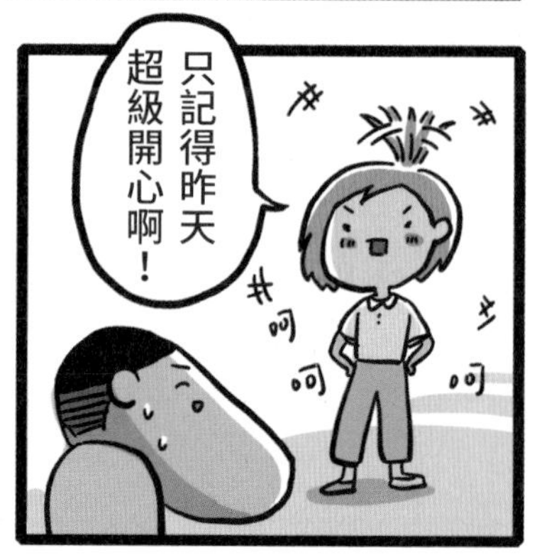
只記得昨天
超級開心啊！
呵呵
呵

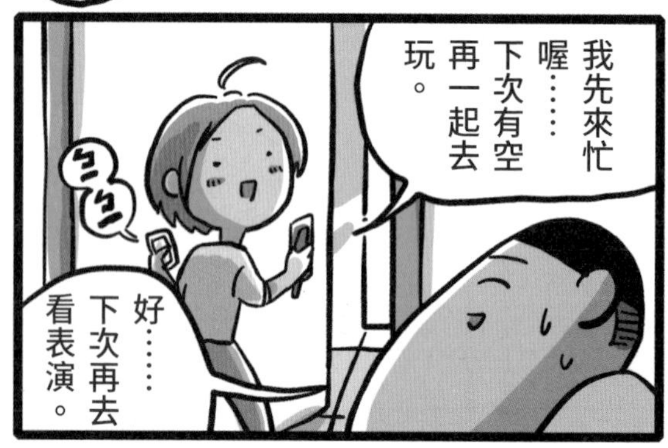
我先來忙
喔……
下次有空
再一起去
玩。
好……
下次再去
看表演。

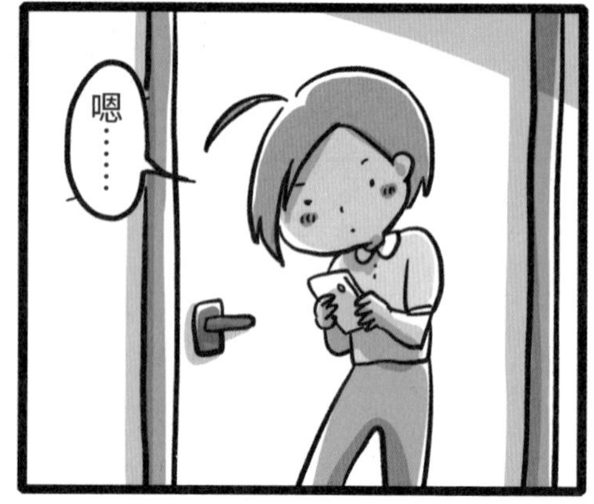
嗯……

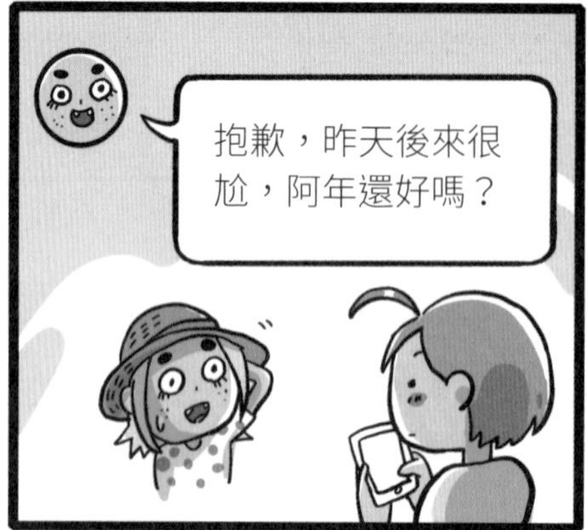
抱歉，昨天後來很
尬，阿年還好嗎？

強尼秀。

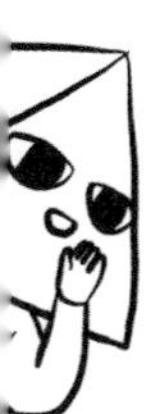

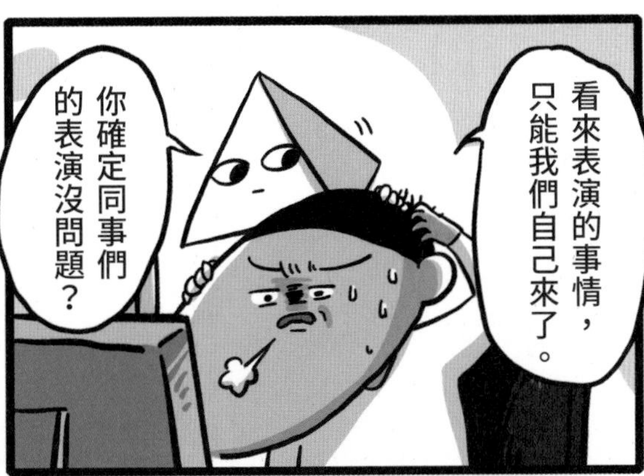

看來表演的事情，只能我們自己來了。
你確定同事們的表演沒問題？

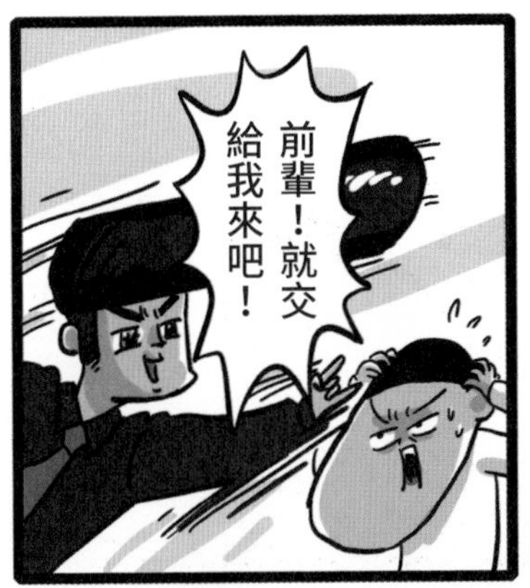

前輩！就交給我來吧！

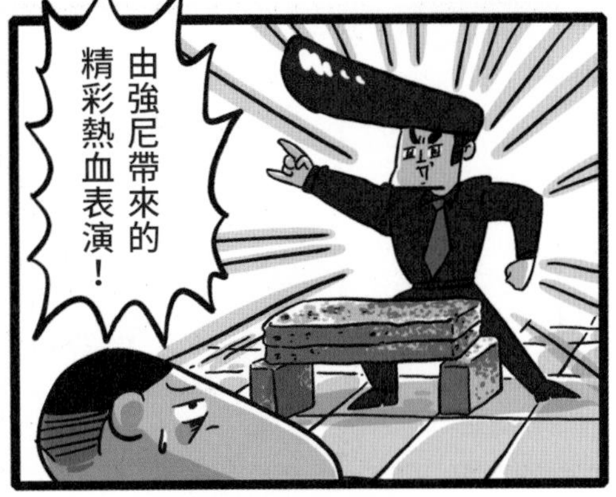

由強尼帶來的精彩熱血表演！

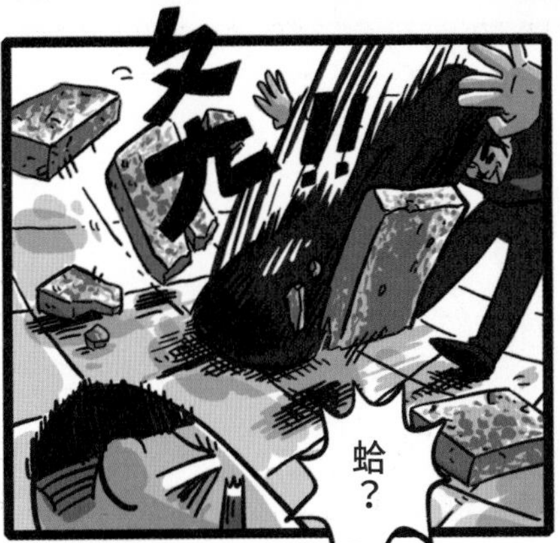

ㄆㄤ！！
蛤？

頭髮碎大石！完美演出！
真……真的是非常驚人呢。
太扯了……
還是快點確認其他人的表演內容吧！

太天真。

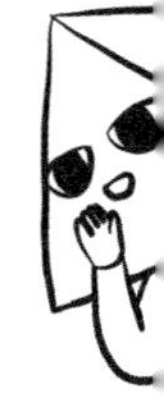

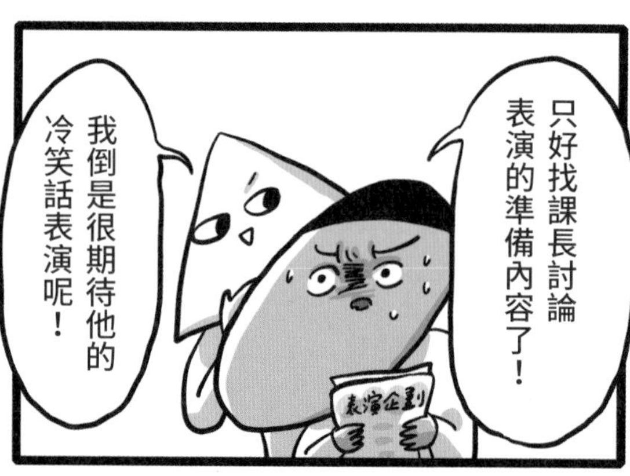
只好找課長討論表演的準備內容了！
我倒是很期待他的冷笑話表演呢！
表演企劃

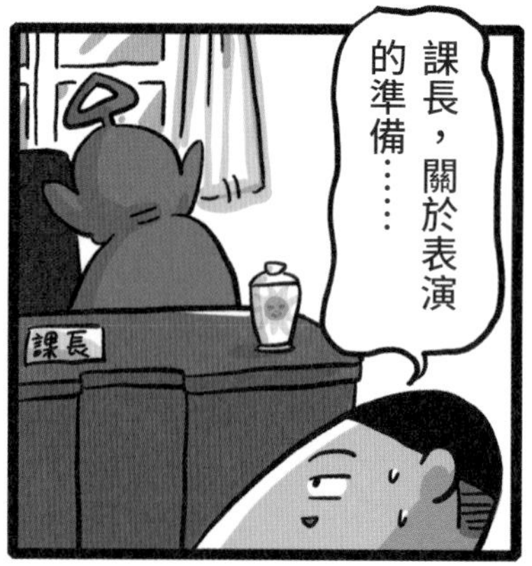
課長，關於表演的準備……
課長

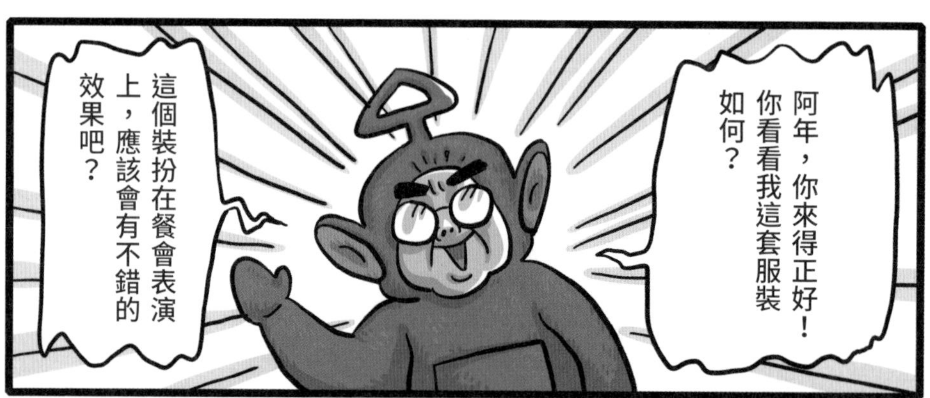
阿年，你來得正好！你看看我這套服裝如何？
這個裝扮在餐會表演上，應該會有不錯的效果吧？

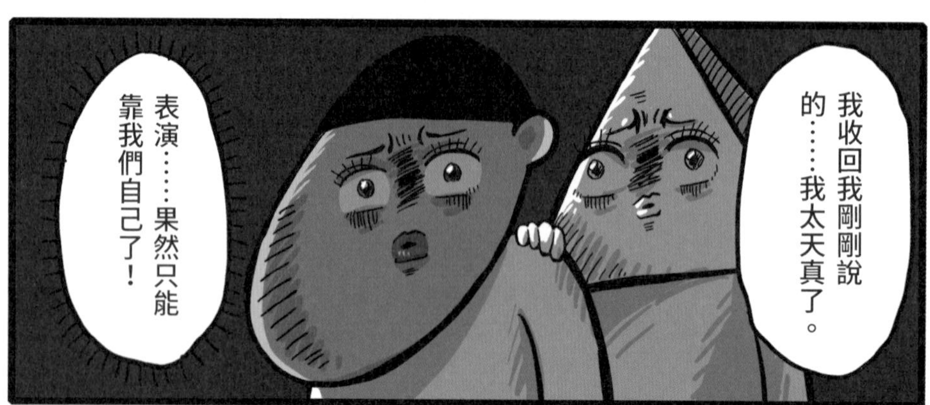
我收回我剛剛說的……我太天真了。
表演……果然只能靠我們自己了！

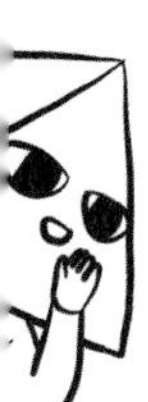

誘導。

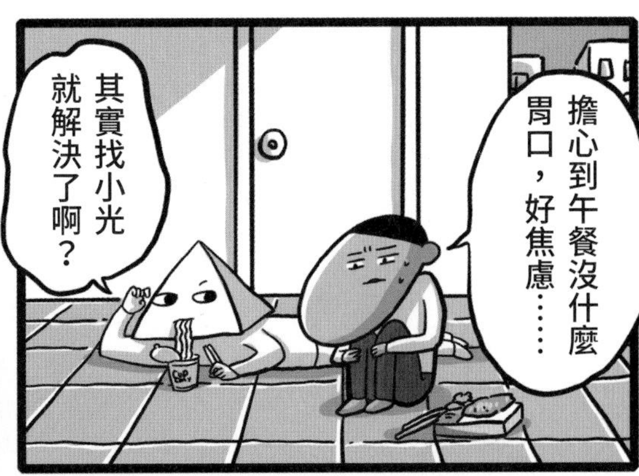
擔心到午餐沒什麼胃口，好焦慮……
其實找小光就解決了啊？

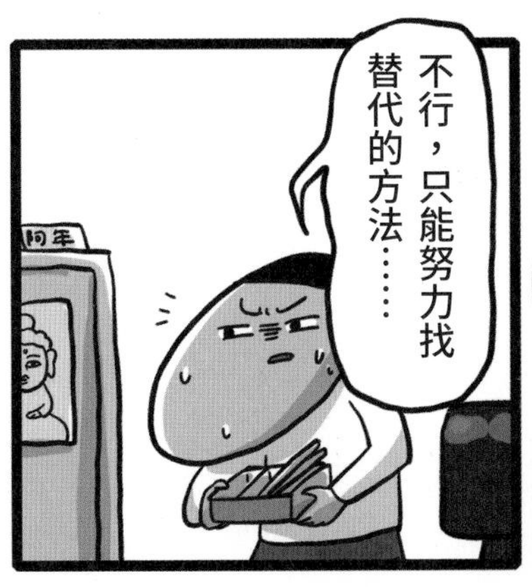
阿年
不行，只能努力找替代的方法……

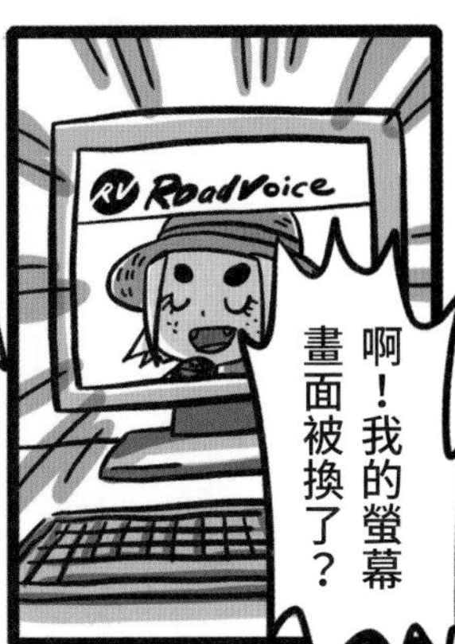
Road Voice
啊！我的螢幕畫面被換了？

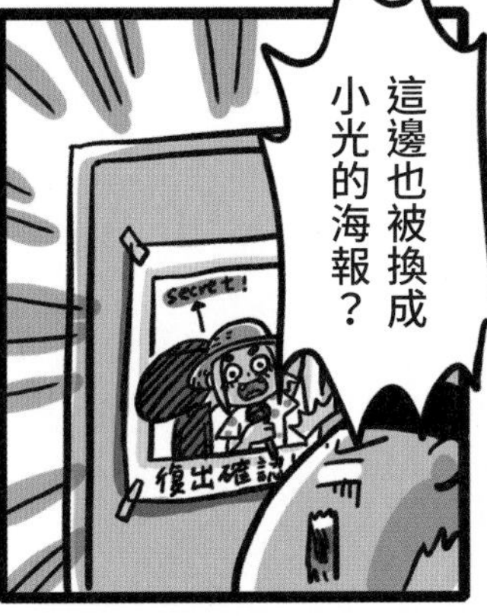
這邊也被換成小光的海報？
secret!
復出確認

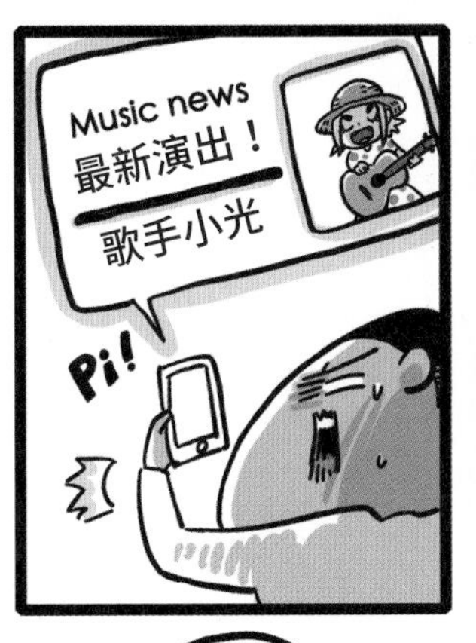
Music news
最新演出！
歌手小光
Pi!

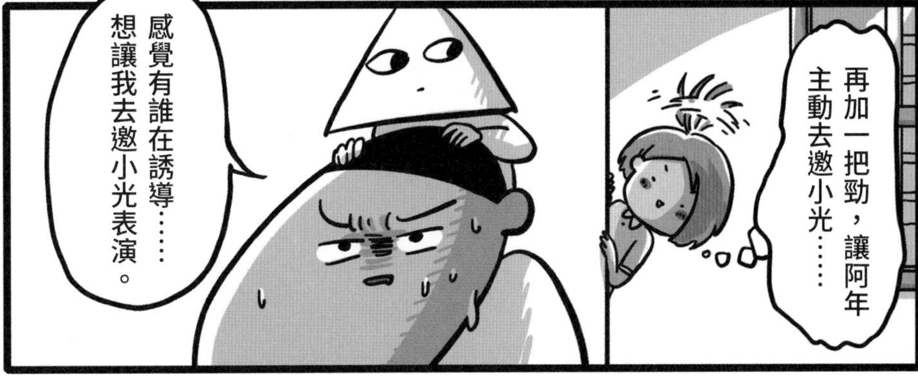
再加一把勁，讓阿年主動去邀小光……
感覺有誰在誘導……想讓我去邀小光表演。

緣分。

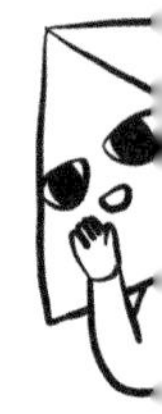

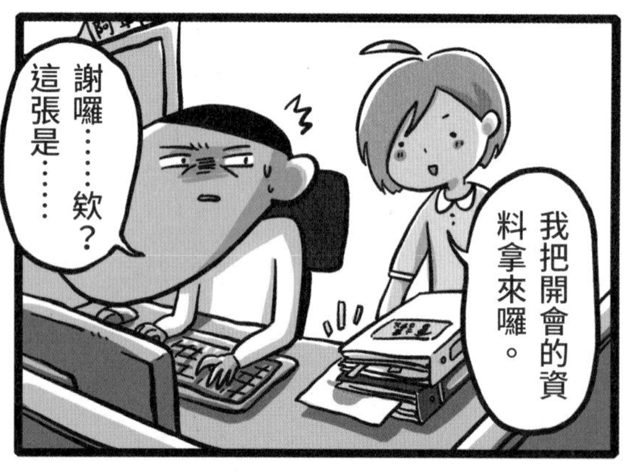
我把開會的資料拿來囉。
謝囉……欸？這張是……

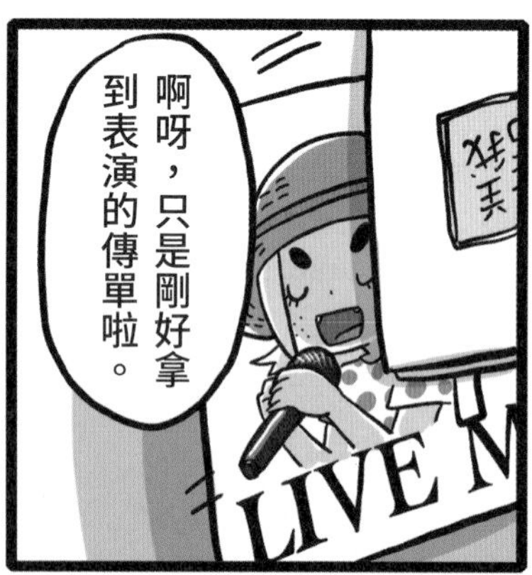
啊呀，只是剛好拿到表演的傳單啦。

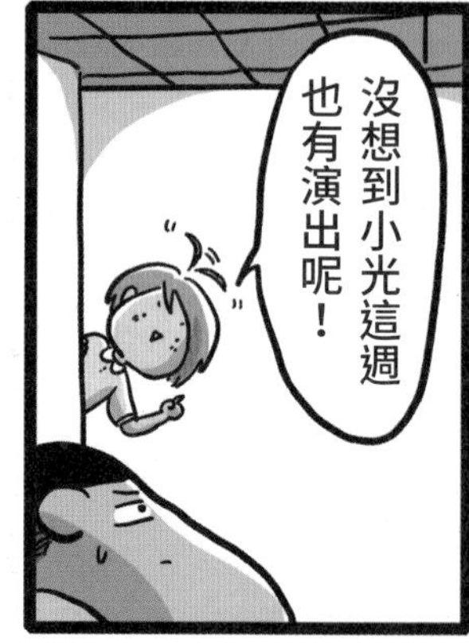
沒想到小光這週也有演出呢！

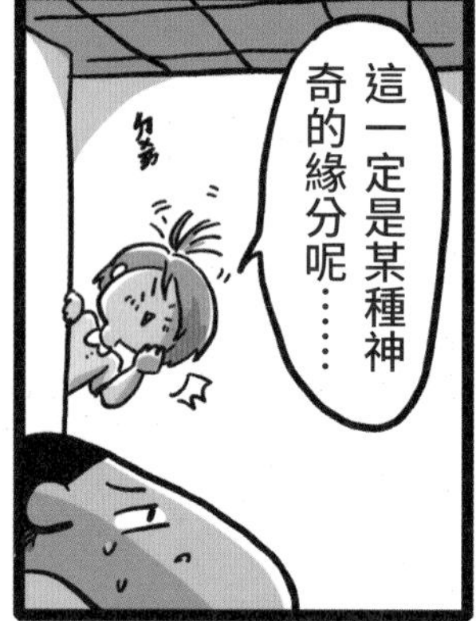
這一定是某種神奇的緣分呢……

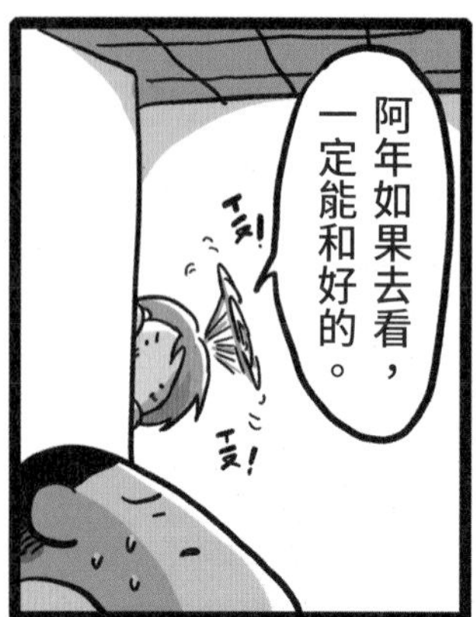
阿年如果去看，一定能和好的。

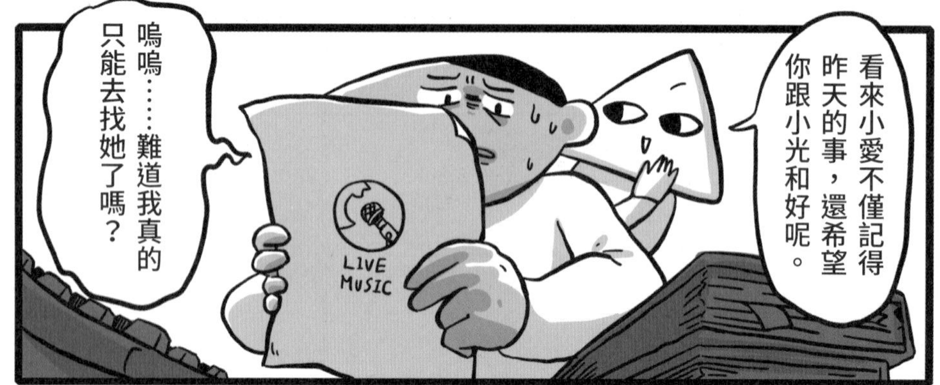
看來小愛不僅記得昨天的事，還希望你跟小光和好呢。
嗚嗚……難道我真的只能去找她了嗎？
LIVE MUSIC

第7回

聽完再說吧

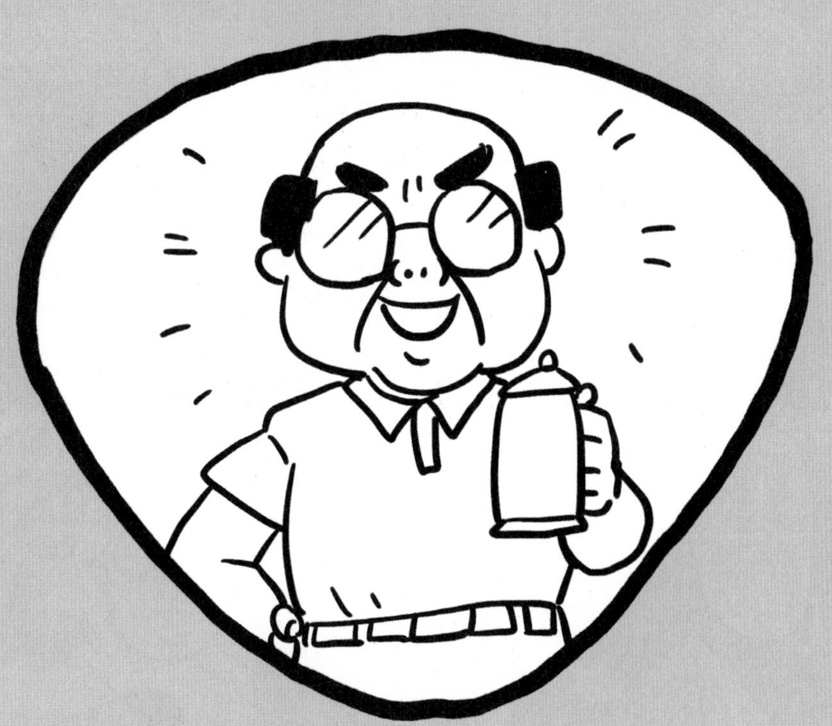

焦慮投影。

或許表演我們自己來也沒問題……對吧？
你也知道表演的準備不樂觀吧？

來看看你的真實想法……

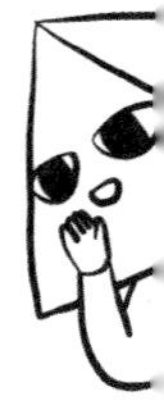

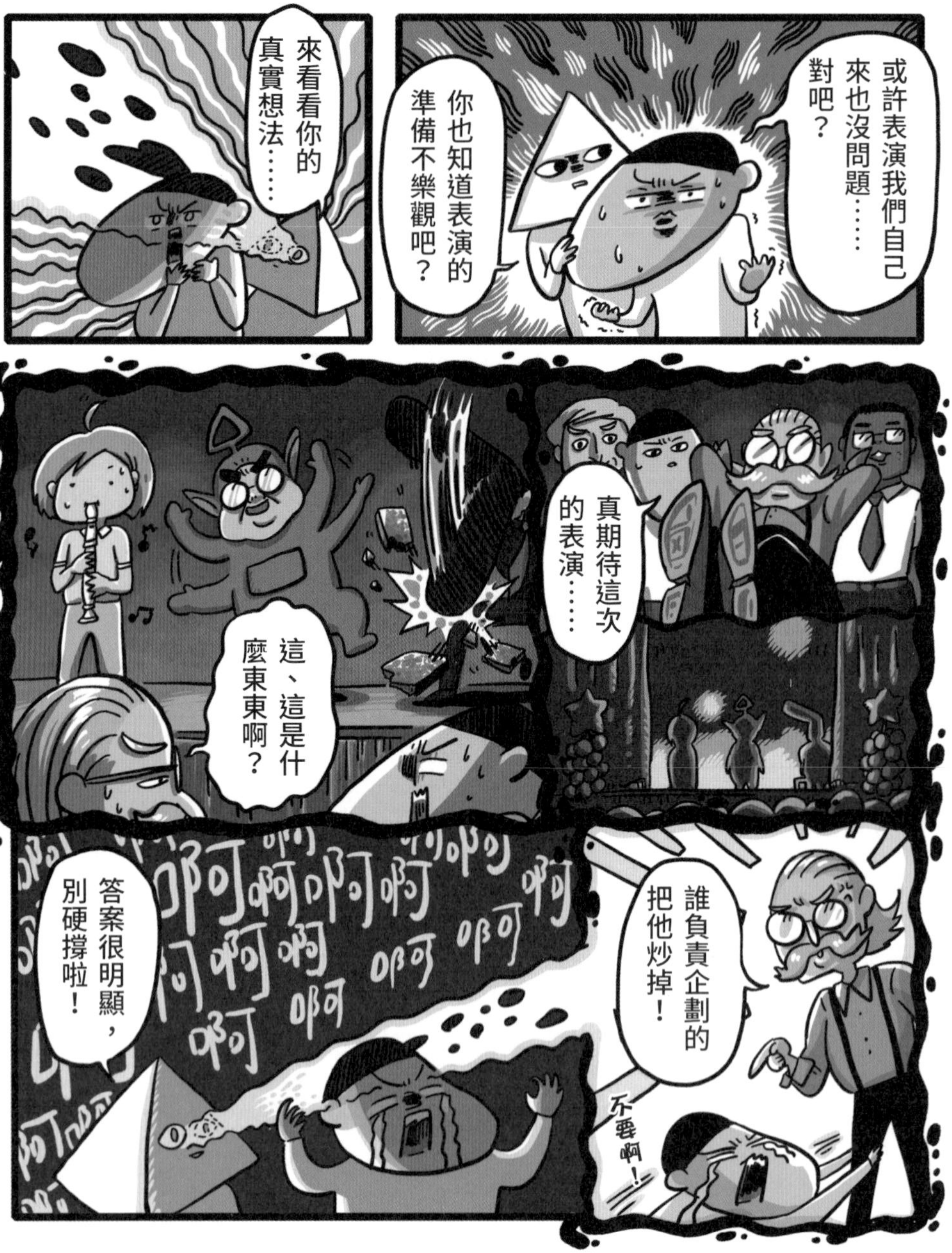

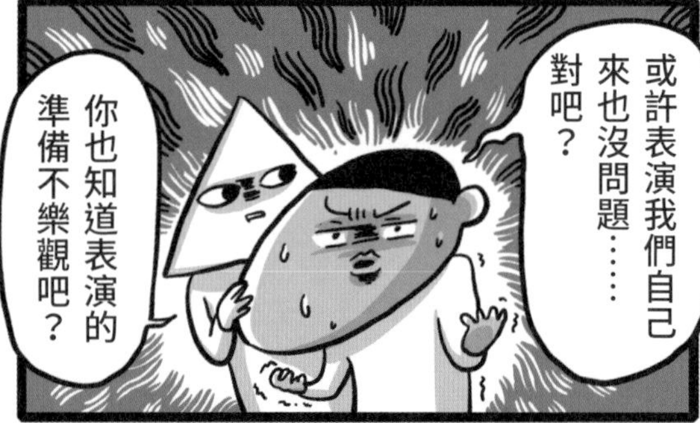

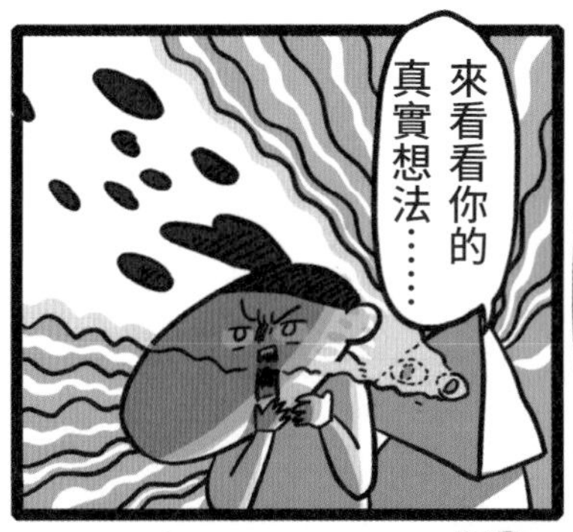

真期待這次的表演……

這、這是什麼東東啊？

誰負責企劃的把他炒掉！

不要啊！

答案很明顯，別硬撐啦！

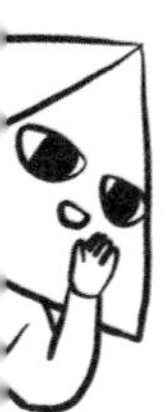

熱血

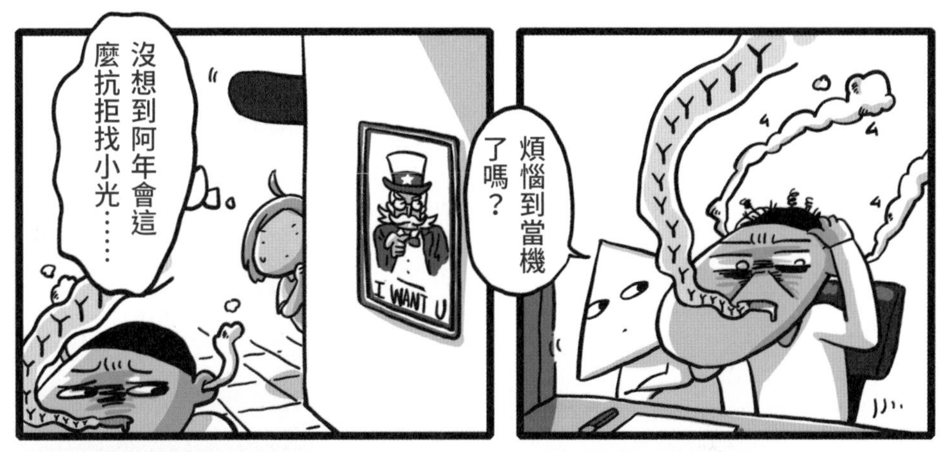
煩惱到當機了嗎？
沒想到阿年會這麼抗拒找小光……
I WANT U

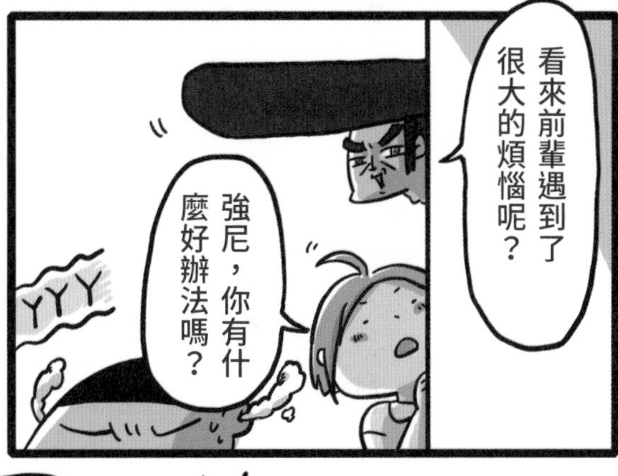
看來前輩遇到了很大的煩惱呢？
強尼，你有什麼好辦法嗎？

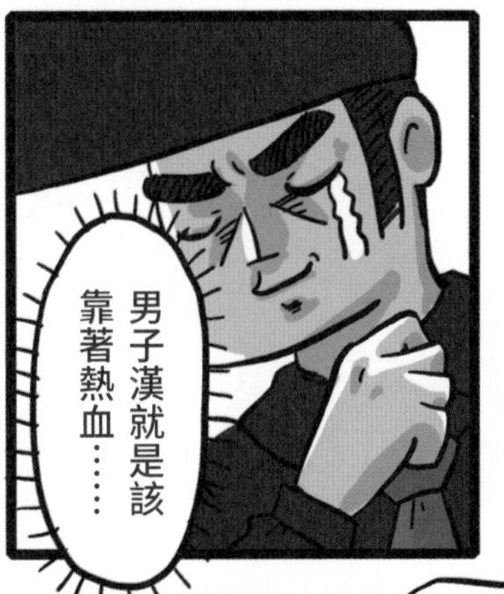
男子漢就是該靠著熱血……

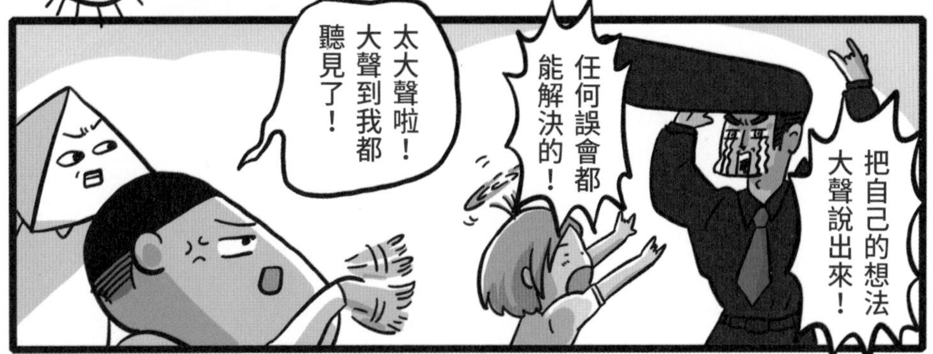
把自己的想法大聲說出來！
任何誤會都能解決的！
太大聲啦！大聲到我都聽見了！

你懂什麼。

詳細的情況我並不是很清楚……
但只要是男子漢就必須去講清楚！
太彆扭的話……就不夠搖滾了喔！

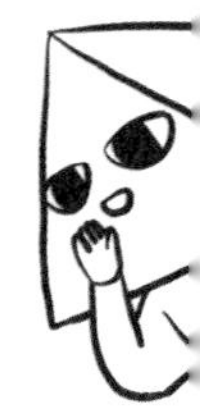

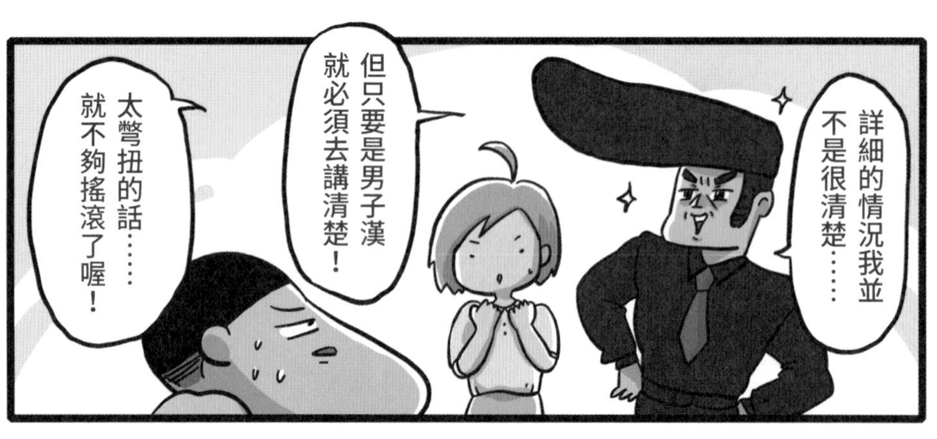

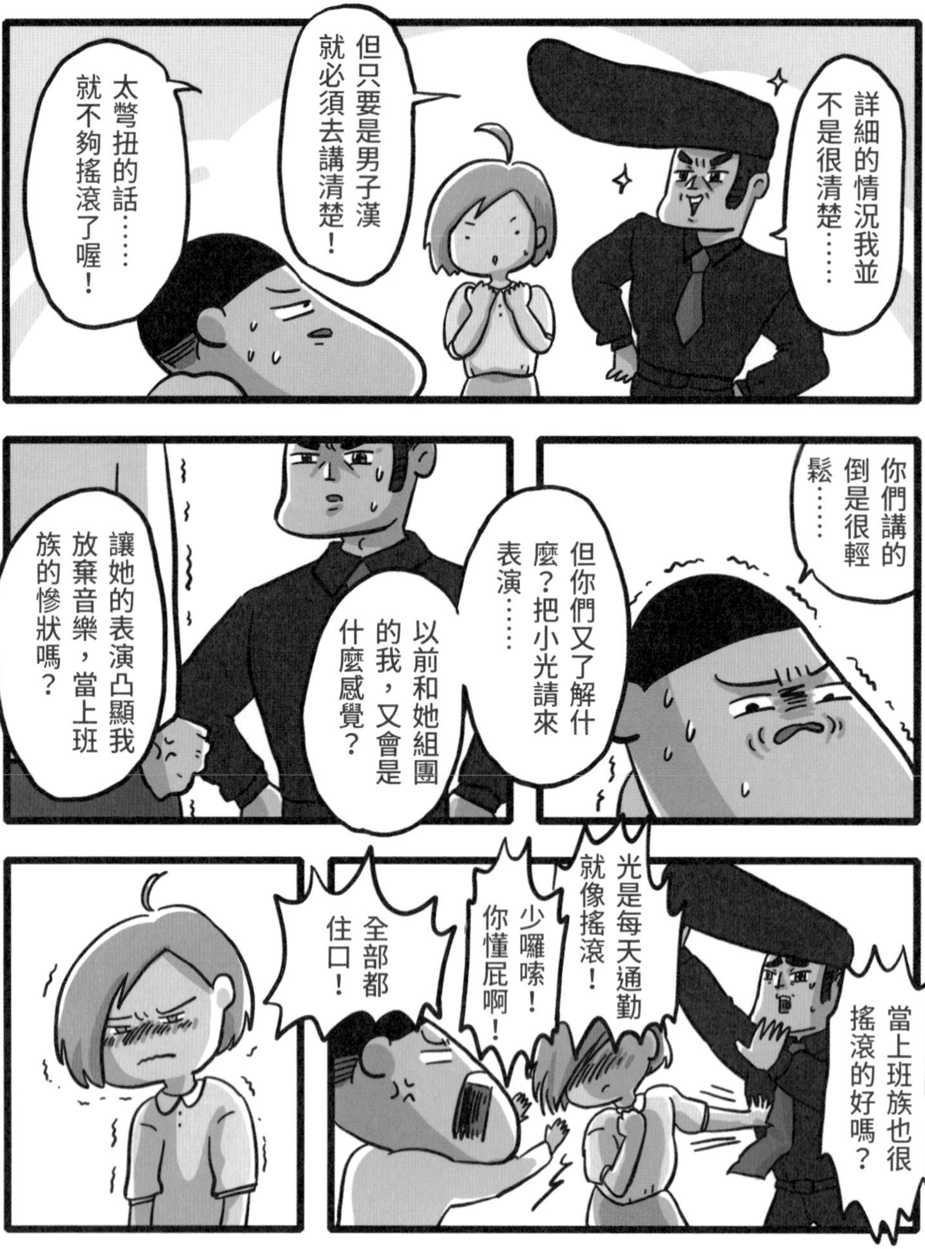

你們講的倒是很輕鬆……

但你們又了解什麼？把小光請來表演……

以前和她組團的我，又會是什麼感覺？

讓她的表演凸顯我放棄音樂，當上班族的慘狀嗎？

當上班族也很搖滾的好嗎？

光是每天通勤就像搖滾！

少囉嗦！你懂屁啊！

全部都住口！

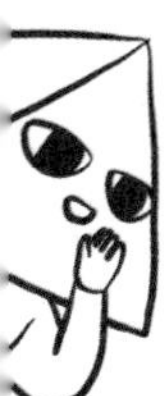

複雜。

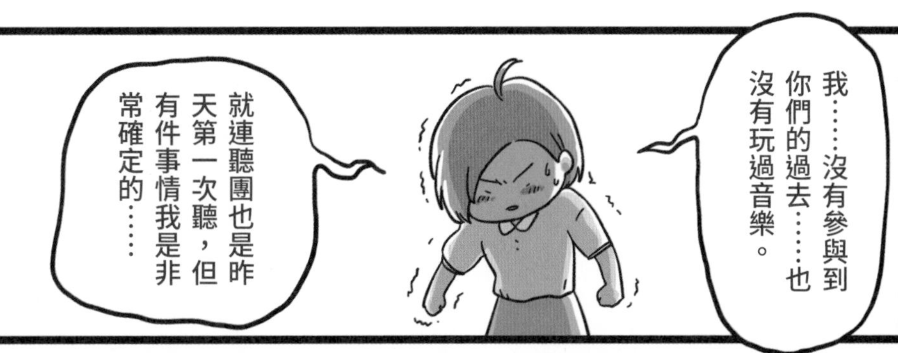
我……沒有參與到你們的過去……也沒有玩過音樂。
就連聽團也是昨天第一次聽，但有件事情我是非常確定的……

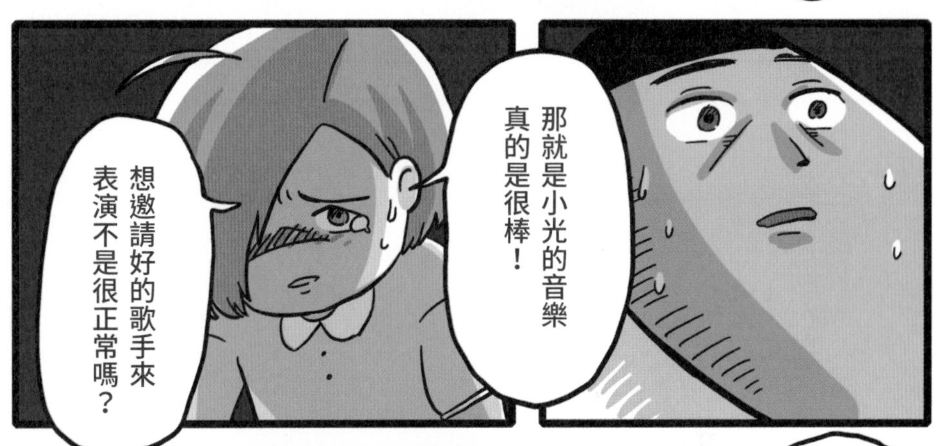
那就是小光的音樂真的是很棒！
想邀請好的歌手來表演不是很正常嗎？

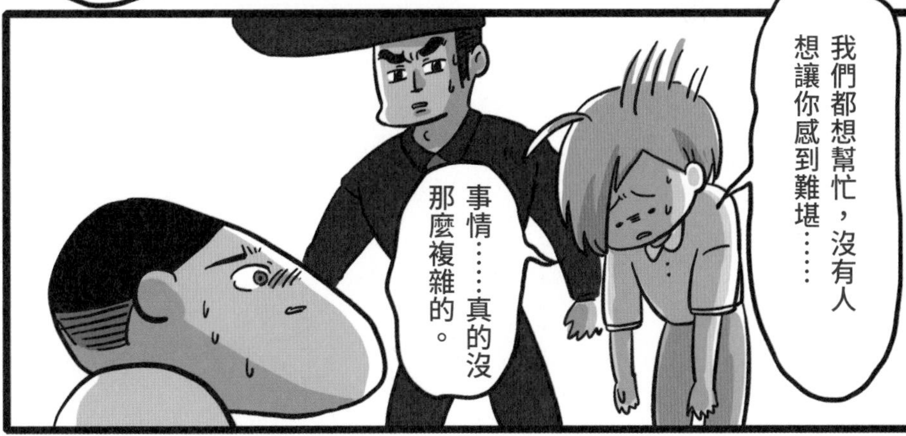
我們都想幫忙，沒有人想讓你感到難堪……
事情……真的沒那麼複雜的。

我的問題？

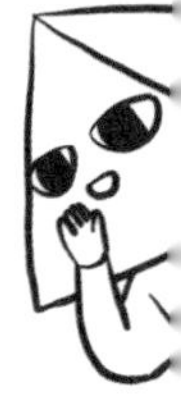

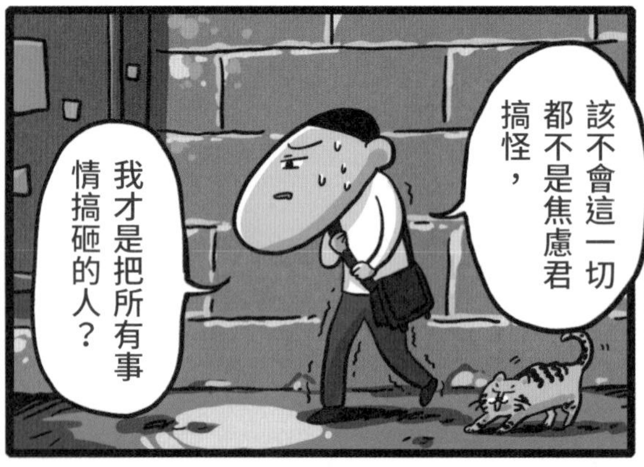
該不會這一切都不是焦慮君搞怪，
我才是把所有事情搞砸的人？

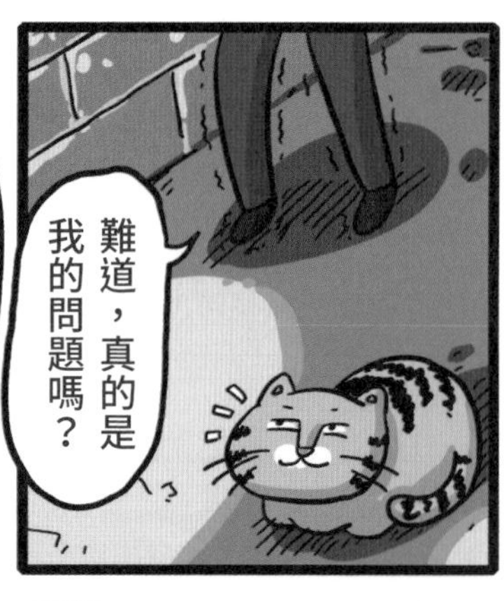
難道，真的是我的問題嗎？

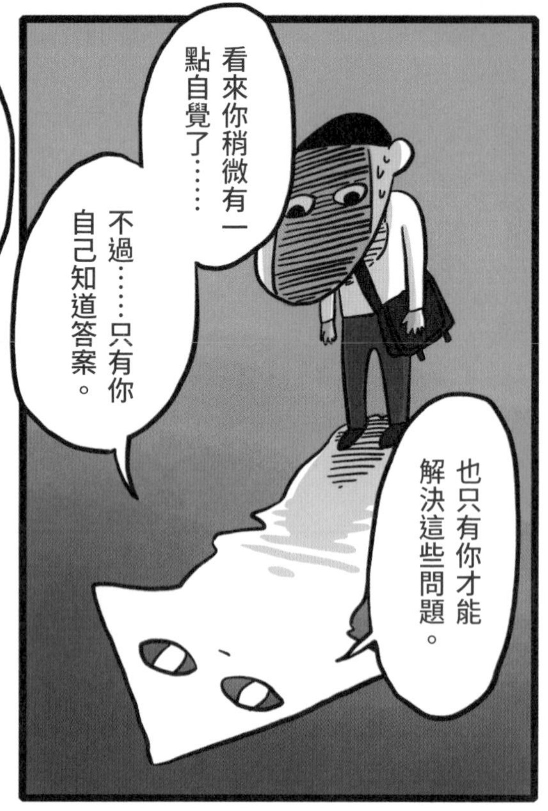
看來你稍微有一點自覺了……
不過……只有你自己知道答案。
也只有你才能解決這些問題。

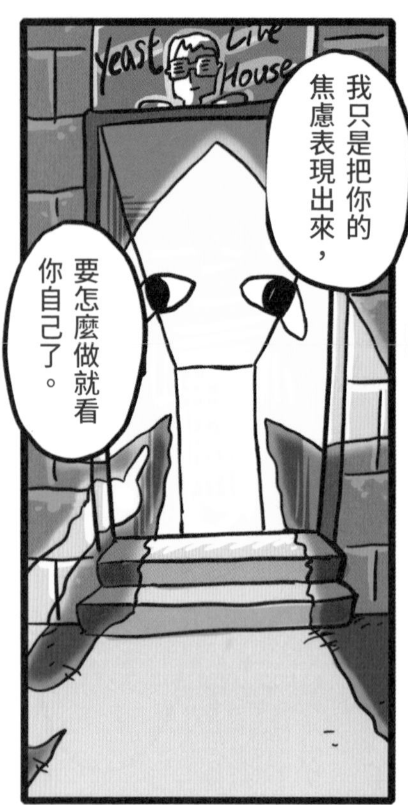
Yeast Live House
我只是把你的焦慮表現出來，
要怎麼做就看你自己了。

先喝一杯。

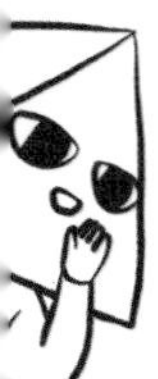

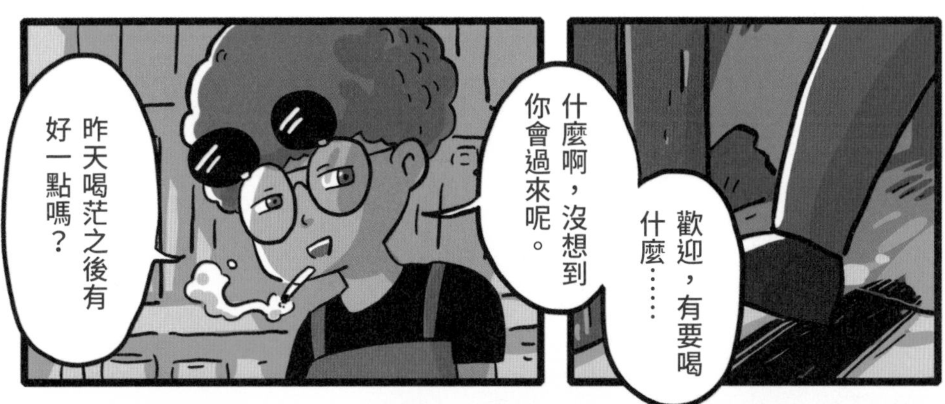
歡迎，有要喝什麼……
什麼啊，沒想到你會過來呢。
昨天喝茫之後有好一點嗎？

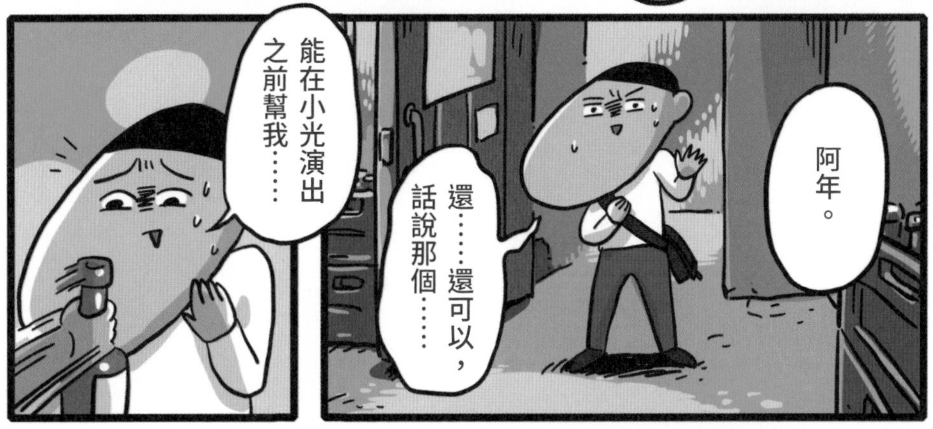
阿年。
還……還可以，話說那個……
能在小光演出之前幫我……

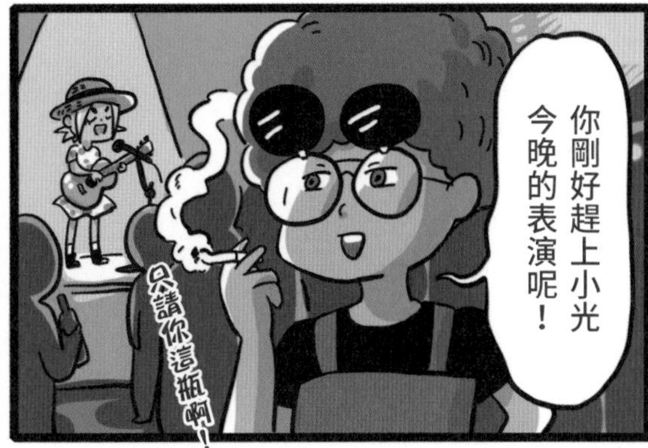
你剛好趕上小光今晚的表演呢！
只請你這瓶啊！

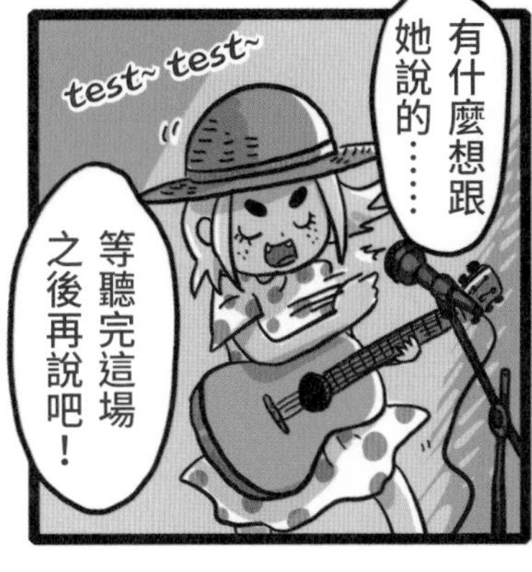
有什麼想跟她說的……
test~ test~
等聽完這場之後再說吧！

沒想到。

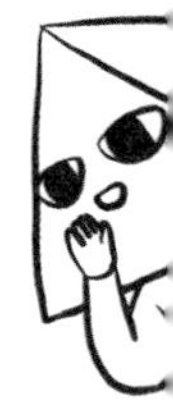

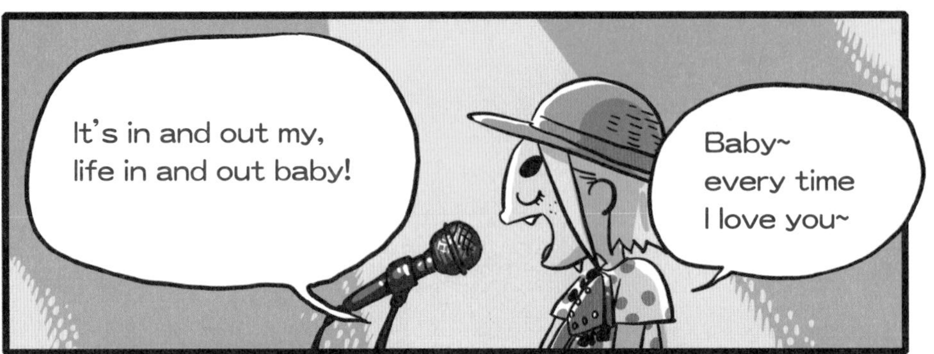

Baby~
every time
I love you~
It's in and out my,
life in and out baby!

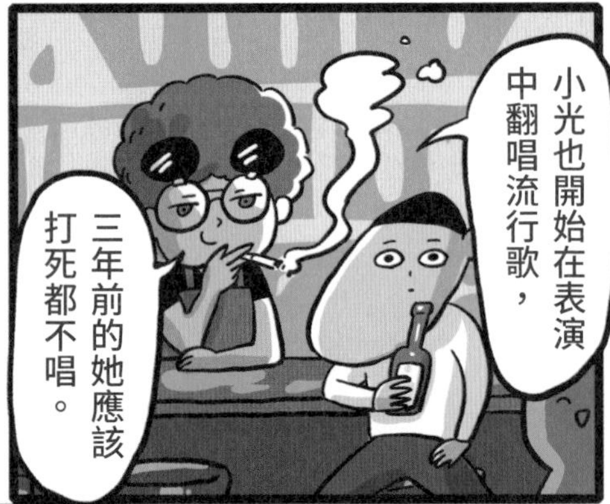

小光也開始在表演中翻唱流行歌，
三年前的她應該打死都不唱。

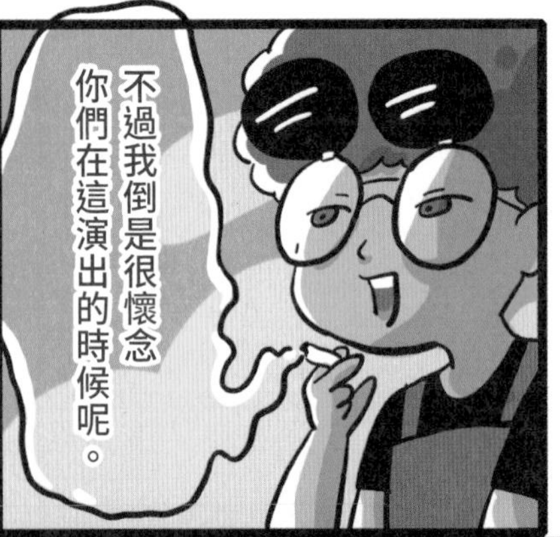

不過我倒是很懷念你們在這演出的時候呢。

Two Hits
真的沒想到你們會拆夥……

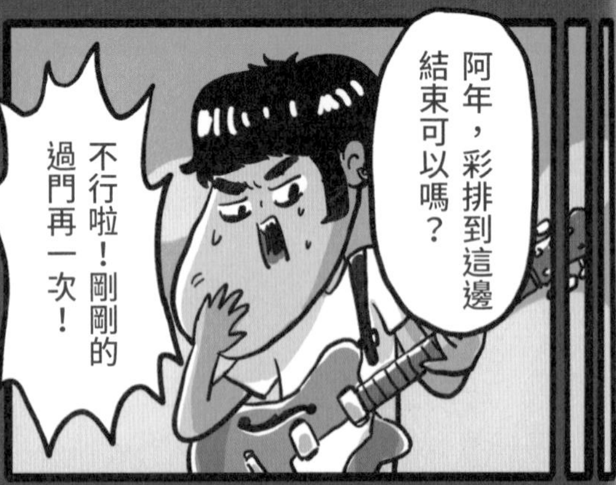

阿年，彩排到這邊結束可以嗎？
不行啦！剛剛的過門再一次！

輕鬆玩。

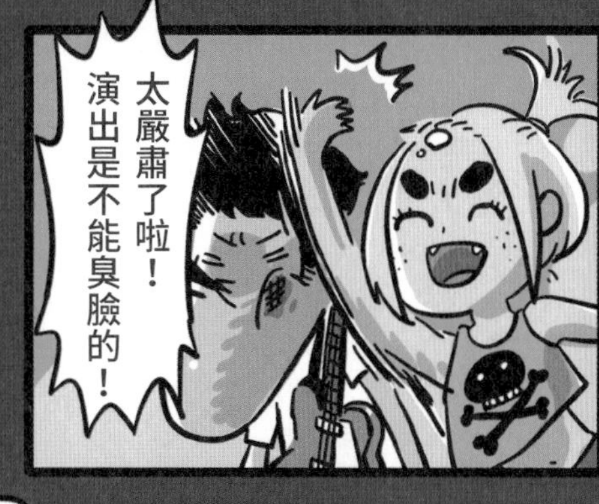
太嚴肅了啦！演出是不能臭臉的！

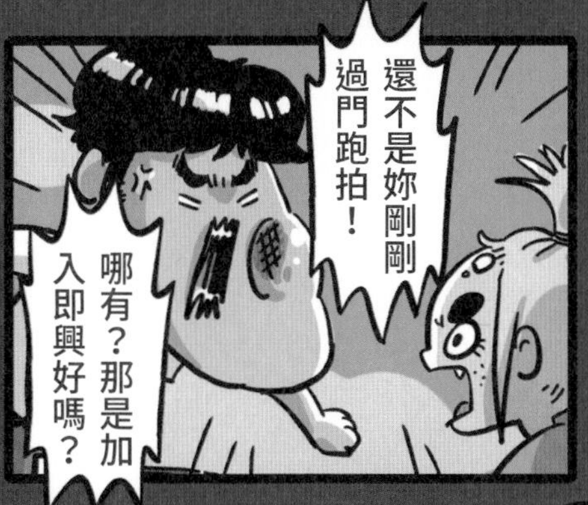
還不是妳剛剛過門跑拍！
哪有？那是加入即興好嗎？

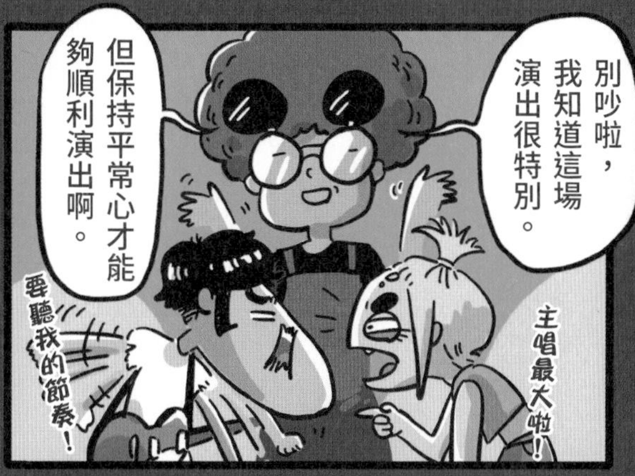
別吵啦，我知道這場演出很特別。
但保持平常心才能夠順利演出啊。
要聽我的節奏！
主唱最大啦！

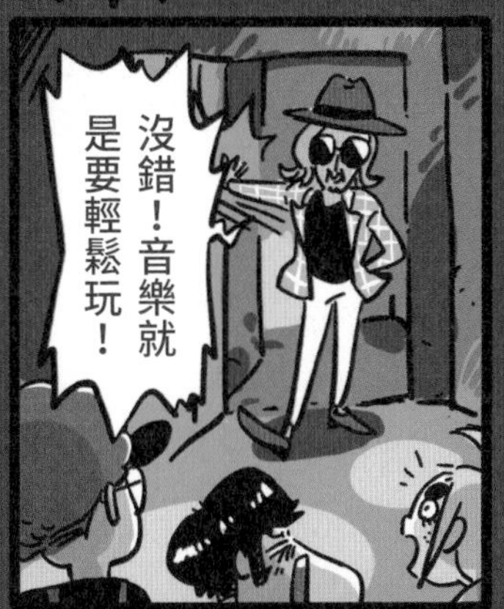
沒錯！音樂就是要輕鬆玩！

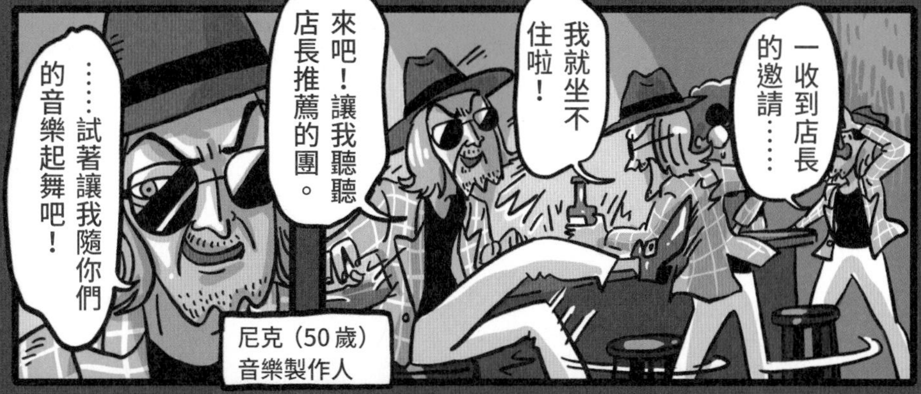
一收到店長的邀請……
我就坐不住啦！
來吧！讓我聽聽店長推薦的團。
……試著讓我隨你們的音樂起舞吧！
尼克（50歲）
音樂製作人

冷靜。

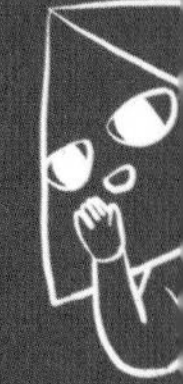

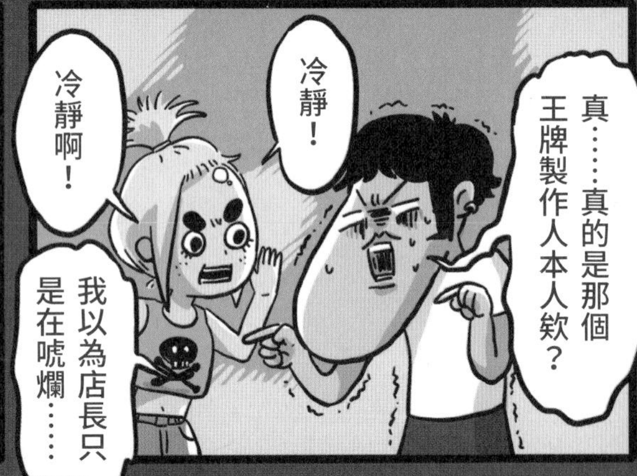
真……真的是那個王牌製作人本人欸？
冷靜！
冷靜啊！
我以為店長只是在唬爛……

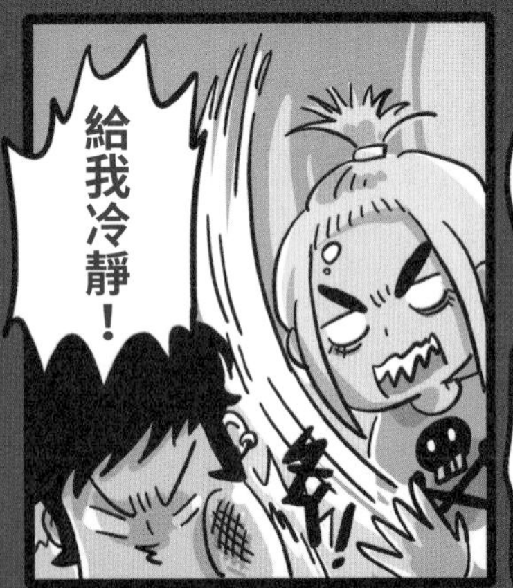
給我冷靜！

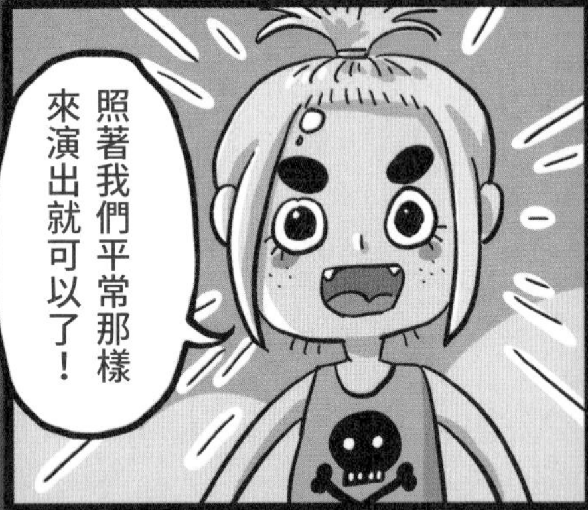
照著我們平常那樣來演出就可以了！

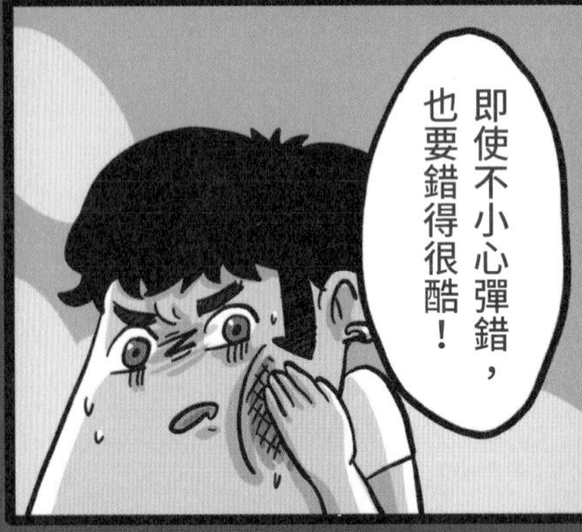
即使不小心彈錯，也要錯得很酷！

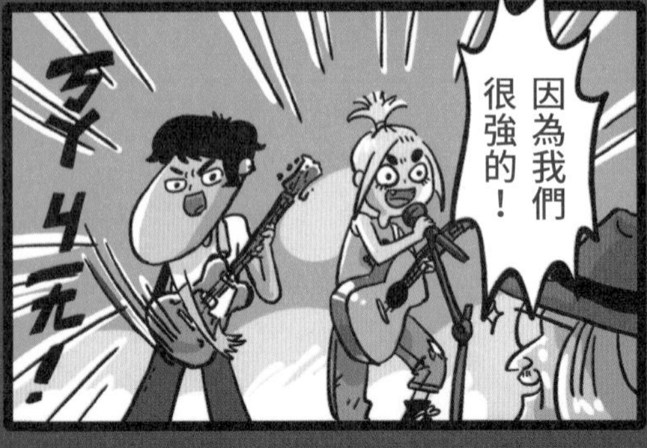
因為我們很強的！

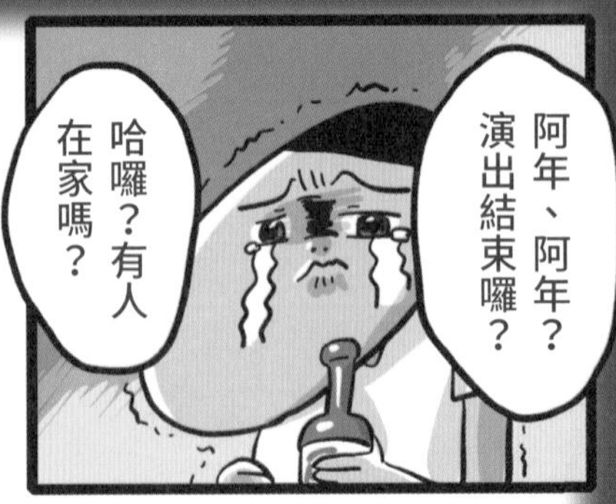
阿年、阿年？演出結束囉？
哈囉？有人在家嗎？

拜託了。

幹嘛悶著不說話？

這、這次竟然閃過了？
那個……昨天的事情真的很抱歉。

哈，你大老遠跑來就是為了道歉而已？
我們公司最近有個聚餐的表演活動……

雖然預算可能真的沒有很多……

準備的時間也算是滿緊迫的……

哼哼哼哼
但還是希望請妳來！拜託了！

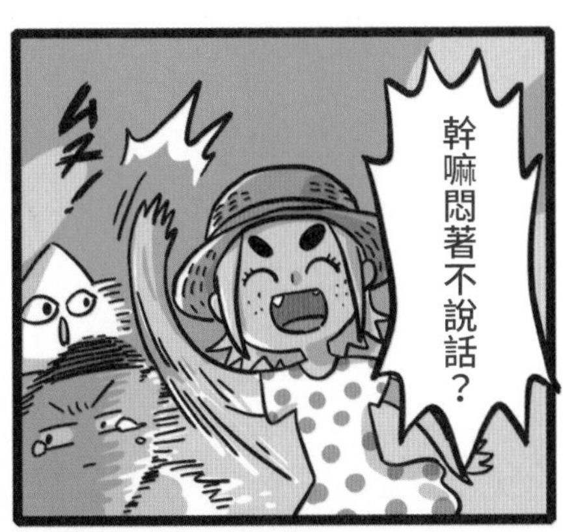

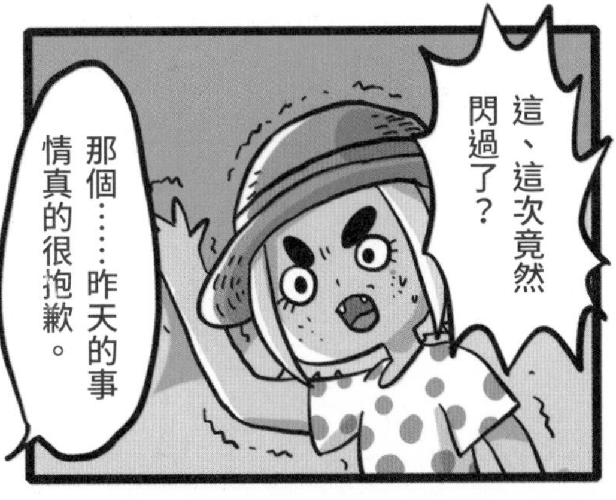

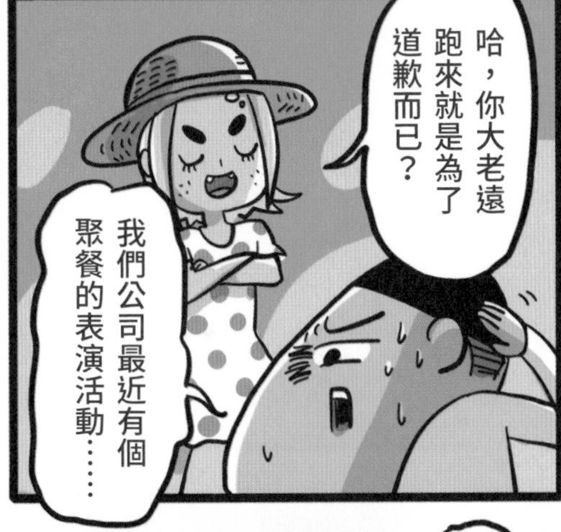

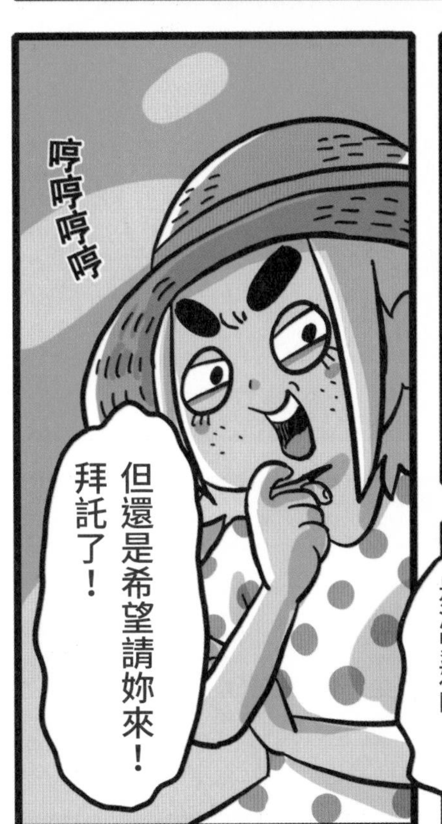

大甩賣。

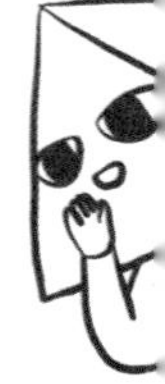

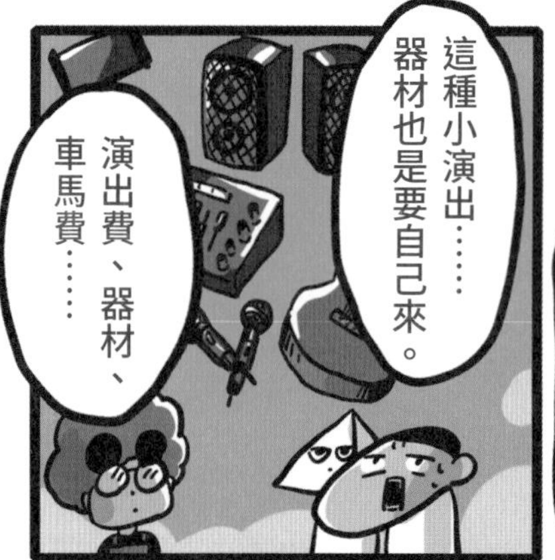
這種小演出……
器材也是要自己來。
演出費、器材、
車馬費……

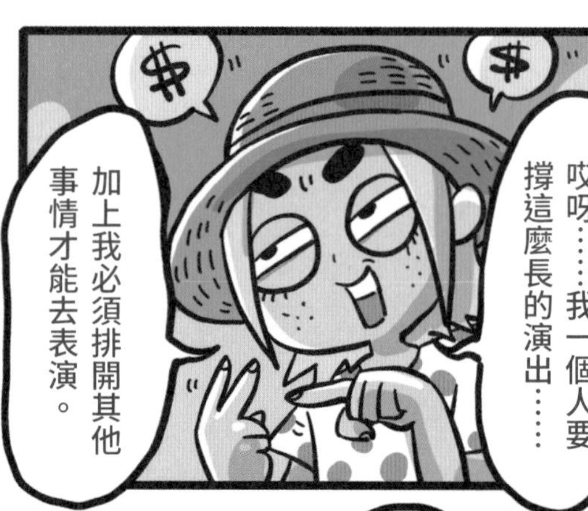
$
$
哎呀……我一個人要
撐這麼長的演出……
加上我必須排開其他
事情才能去表演。

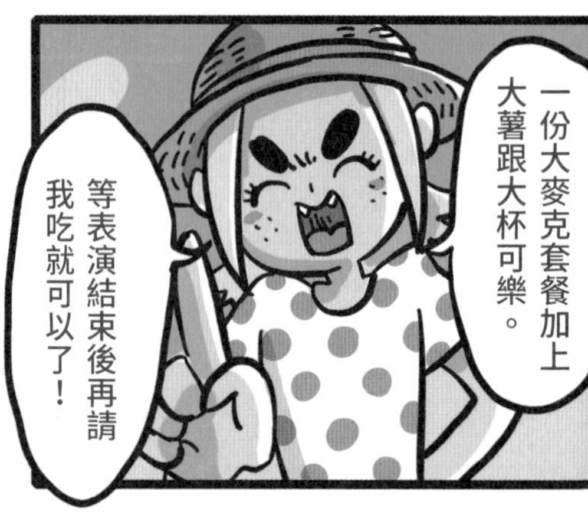
一份大麥克套餐加上
大薯跟大杯可樂。
等表演結束後再請
我吃就可以了！

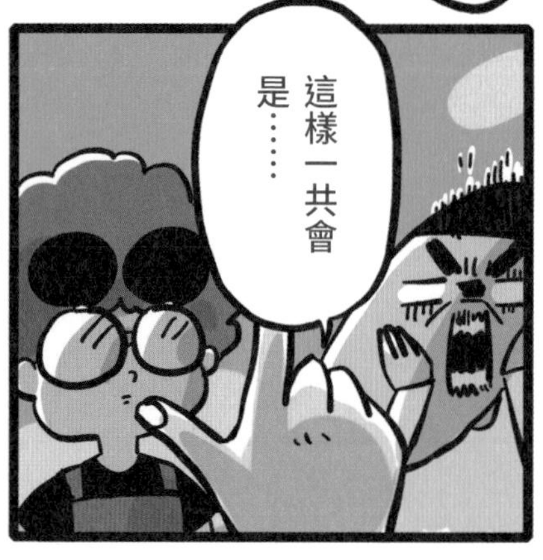
這樣一共會
是……

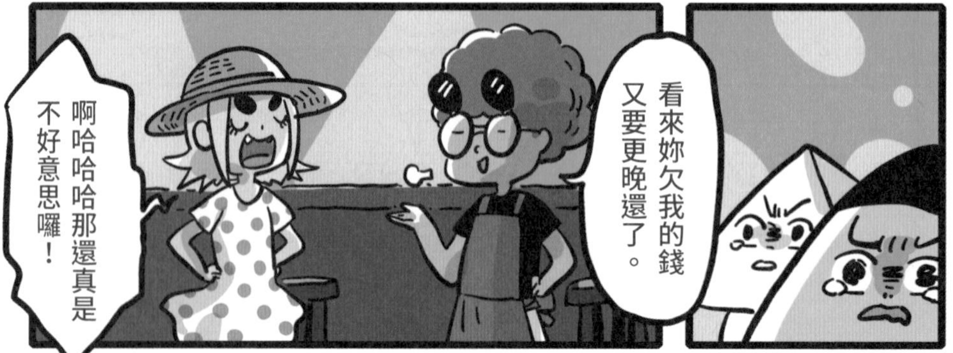
看來妳欠我的錢
又要更晚還了。
啊哈哈哈那還真是
不好意思囉！

第8回

過去的事

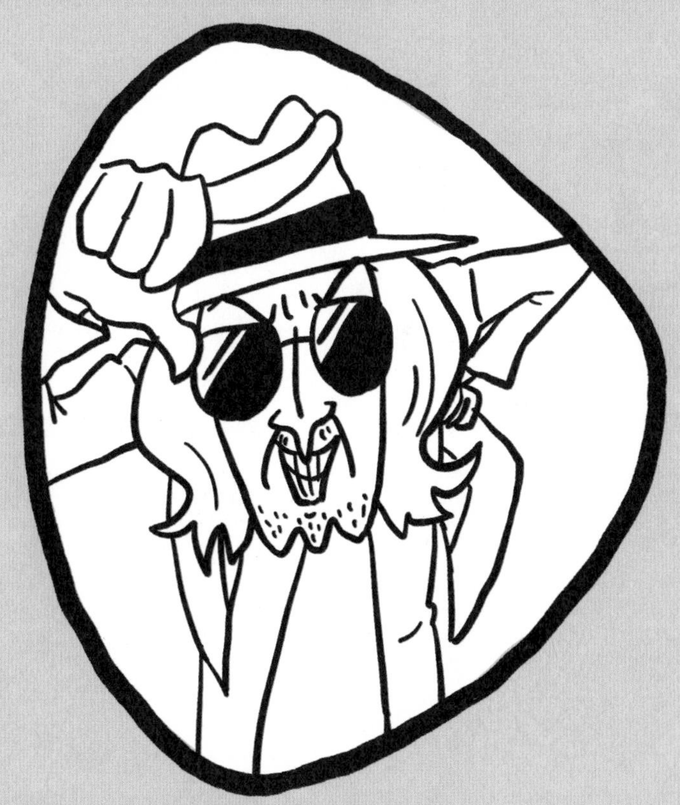

完結？

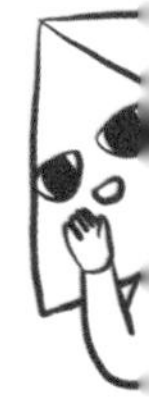

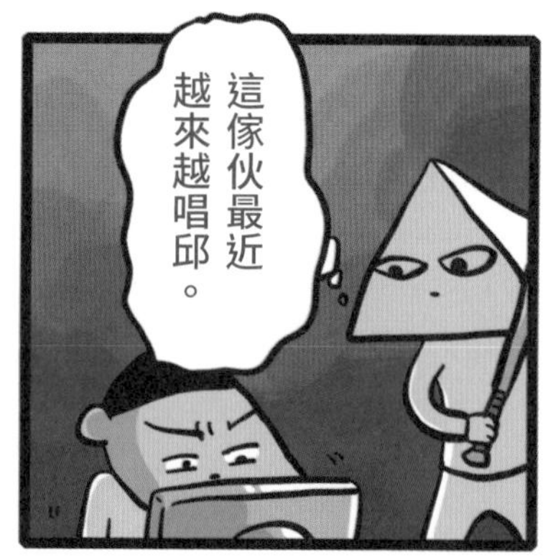

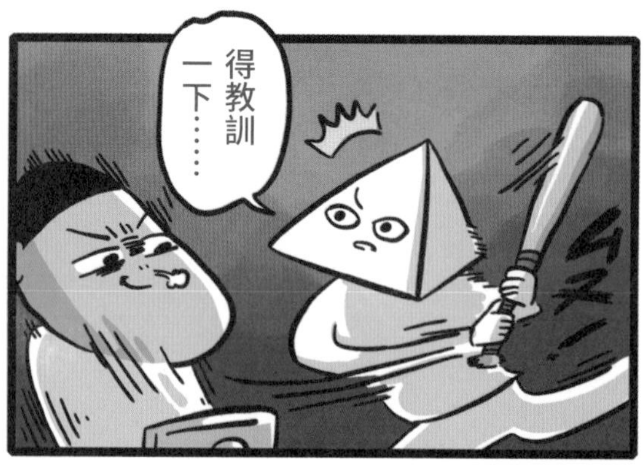

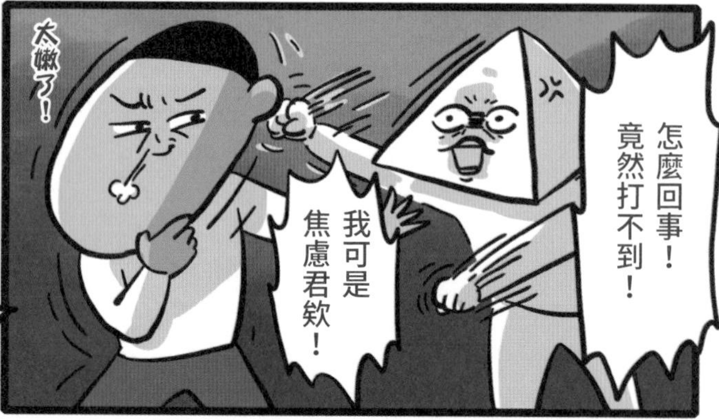

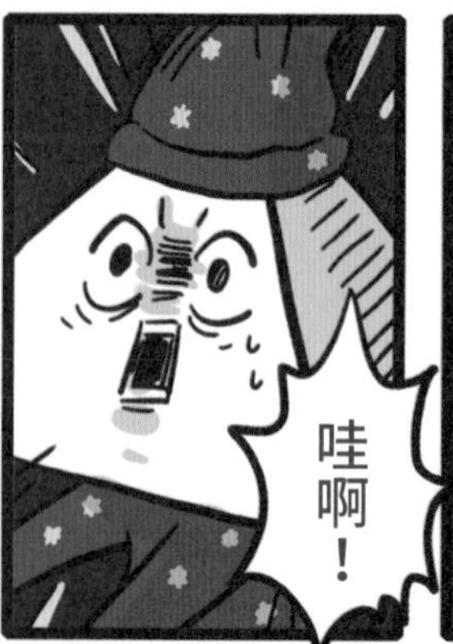

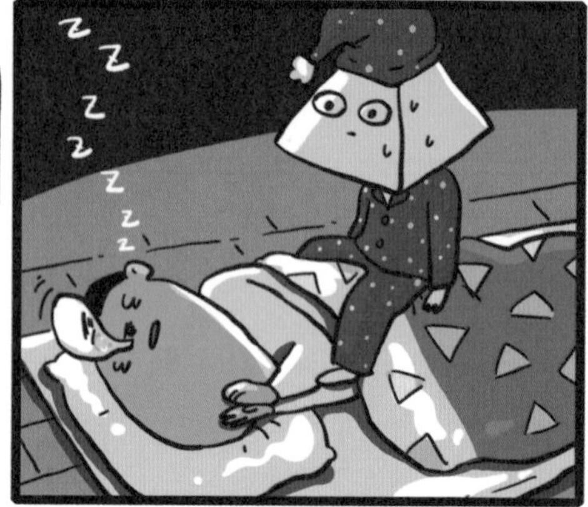

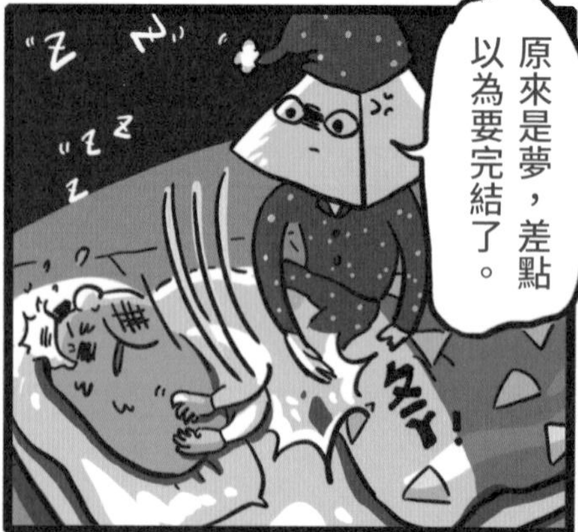

順利。

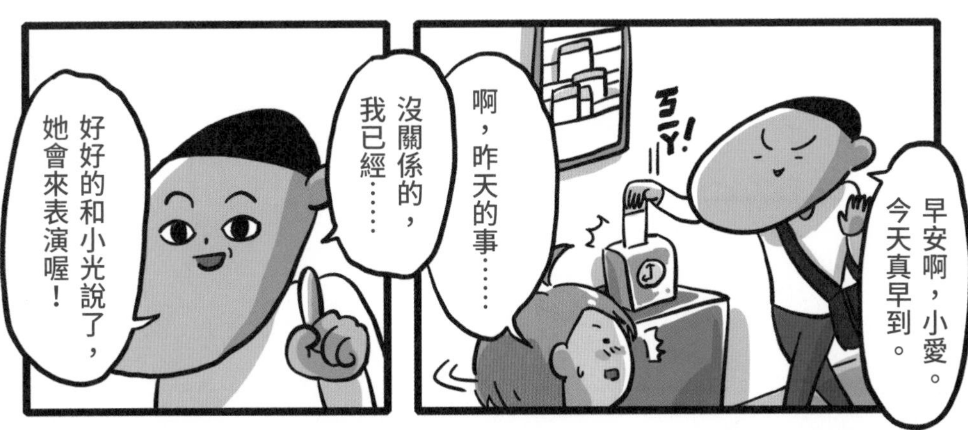
早安啊，小愛。今天真早到。
啊，昨天的事……
沒關係的，我已經……
好好的和小光說了，她會來表演喔！

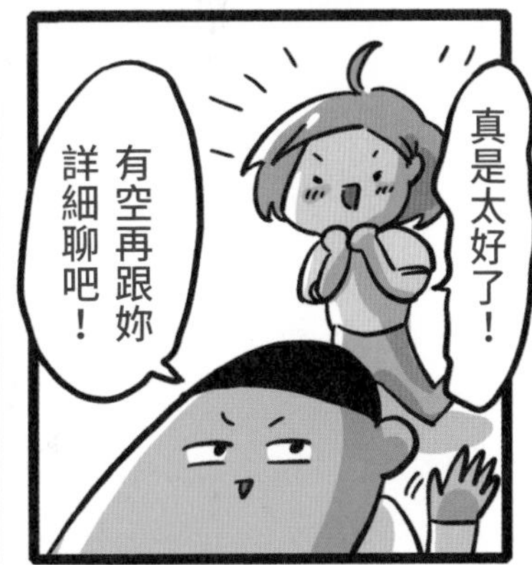
真是太好了！
有空再跟妳詳細聊吧！

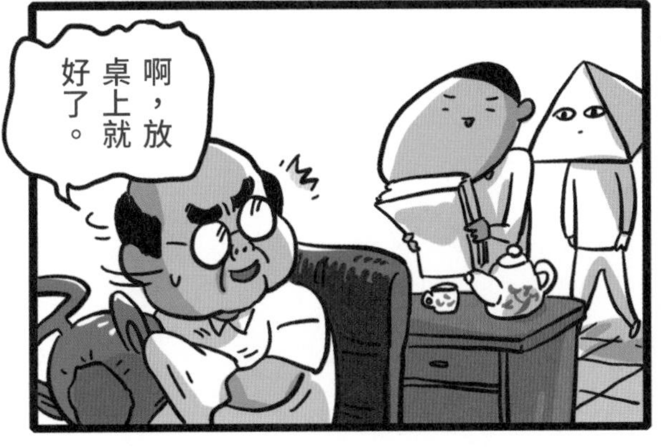
啊，放桌上就好了。

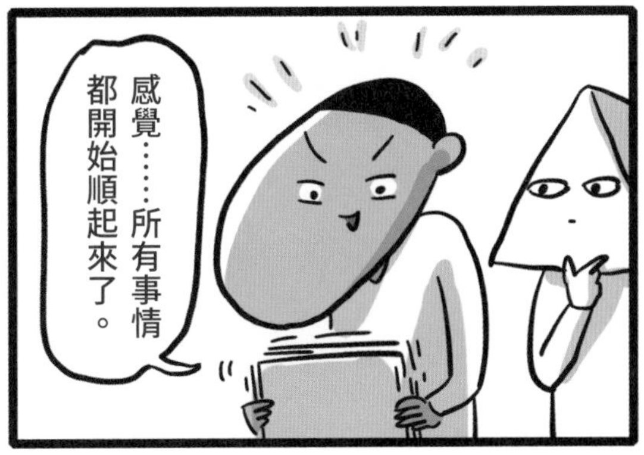
感覺……所有事情都開始順起來了。

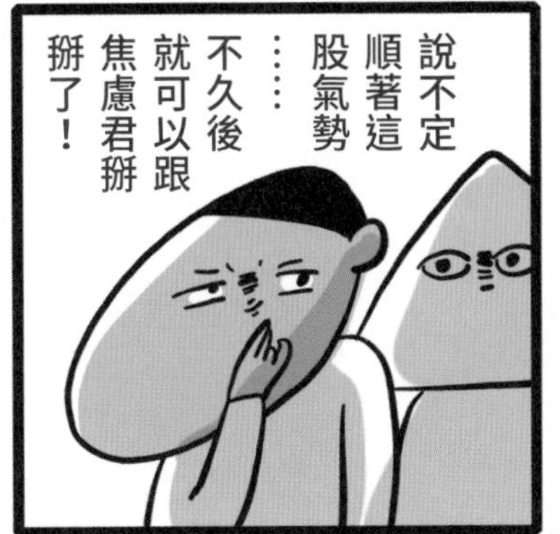
說不定順著這股氣勢……不久後就可以跟焦慮君掰掰了！

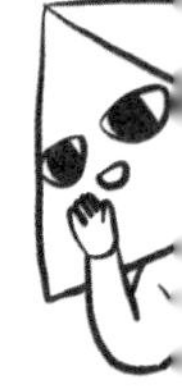

儘管問。

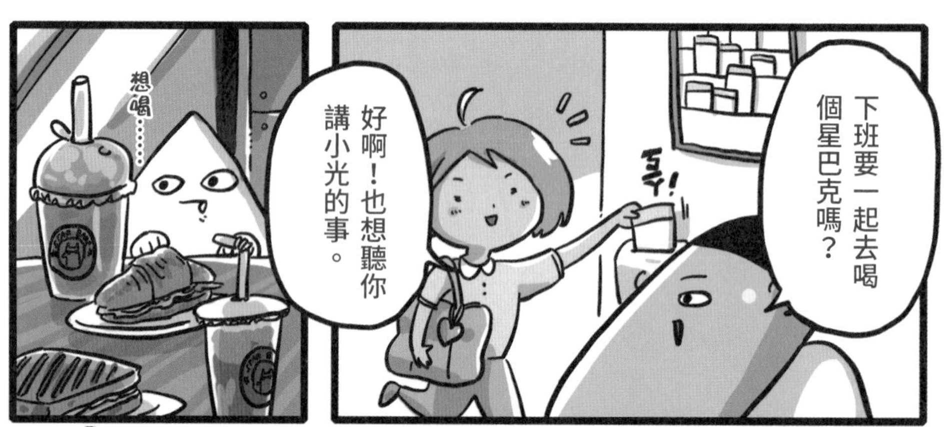

下班要一起去喝個星巴克嗎？
ㄎㄧ！
好啊！也想聽你講小光的事。
想喝……

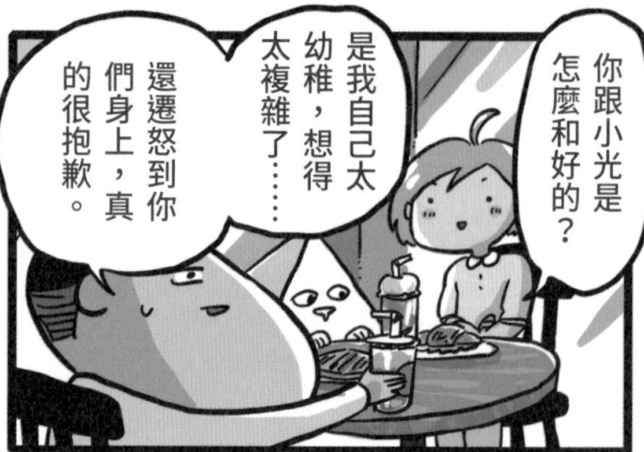

你跟小光是怎麼和好的？
是我自己太幼稚，想得太複雜了……
還遷怒到你們身上，真的很抱歉。

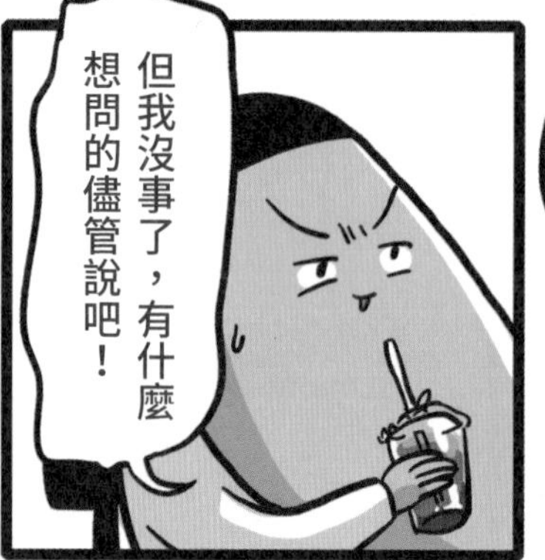

但我沒事了，有什麼想問的儘管說吧！

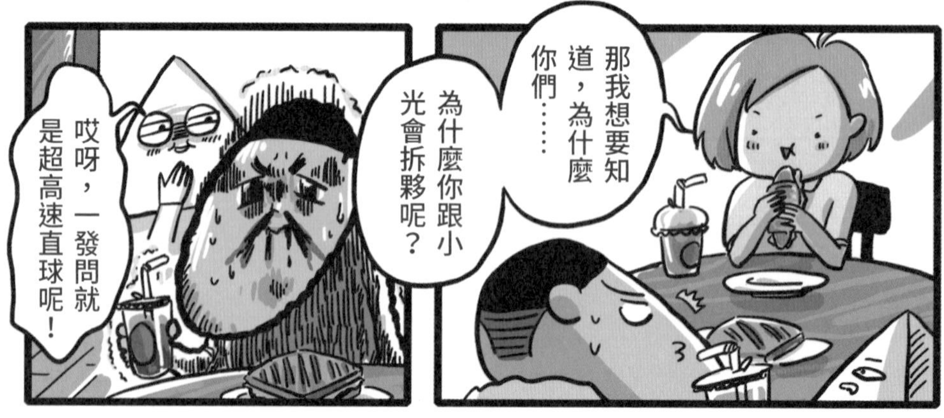

那我想要知道，為什麼你們……
為什麼你跟小光會拆夥呢？
哎呀，一發問就是超高速直球呢！

好聽！

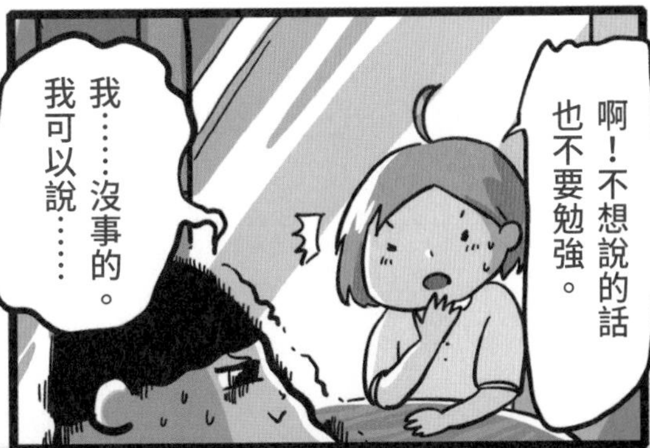
啊！不想說的話也不要勉強。
我……沒事的。我可以說……

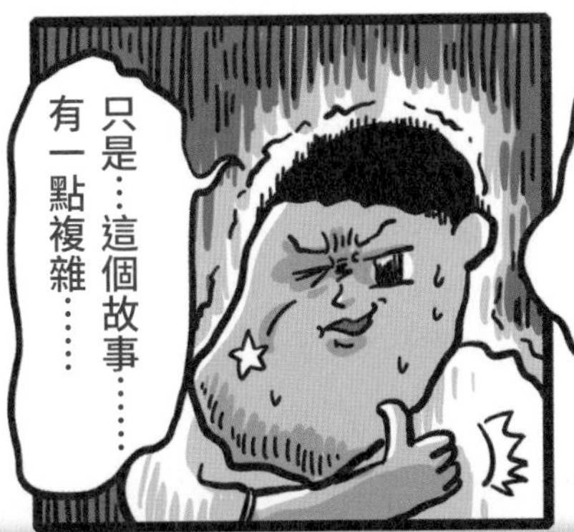
只是……這個故事有一點複雜……

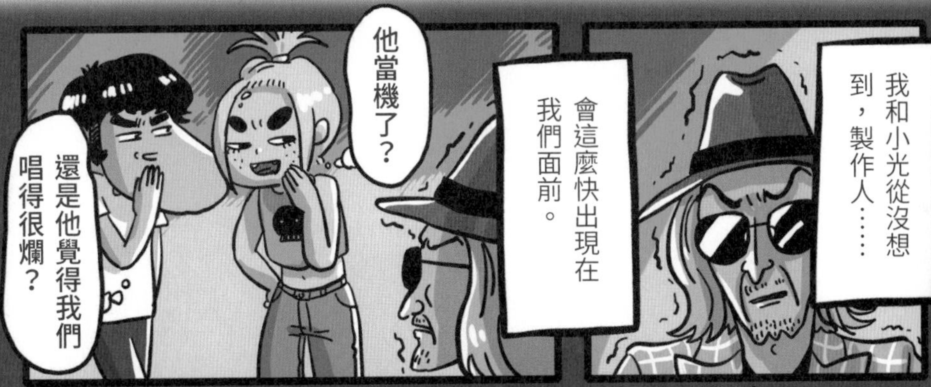
我和小光從沒想到，製作人……
會這麼快出現在我們面前。
他當機了？
還是他覺得我們唱得很爛？

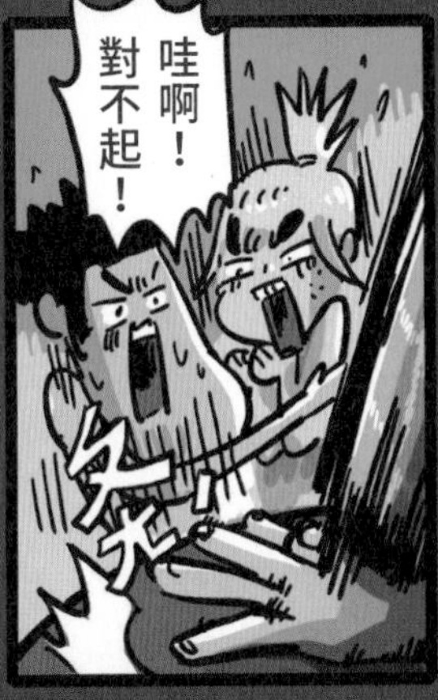
哇啊！對不起！

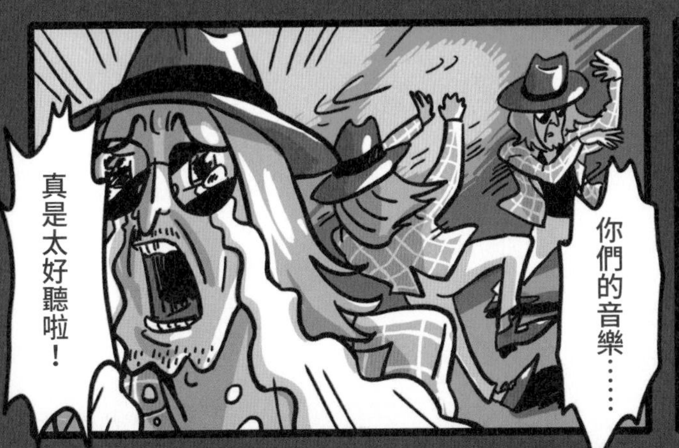
你們的音樂……
真是太好聽啦！

要紅了。

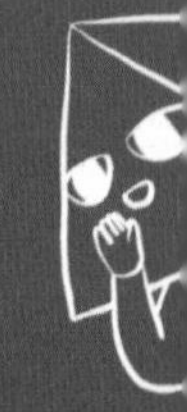

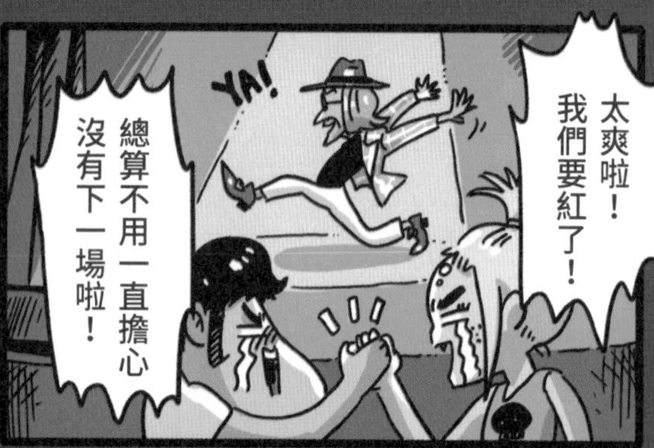
太爽啦！
我們要紅了！
YA!
總算不用一直擔心
沒有下一場啦！

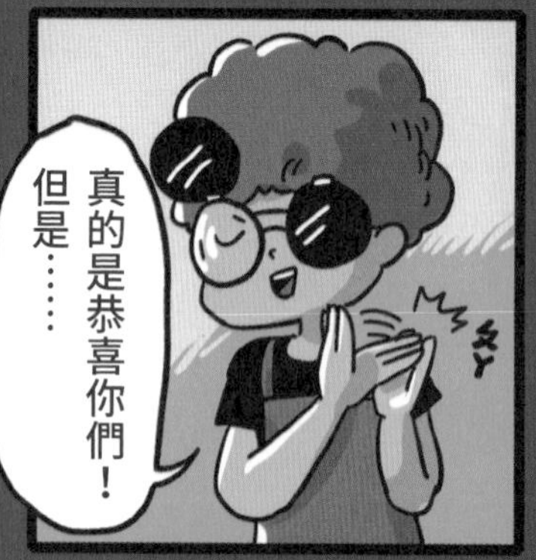
真的是恭喜你們！
但是……
ㄆㄚ

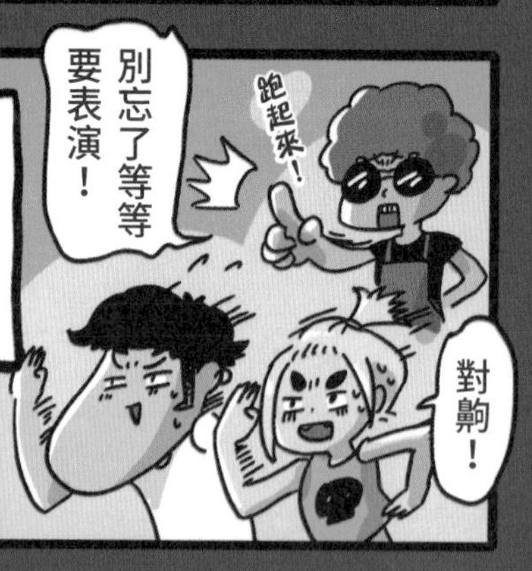
別忘了等等
要表演！
跑起來！
對齁！

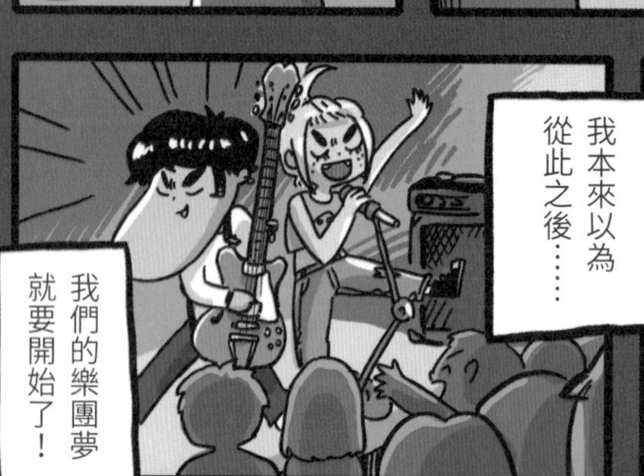
我本來以為
從此之後……
我們的樂團夢
就要開始了！

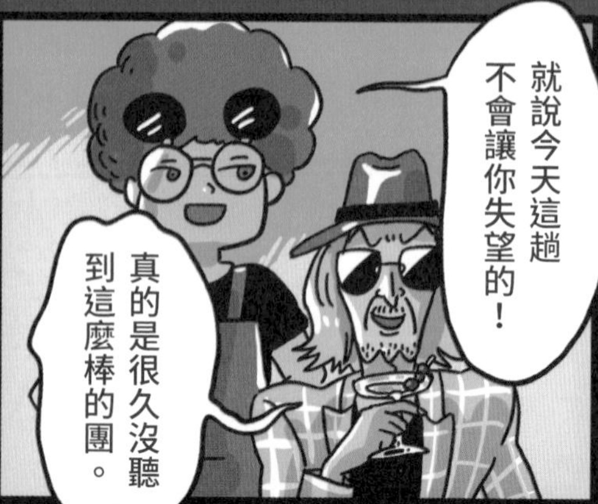
就說今天這趟
不會讓你失望的！
真的是很久沒聽
到這麼棒的團。

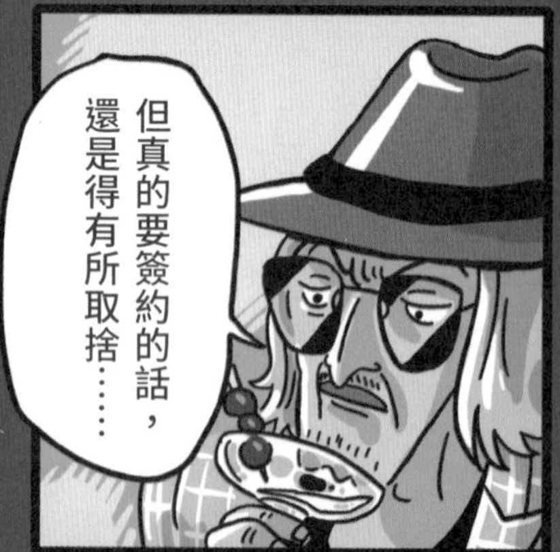
但真的要簽約的話，
還是得有所取捨……

挑一個。

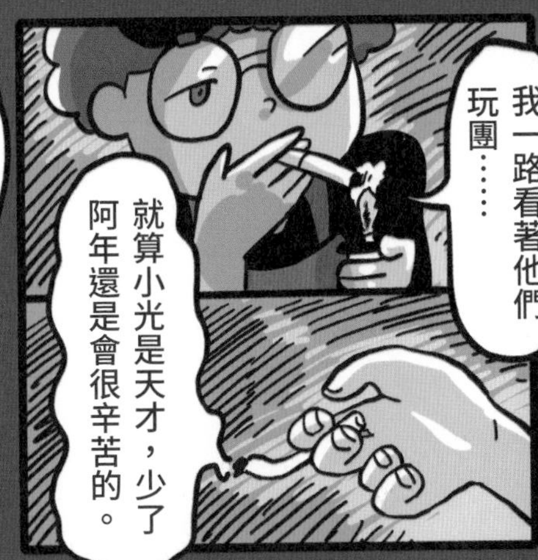
我一路看著他們玩團……
就算小光是天才，少了阿年還是會很辛苦的。

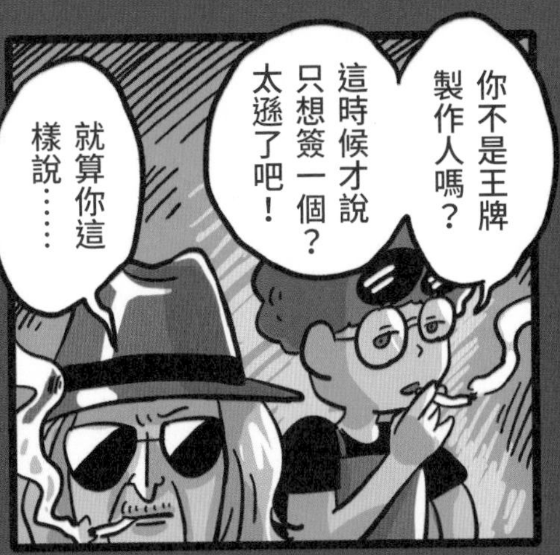
你不是王牌製作人嗎？這時候才說只想簽一個？太遜了吧！
就算你這樣說……

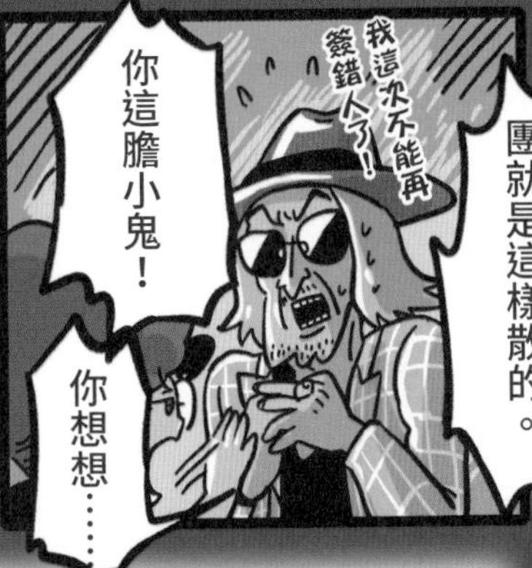
你也知道要把樂團養起來有多困難吧？
超多天團都吵架！
而且人一多就容易有分歧，有多少樂團就是這樣散的。
我這次不能再簽錯人了！
你這膽小鬼！
你想想……

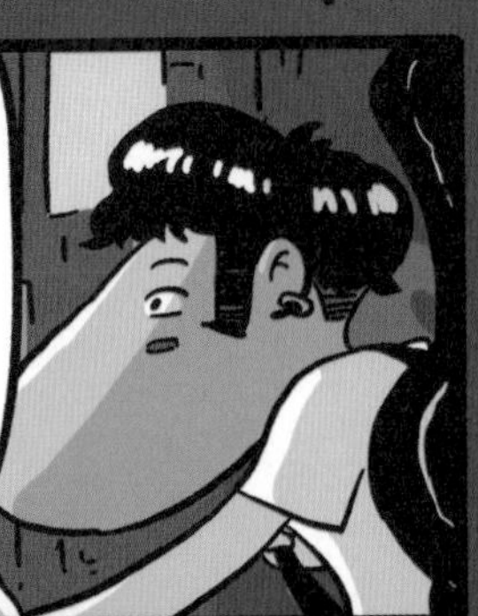
在公司資源只給這麼少的狀況下，當然是簽有天分的小光！

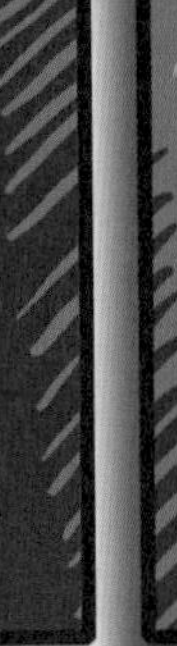
阿年，你還好嗎？

恍神。

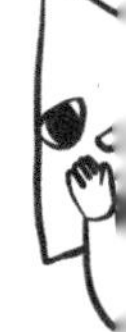

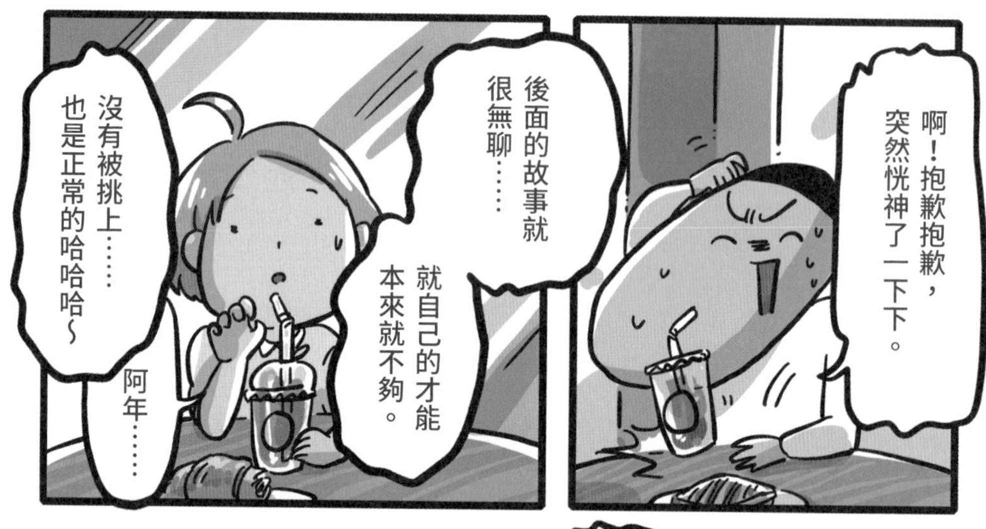

啊！抱歉抱歉，突然恍神了一下下。
後面的故事就很無聊……
就自己的才能本來就不夠。
沒有被挑上……也是正常的哈哈哈～
阿年……

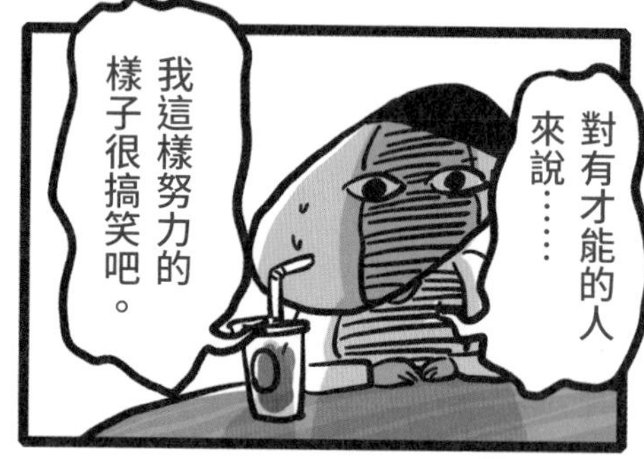

對有才能的人來說……
我這樣努力的樣子很搞笑吧。

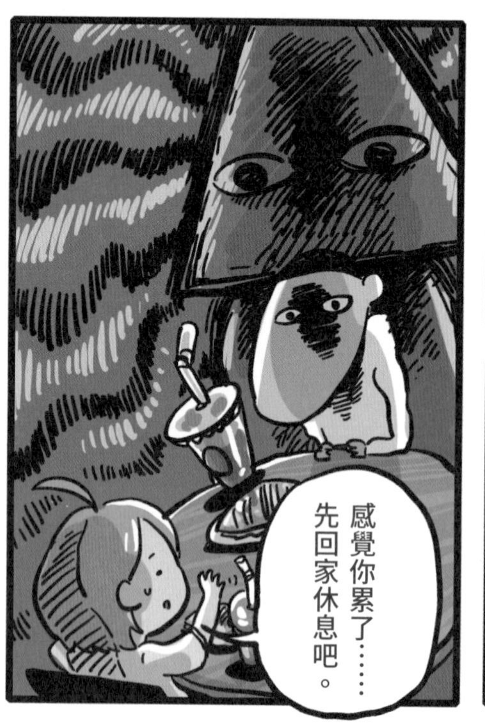

感覺你累了……先回家休息吧。

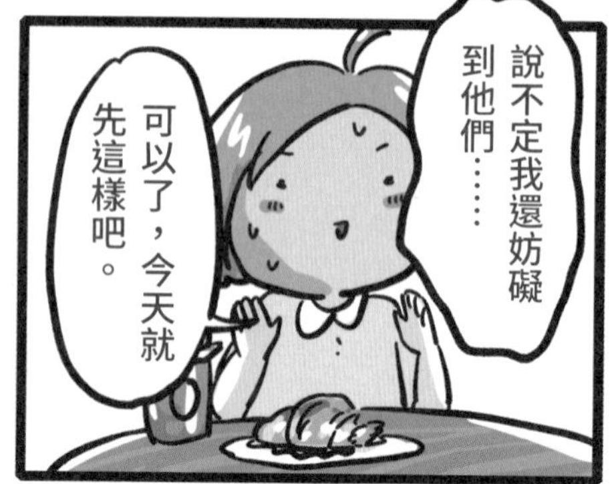

說不定我還妨礙到他們……
可以了，今天就先這樣吧。

後悔。

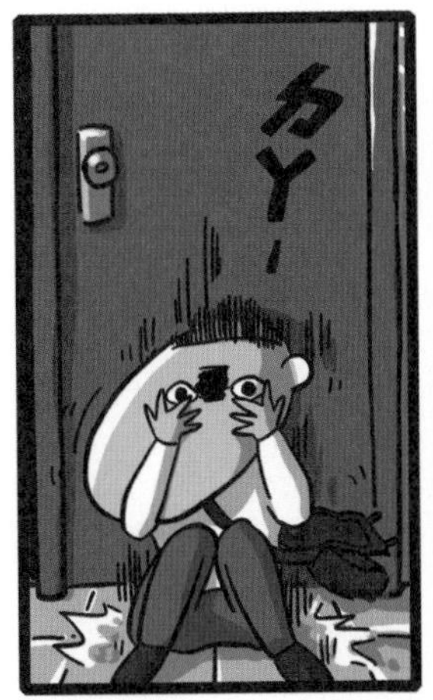
ㄌㄚ！

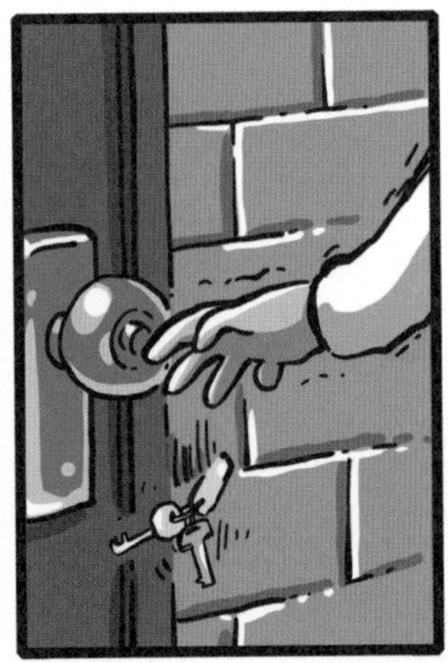

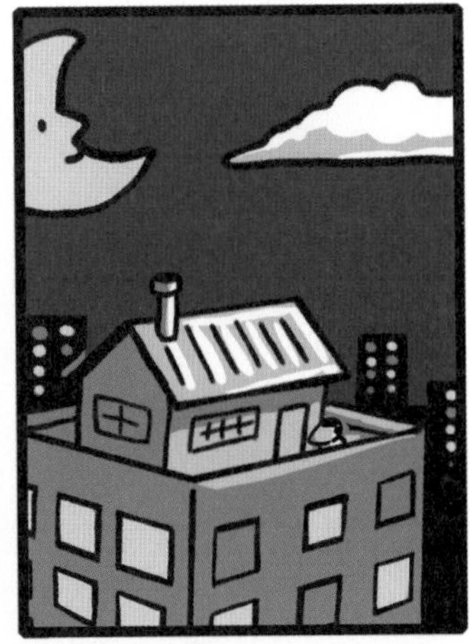

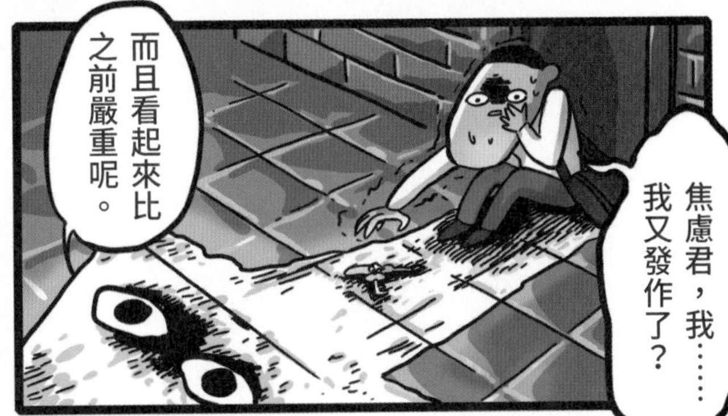
焦慮君，我……我又發作了？
而且看起來比之前嚴重呢。

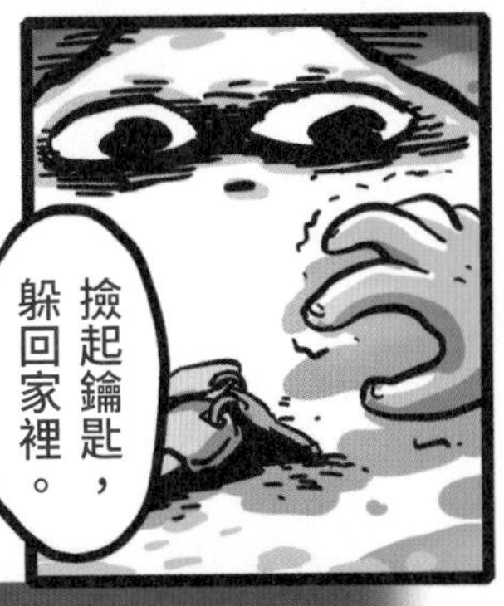
撿起鑰匙，躲回家裡。

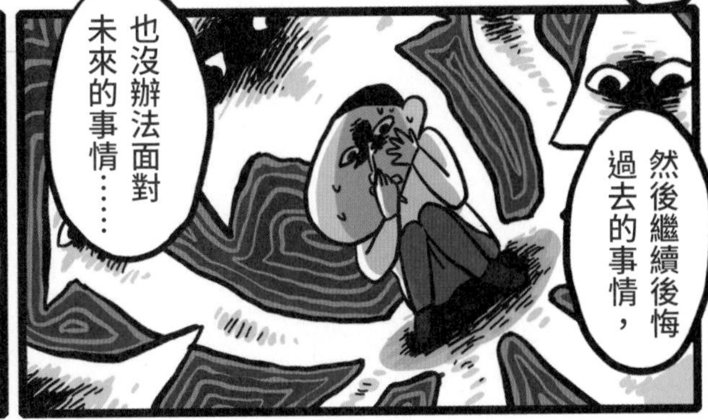
然後繼續後悔過去的事情，
也沒辦法面對未來的事情……

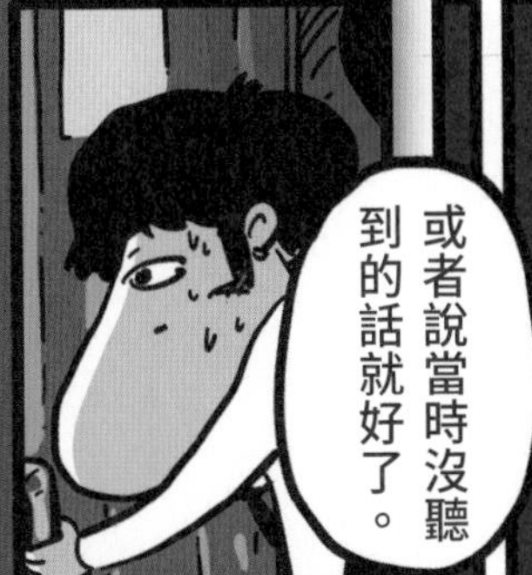
或者說當時沒聽到的話就好了。

沒聽到。

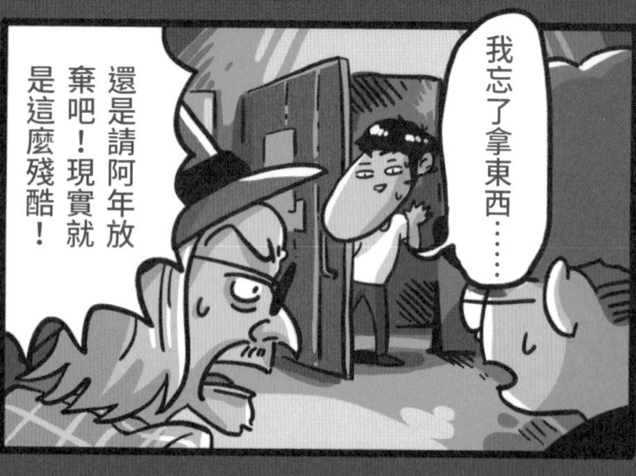
我忘了拿東西……
還是請阿年放棄吧！現實就是這麼殘酷！

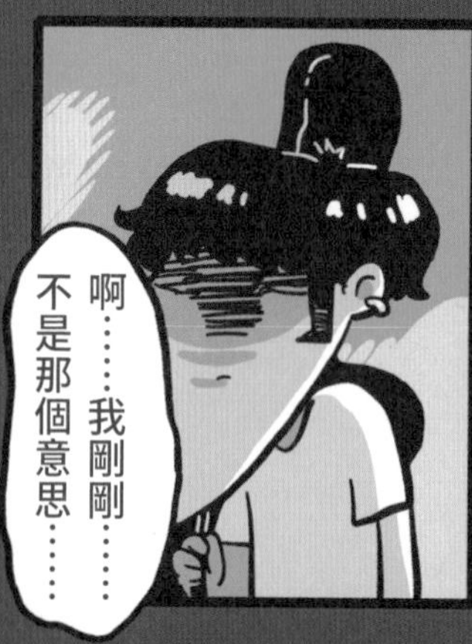
啊……我剛剛……不是那個意思……

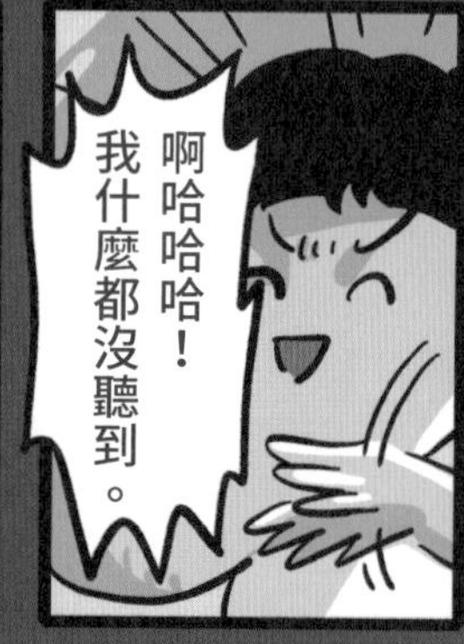
啊哈哈哈！我什麼都沒聽到。

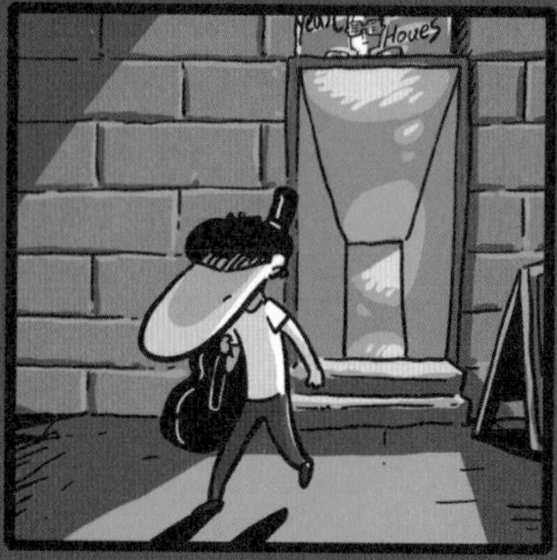

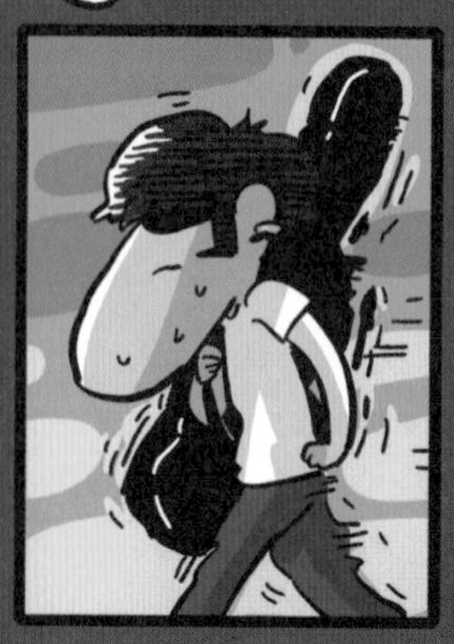

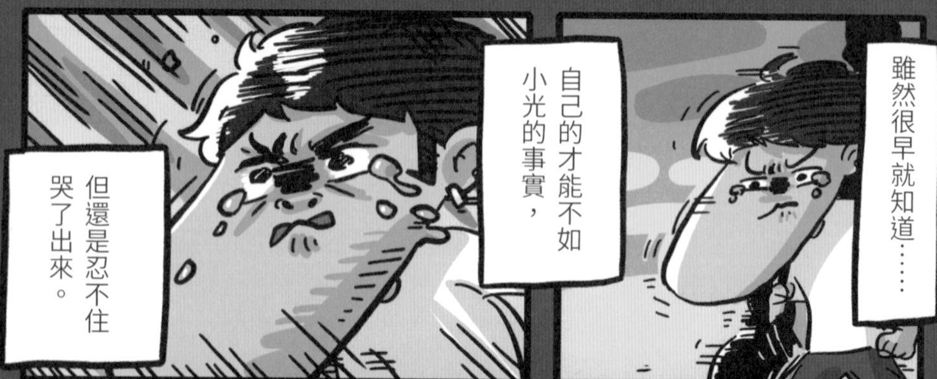
雖然很早就知道……
自己的才能不如小光的事實，
但還是忍不住哭了出來。

犧牲。

在那天之後，一切都跟過往一樣。好像那件事從來沒發生過，但又有種奇怪的感覺……

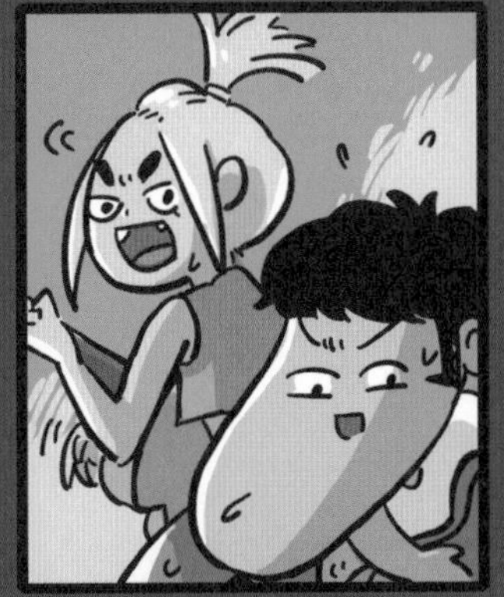

如果小光知道製作人只想簽她，還想勸退我，她應該會生氣到揍他吧？

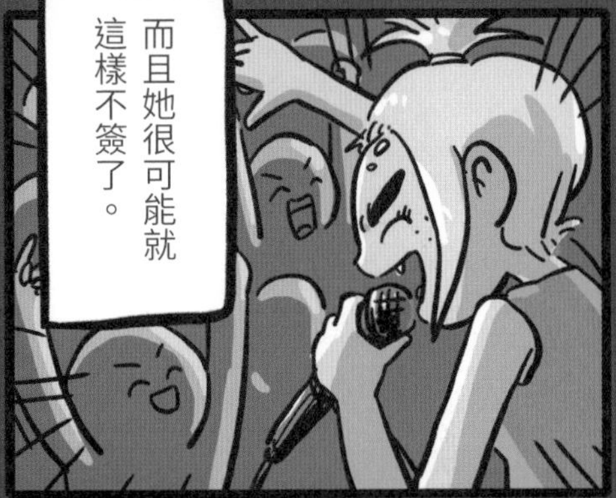

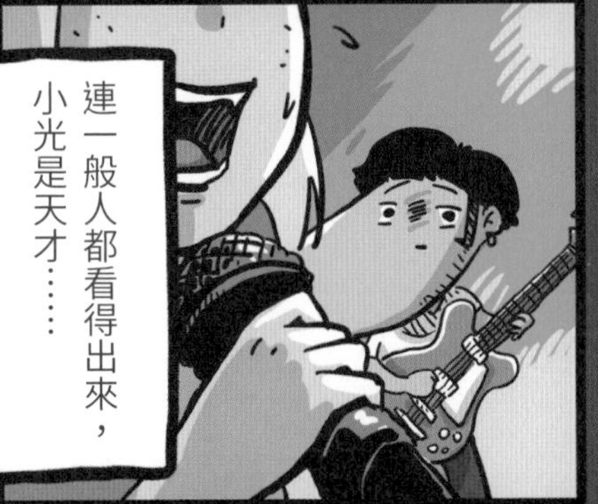

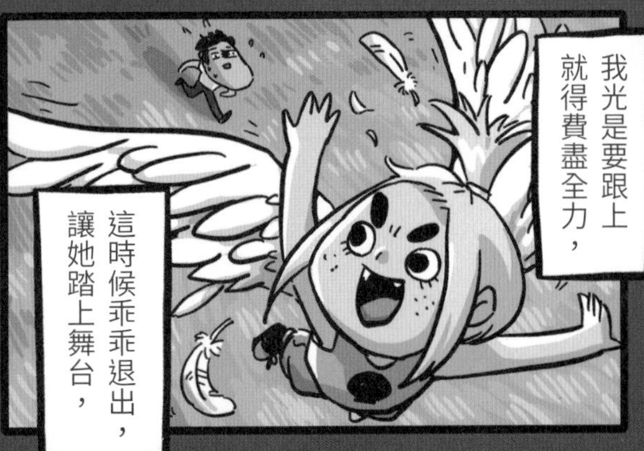

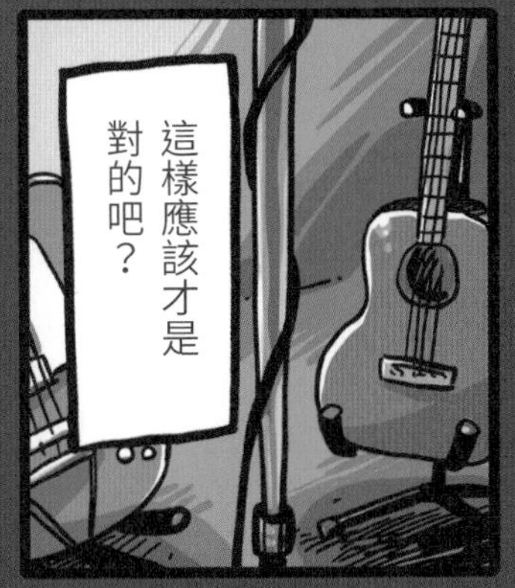

退出。

呦，找我出來是要發表新歌？
啊……其實是更重要的事情。
我想退出樂團了，妳就跟著那個製作人一起打拚吧！

「退出樂團」……這是新歌歌名？
歌名好怪……

我說我不玩啦！
剩下就靠妳自己了！

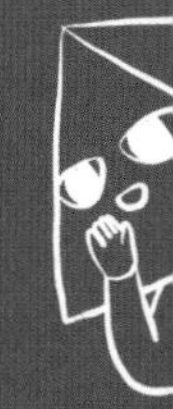

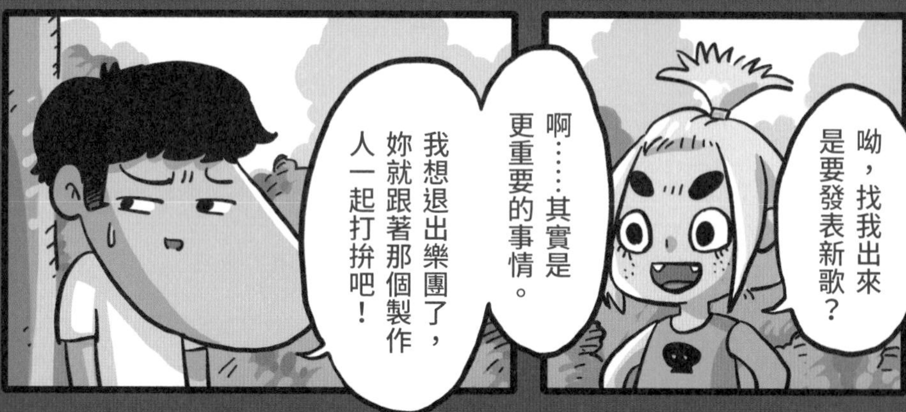

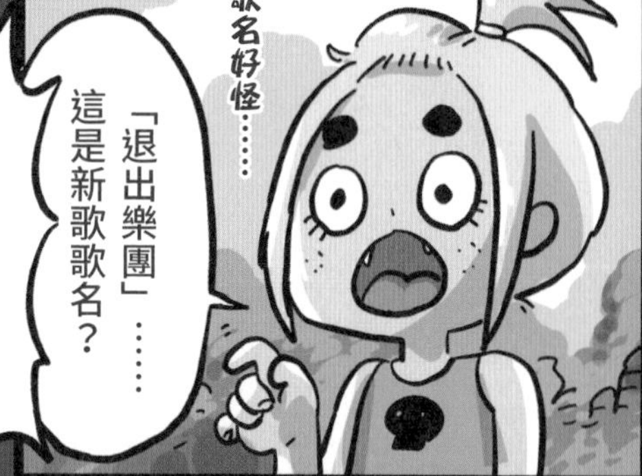

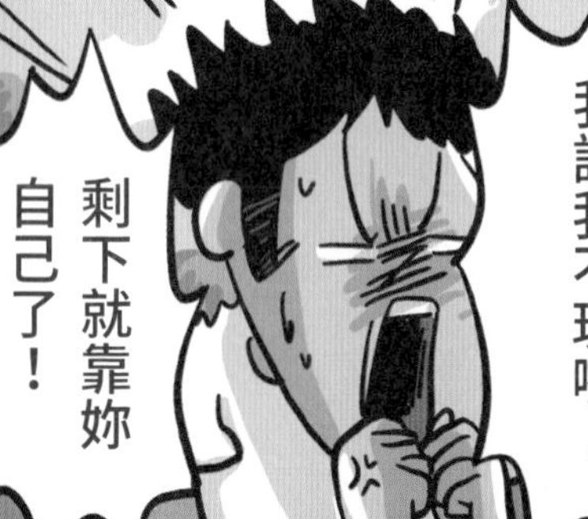

你發什麼瘋！我們不是正要衝起來了嗎？

你是誰？阿年才沒有那麼膽小！

住手！妳這個笨蛋！

決裂。

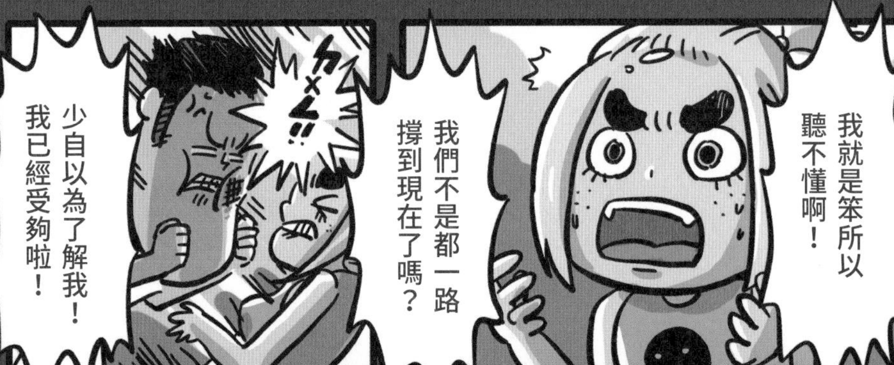
我就是笨所以聽不懂啊！
我們不是都一路撐到現在了嗎？
少自以為了解我！我已經受夠啦！

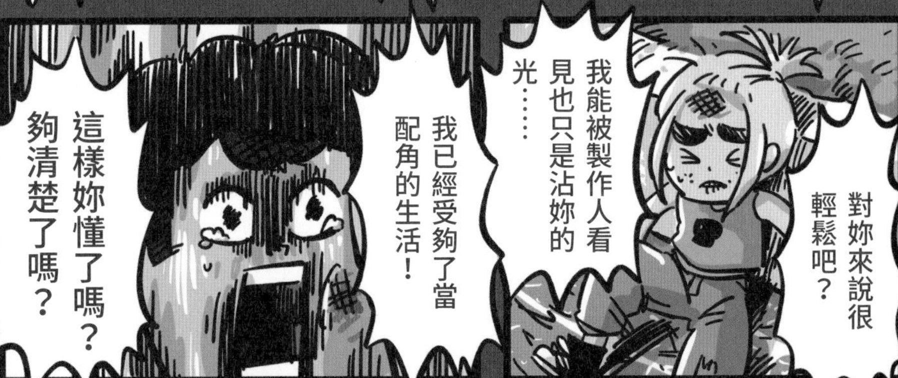
對妳來說很輕鬆吧？
我能被製作人看見也只是沾妳的光……
我已經受夠了當配角的生活！
這樣妳懂了嗎？夠清楚了嗎？

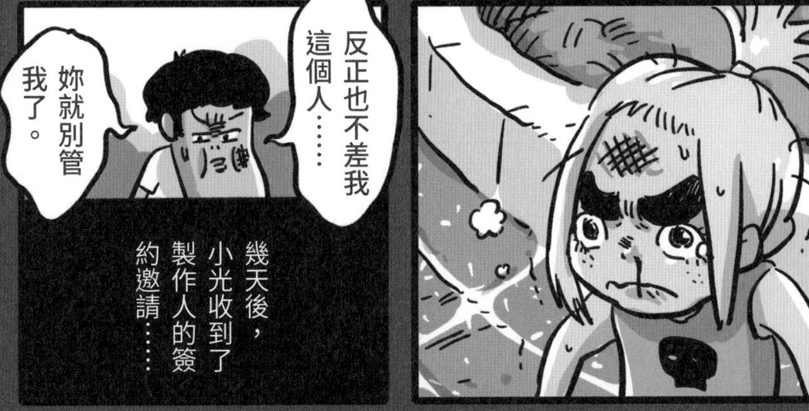
反正也不差我這個人……
妳就別管我了。
幾天後，小光收到了製作人的簽約邀請……

工業革命都過了兩百多年，為什麼，人類還要工作？

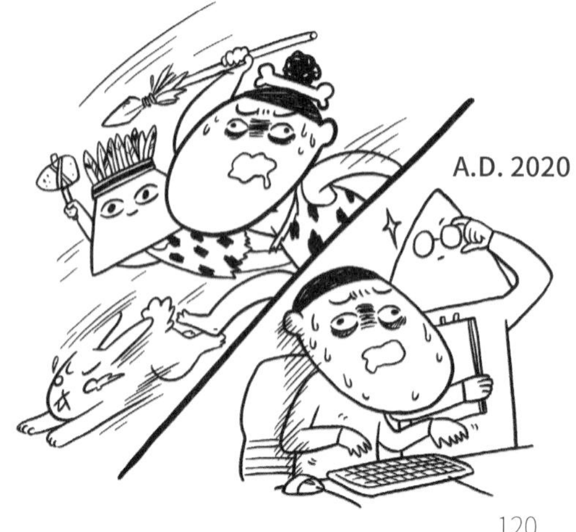

第9回

暴風雨前的寧靜

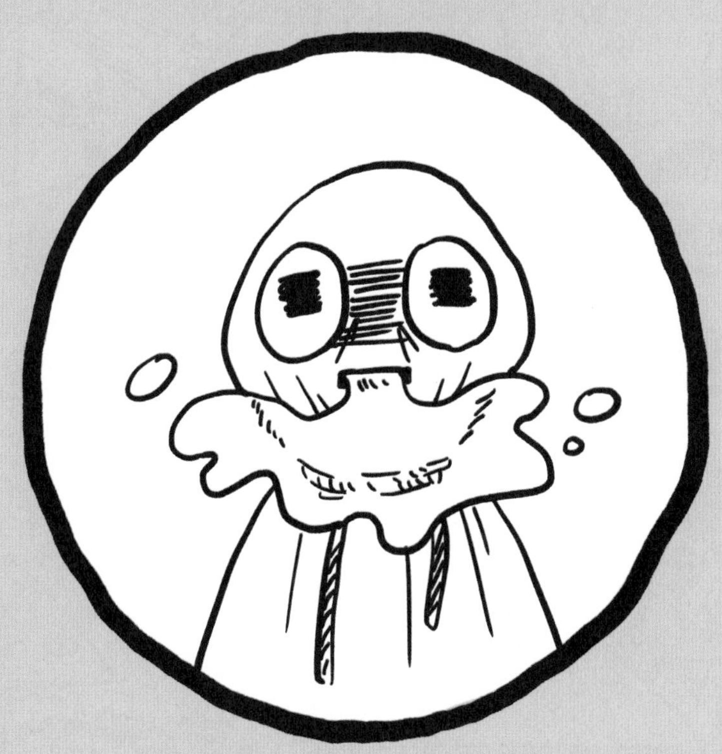

佛系。

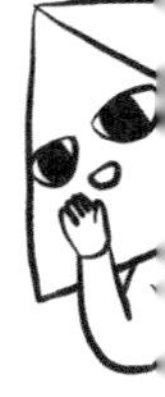

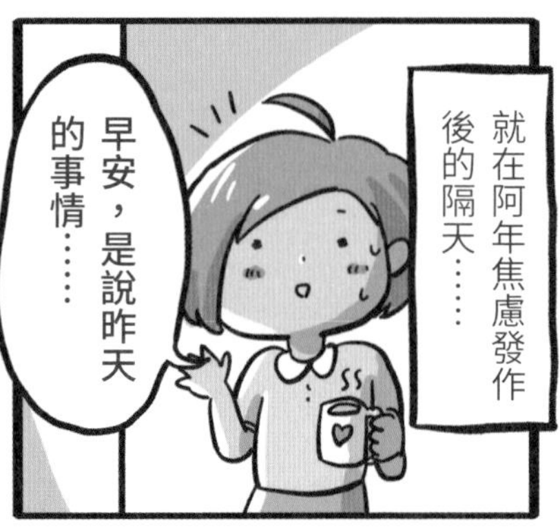
就在阿年焦慮發作後的隔天……
早安，是說昨天的事情……

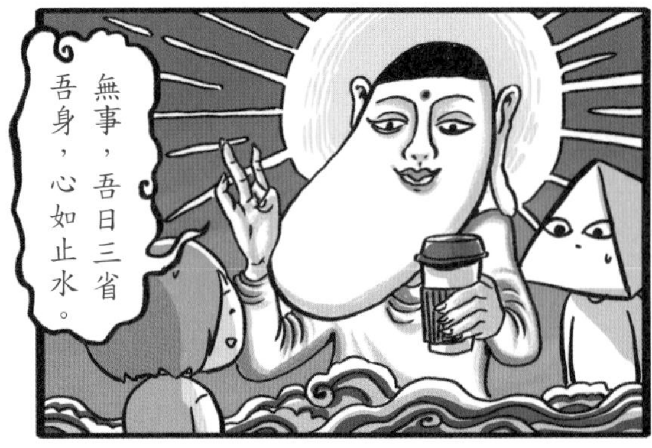
無事，吾日三省吾身，心如止水。

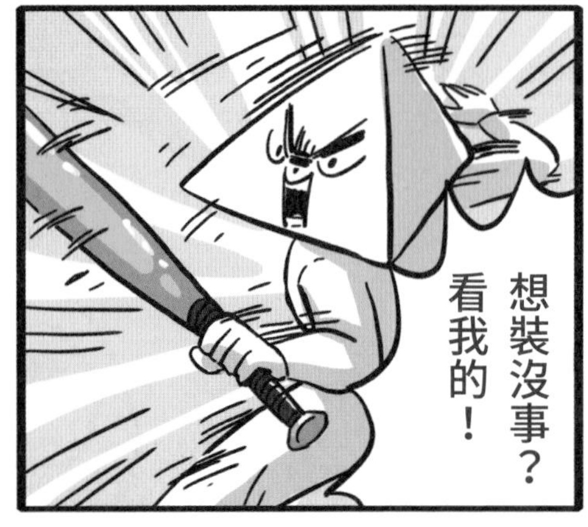
想裝沒事？看我的！

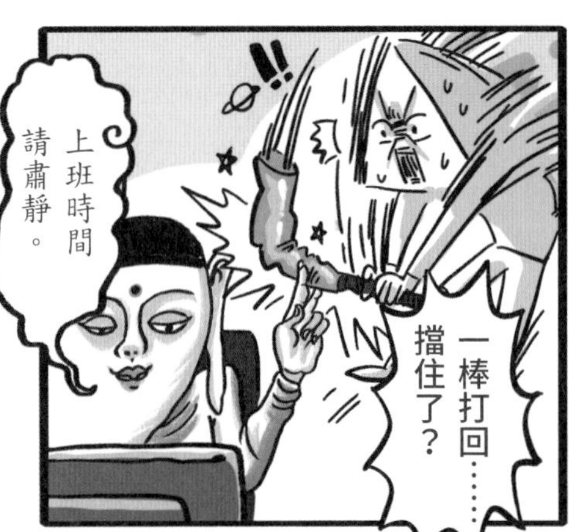
!!
一棒打回……擋住了？
上班時間請肅靜。

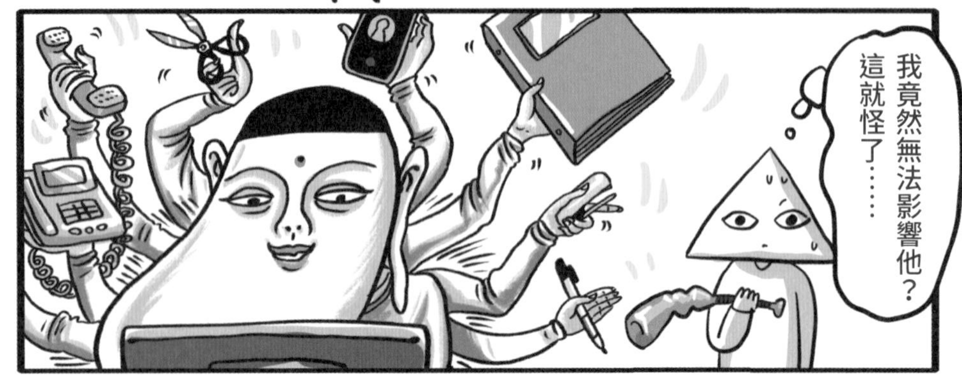
我竟然無法影響他？這就怪了……

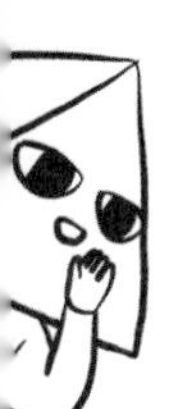

正確

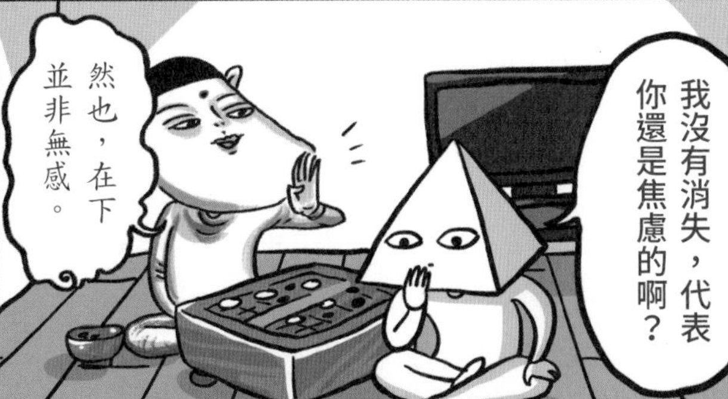
我沒有消失，代表你還是焦慮的啊？
然也，在下並非無感。

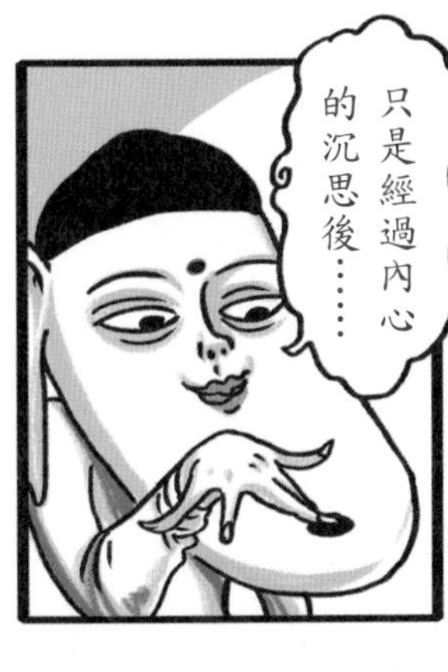
只是經過內心的沉思後……

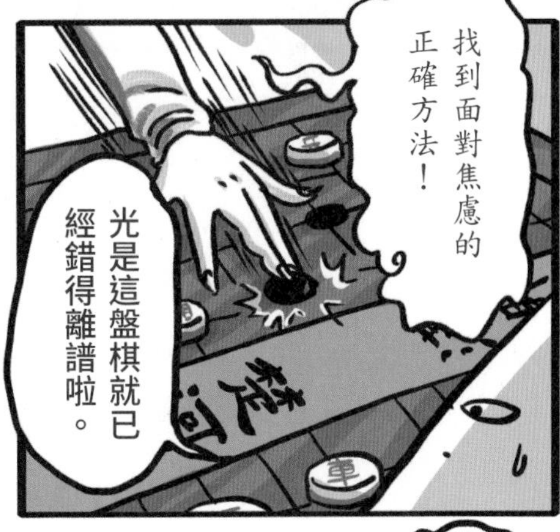
找到面對焦慮的正確方法！
光是這盤棋就已經錯得離譜啦。

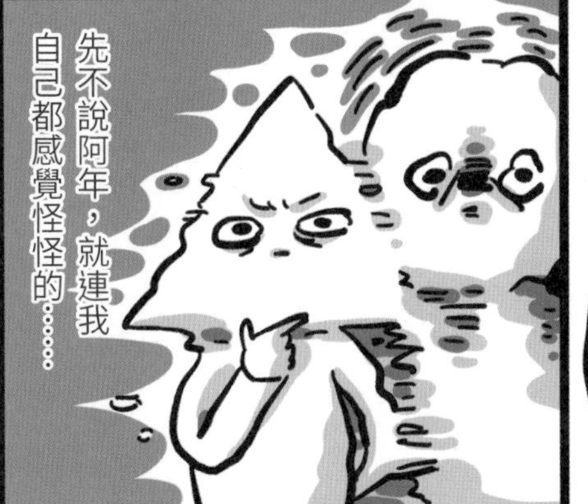
先不說阿年，就連我自己都感覺怪怪的……

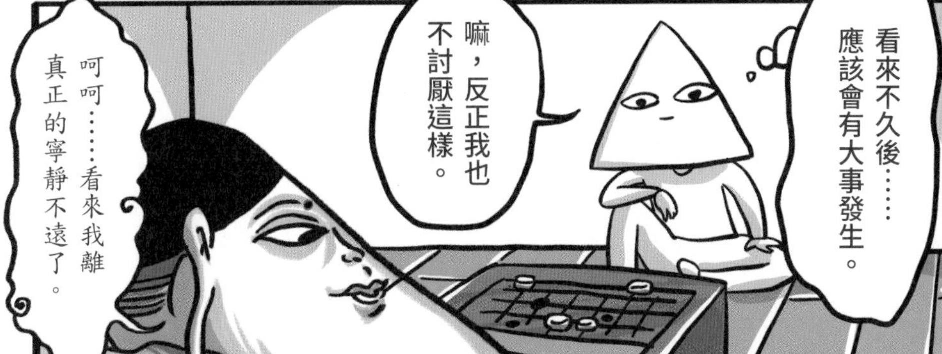
看來不久後……應該會有大事發生。
嘛，反正我也不討厭這樣。
呵呵……看來我離真正的寧靜不遠了。

順利。

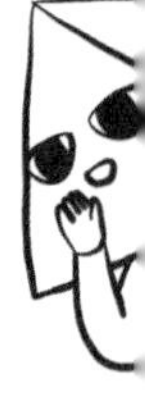

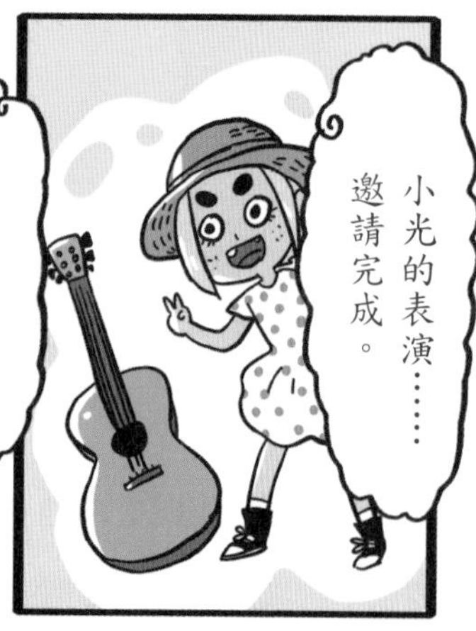
小光的表演……
邀請完成。

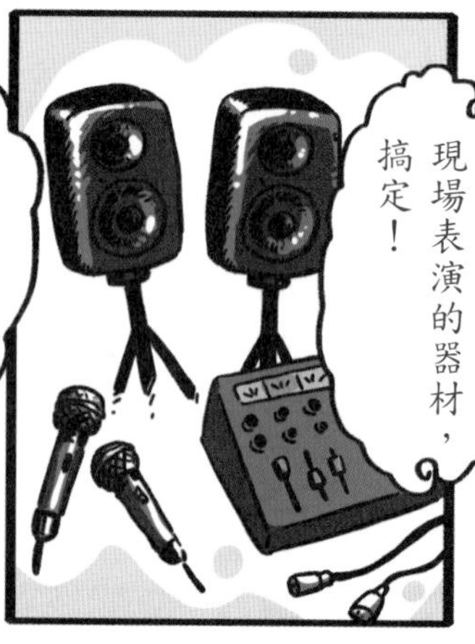
現場表演的器材，
搞定！

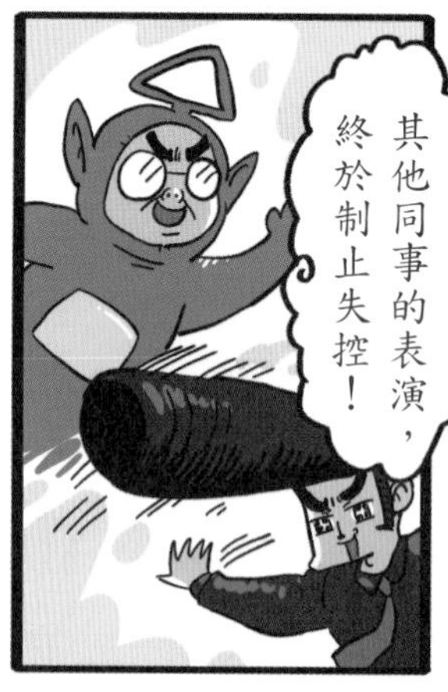
其他同事的表演，
終於制止失控！

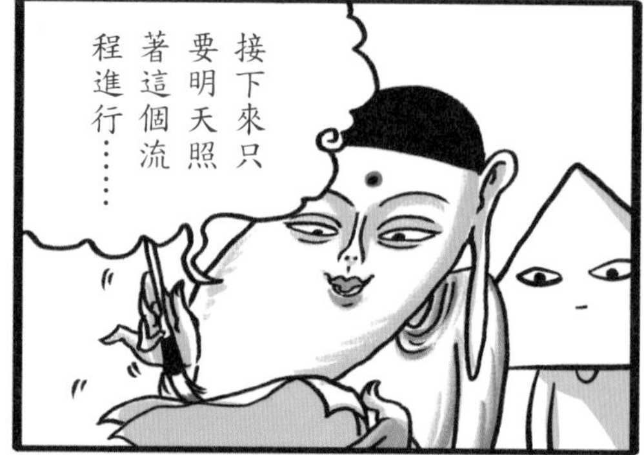
接下來只要明天照著這個流程進行……

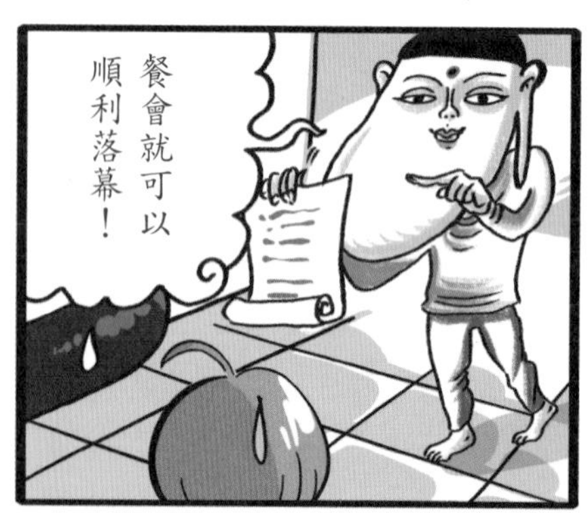
餐會就可以順利落幕！

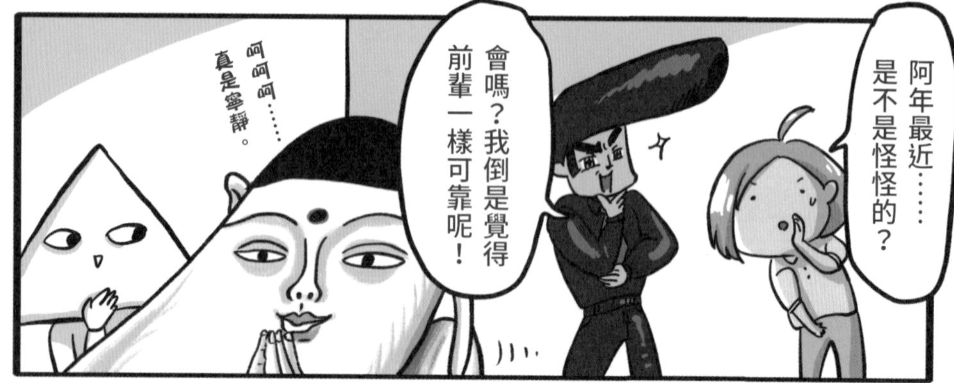
阿年最近……是不是怪怪的？
會嗎？我倒是覺得前輩一樣可靠呢！
呵呵呵……真是寧靜。

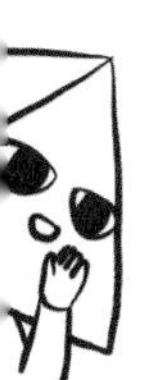

凡間俗事。

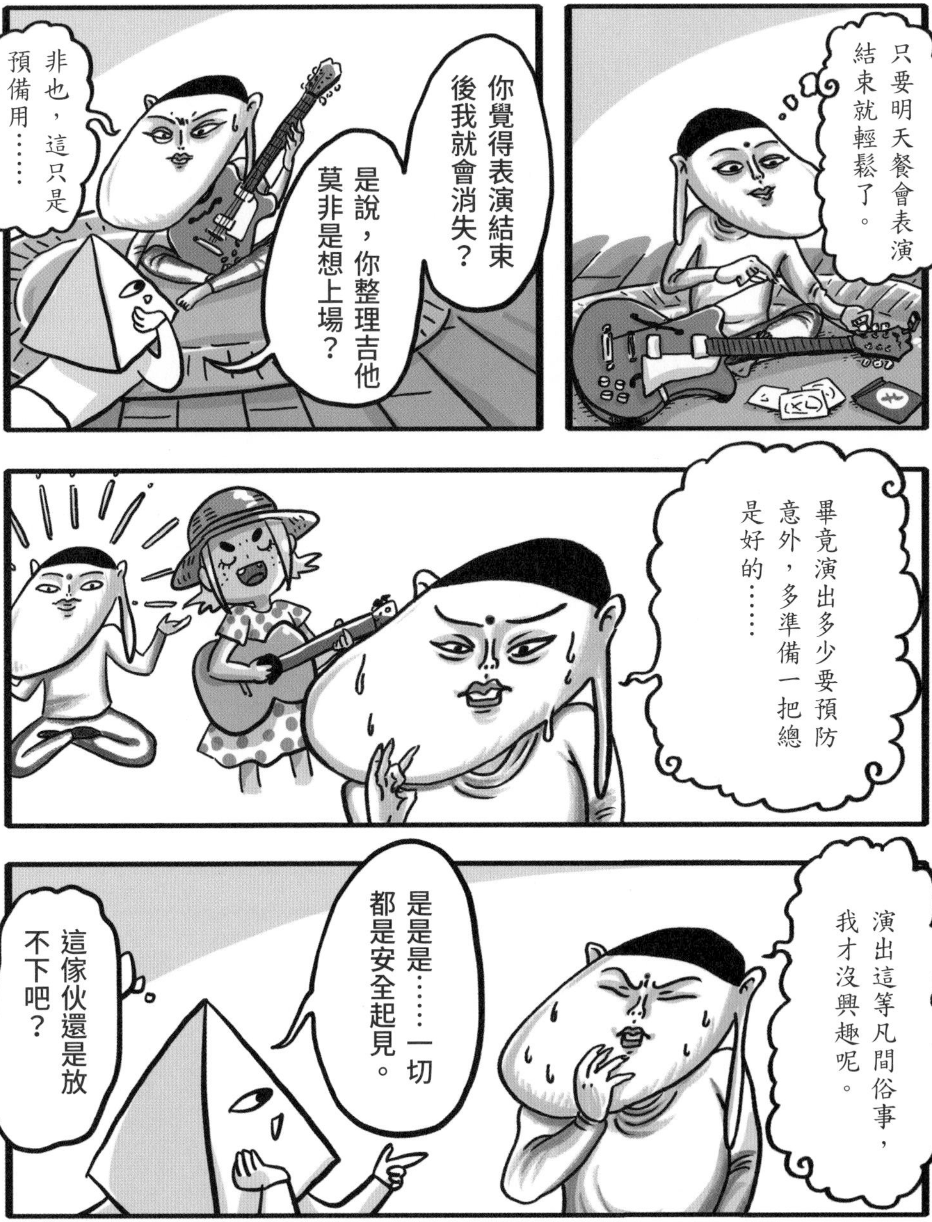

只要明天餐會表演結束就輕鬆了。

你覺得表演結束後我就會消失？

是說，你整理吉他莫非是想上場？

非也，這只是預備用……

畢竟演出多少要預防意外，多準備一把總是好的……

演出這等凡間俗事，我才沒興趣呢。

是是是……一切都是安全起見。

這傢伙還是放不下吧？

表演。

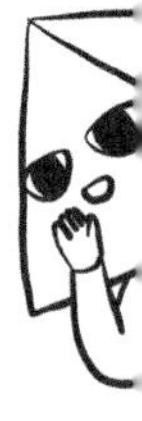

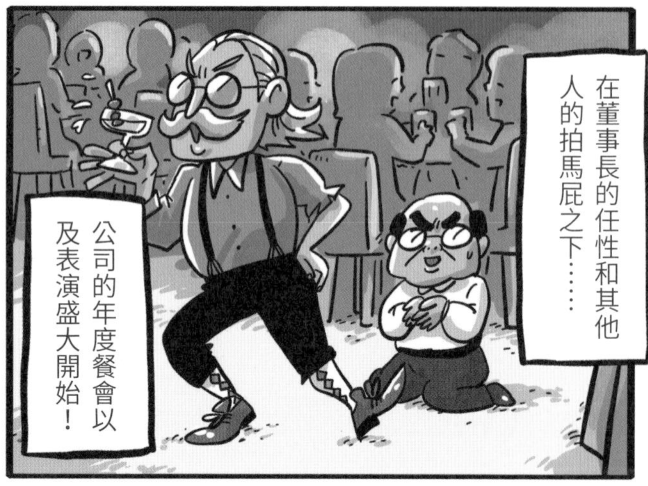

在董事長的任性和其他人的拍馬屁之下……
公司的年度餐會以及表演盛大開始！

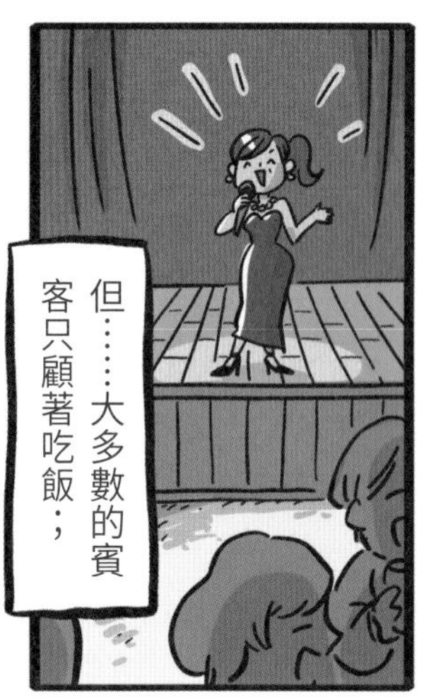

但……大多數的賓客只顧著吃飯；

更多的成分在於交際和應酬，
會認真看表演的人，其實非常少……

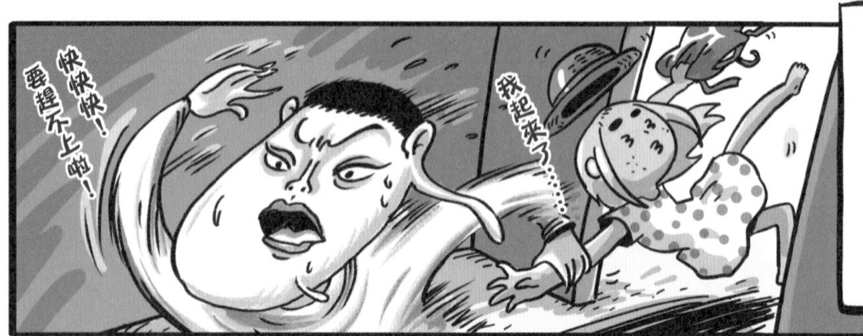

至於小光，則是完美的……睡過頭了。
我起來了……
快快快！
要趕不上啦！

以防萬一。

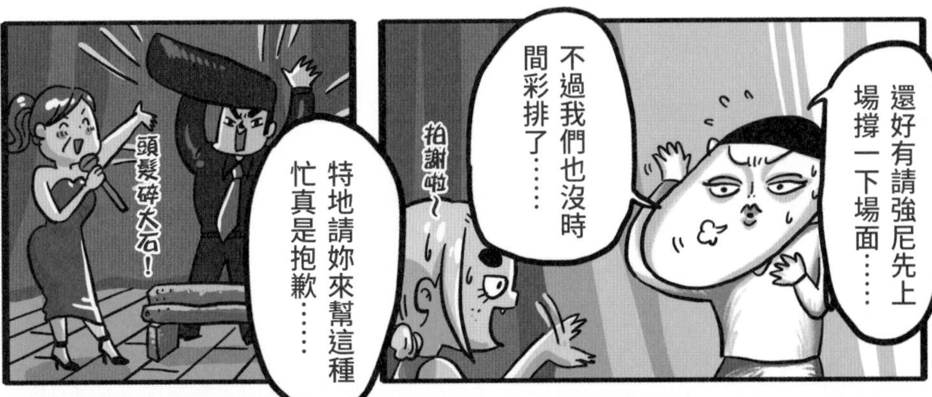
還好有請強尼先上場撐一下場面……
不過我們也沒時間彩排了……
拍謝啦~
特地請妳來幫這種忙真是抱歉……
頭髮碎大石!

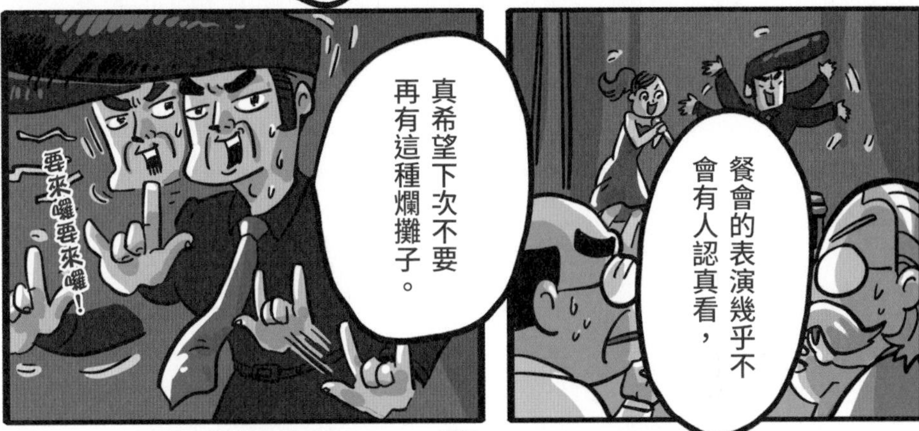
餐會的表演幾乎不會有人認真看，
真希望下次不要再有這種爛攤子。
耍來囉耍來囉!

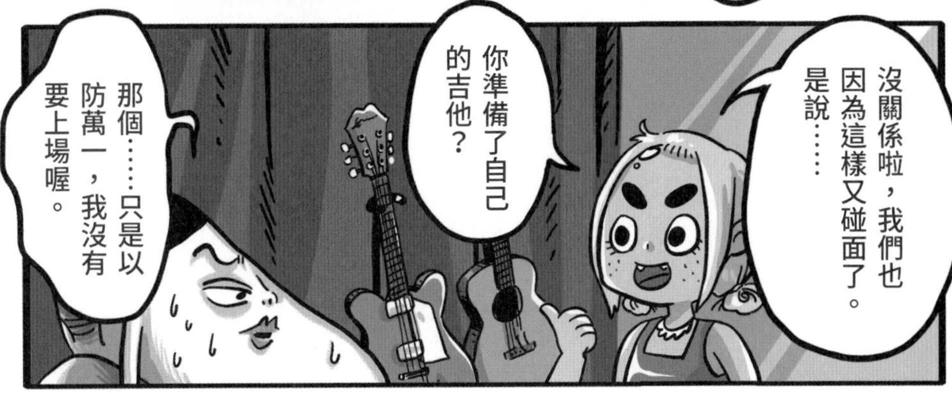
沒關係啦，我們也因為這樣又碰面了。是說……
你準備了自己的吉他？
那個……只是以防萬一，我沒有要上場喔。

之後再說。

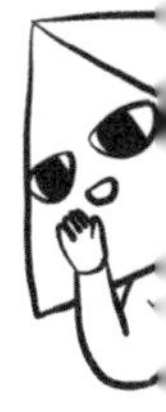

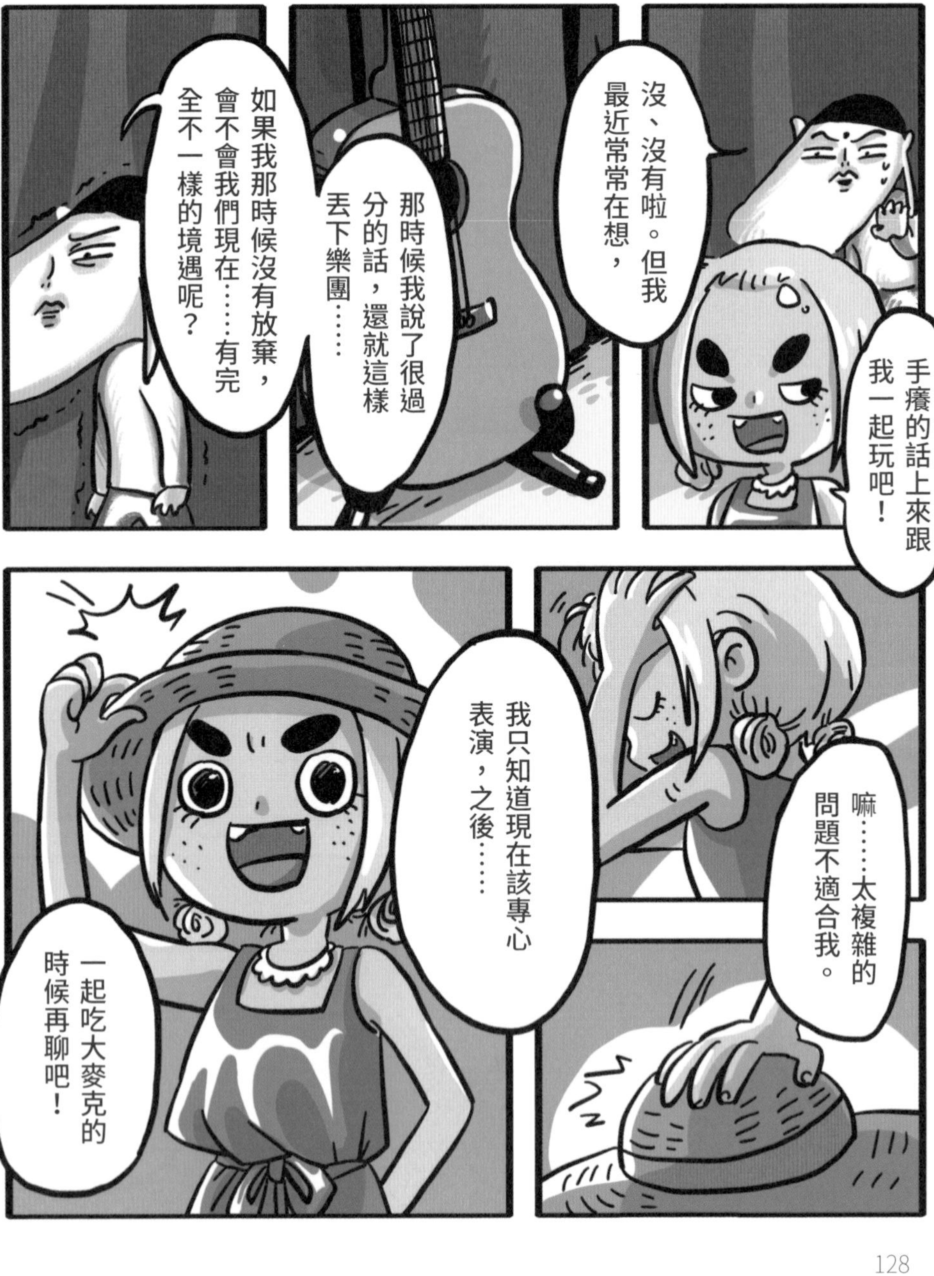

手癢的話上來跟我一起玩吧！

沒、沒有啦。但我最近常常在想，

那時候我說了很過分的話，還就這樣丟下樂團……

如果我那時候沒有放棄，會不會我們現在……有完全不一樣的境遇呢？

嘛……太複雜的問題不適合我。

我只知道現在該專心表演，之後……

一起吃大麥克的時候再聊吧！

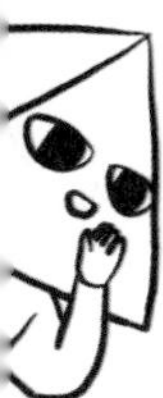

放輕鬆？

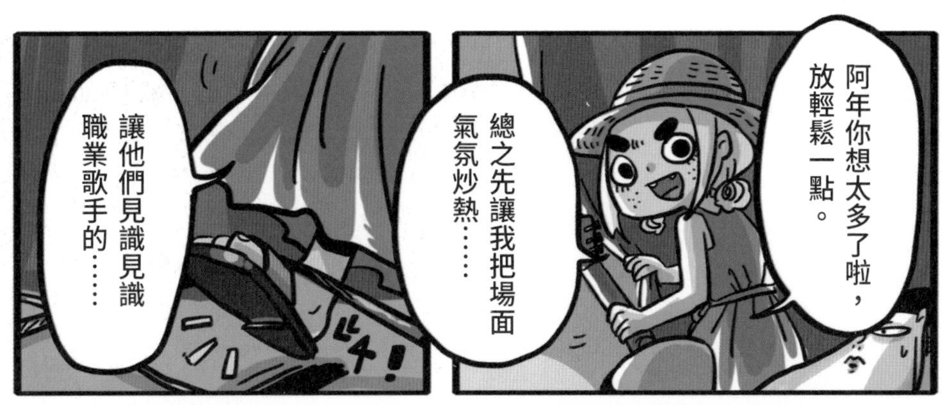

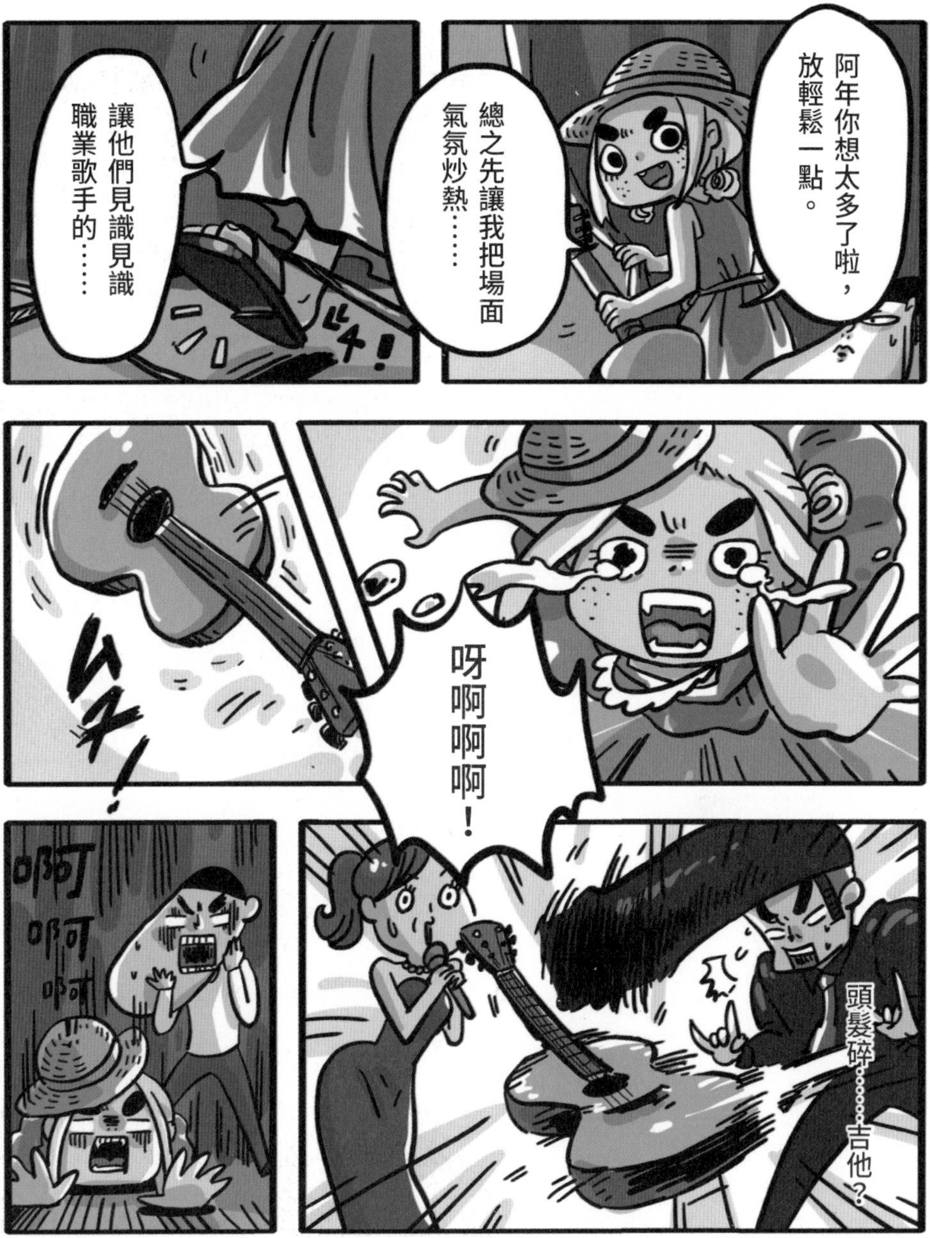

沒辦法了。

粉碎啦啦啦！

振作啊！竟然嚇壞了？
出竅啦!?
可惡，沒想到真的出意外了……

沒辦法，只能先靠我自己……

幫小光擋一陣啦！

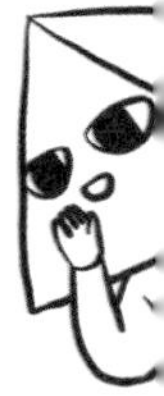

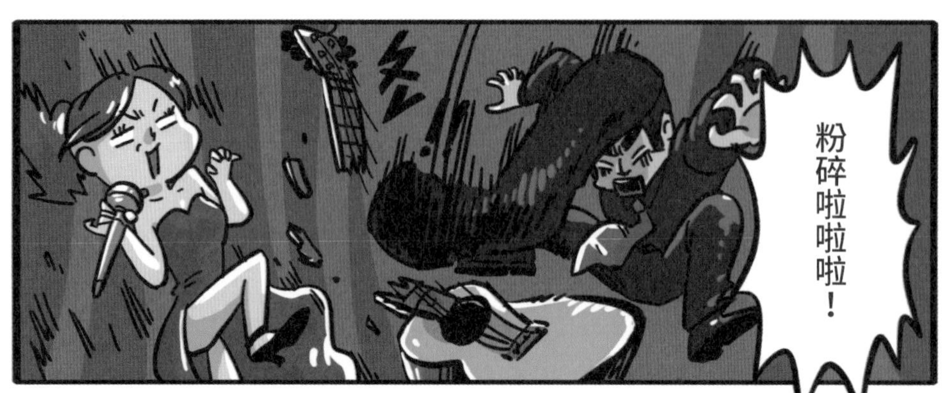

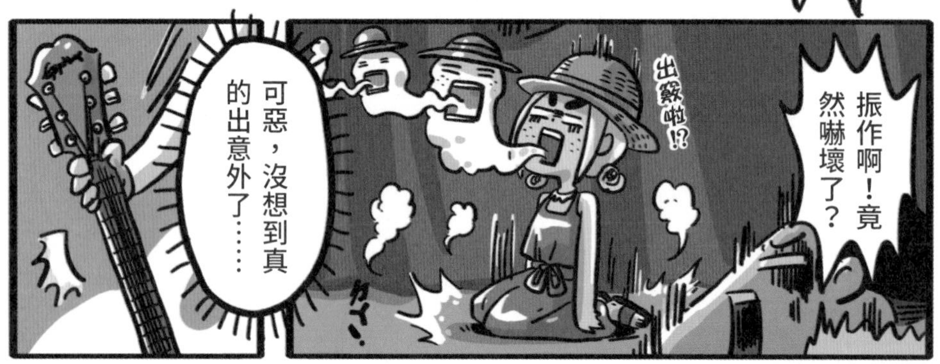

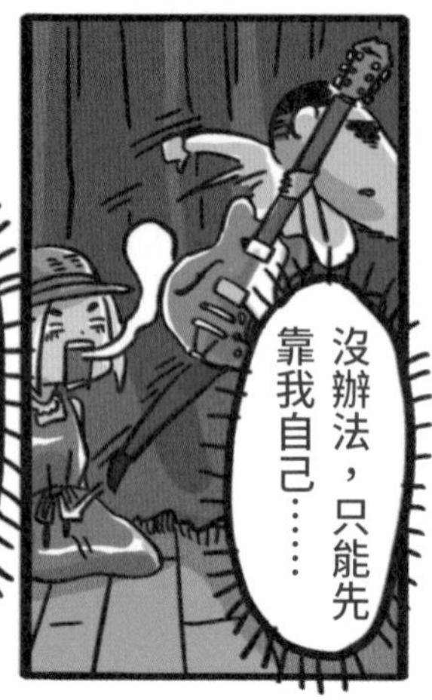

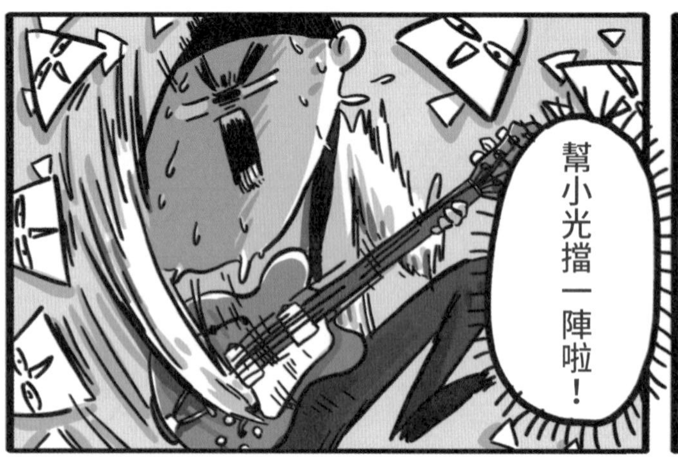

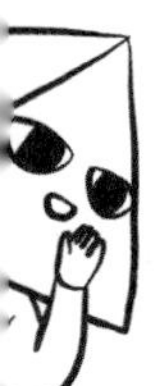

撐住。

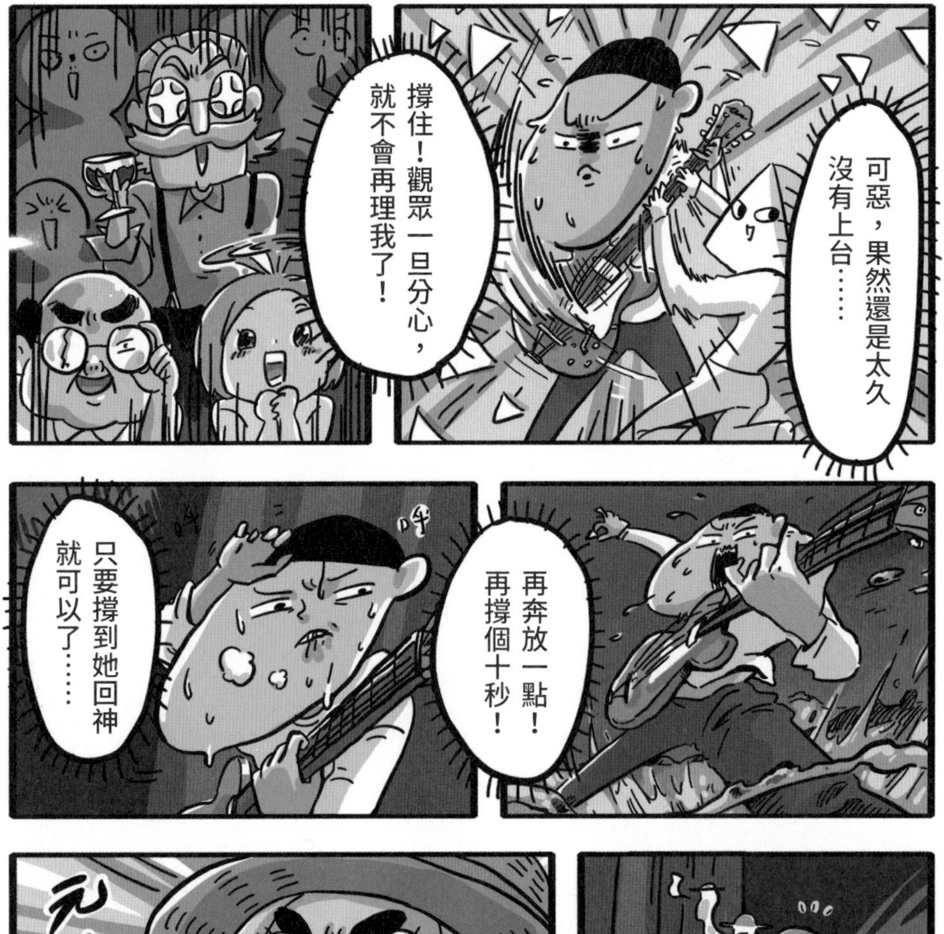

可惡，果然還是太久沒有上台……

撐住！觀眾一旦分心，就不會再理我了！

再奔放一點！再撐個十秒！

呼

只要撐到她回神就可以了……

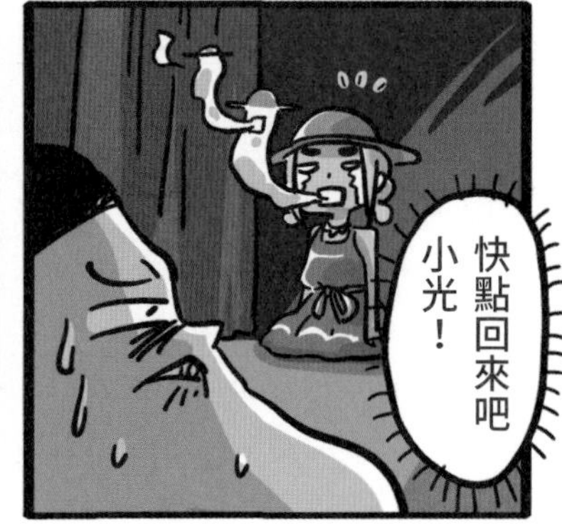

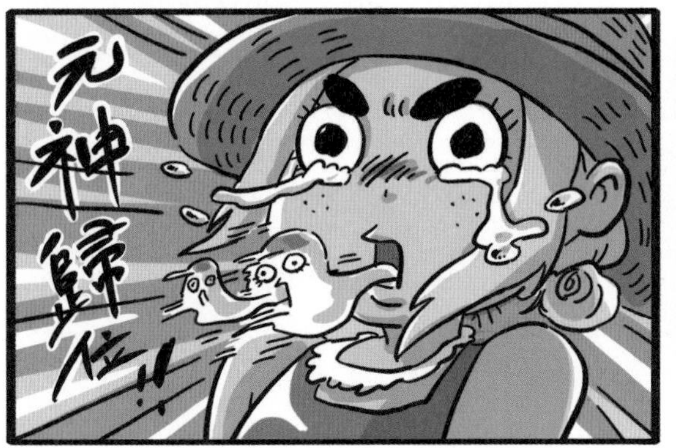

想念。

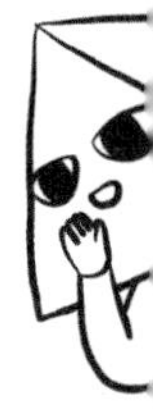

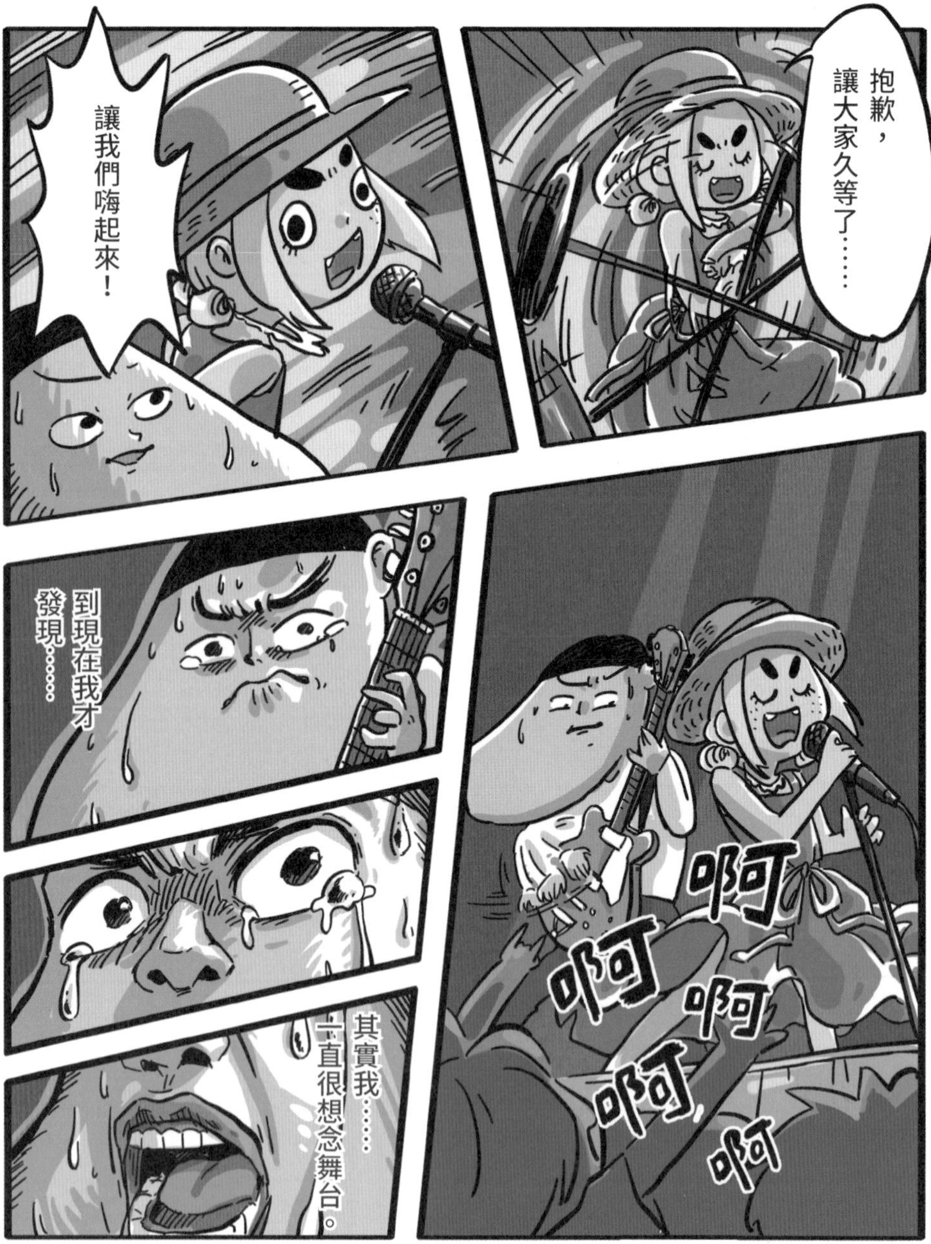

抱歉，讓大家久等了……

讓我們嗨起來！

啊
啊
啊
啊
啊

到現在我才發現……

其實我……一直很想念舞台。

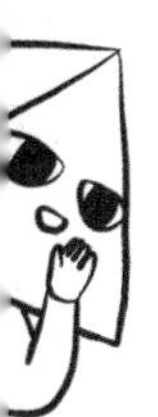

殘骸。

好想就這樣
一直唱下去，
但我知道這首
歌結束後，
一切都會恢復
日常。

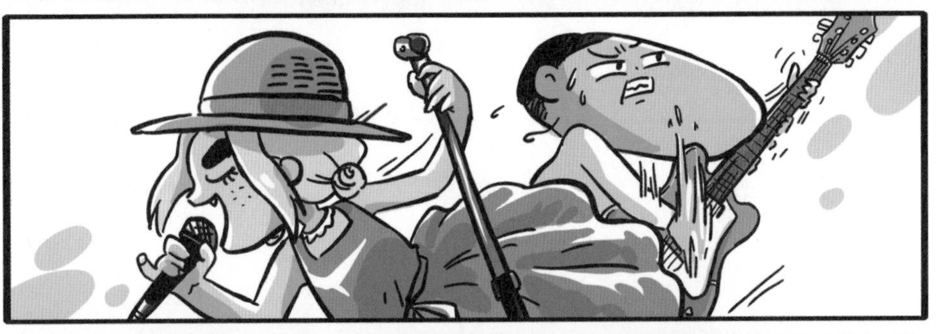

我一樣是
「上班族阿年」；
她一樣是
「歌手小光」。
一切都沒變，
只是我又再一次
靠著她的光芒……

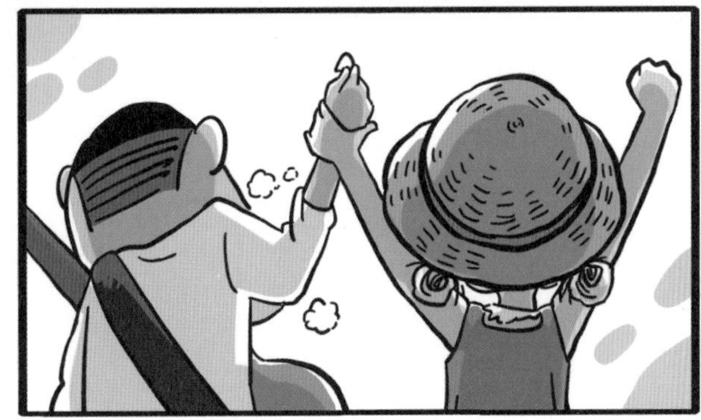

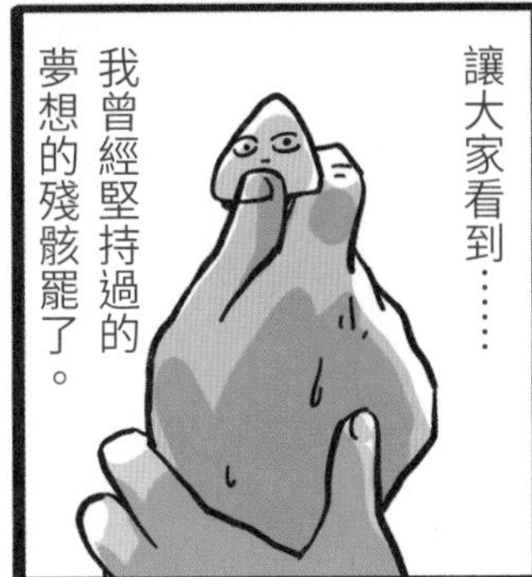

落幕。

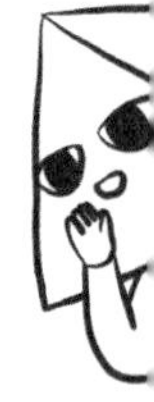

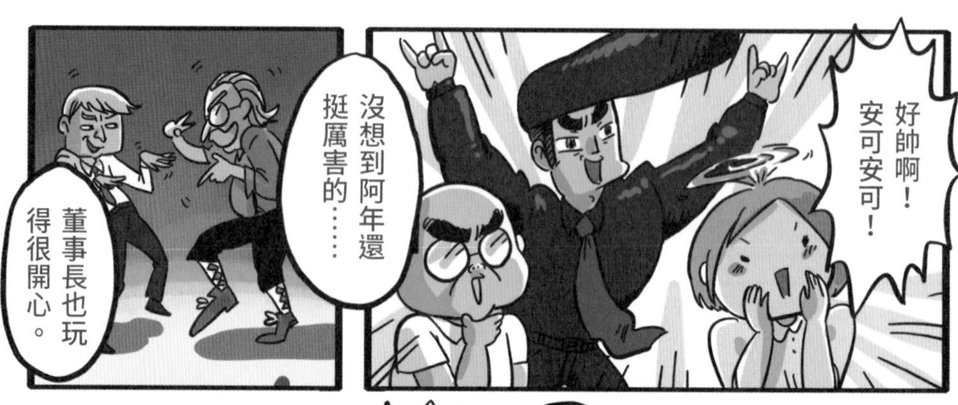
好帥啊！安可安可！
沒想到阿年還挺厲害的……
董事長也玩得很開心。

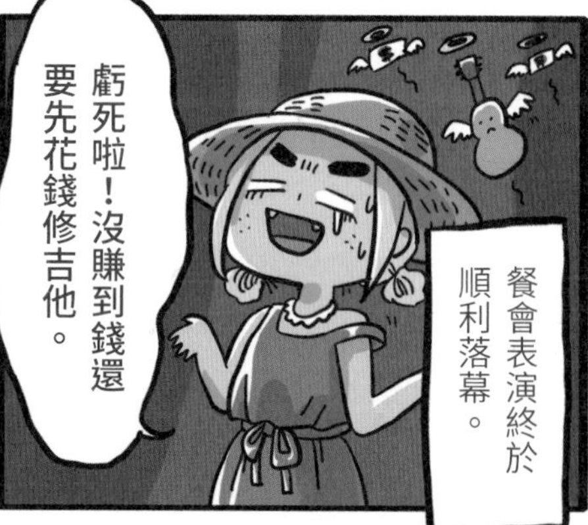
餐會表演終於順利落幕。
虧死啦！沒賺到錢還要先花錢修吉他。

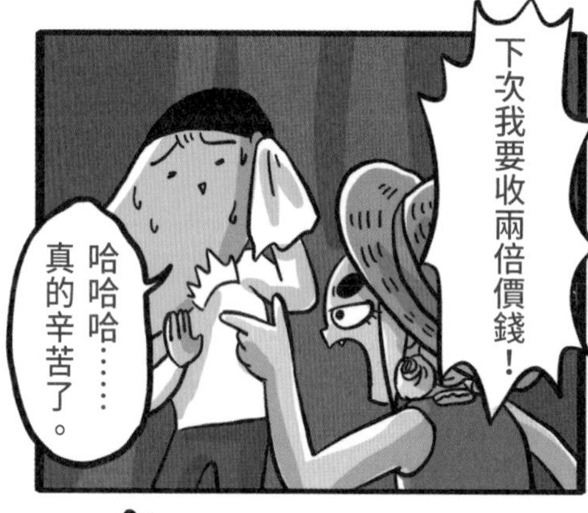
下次我要收兩倍價錢！
哈哈哈……真的辛苦了。

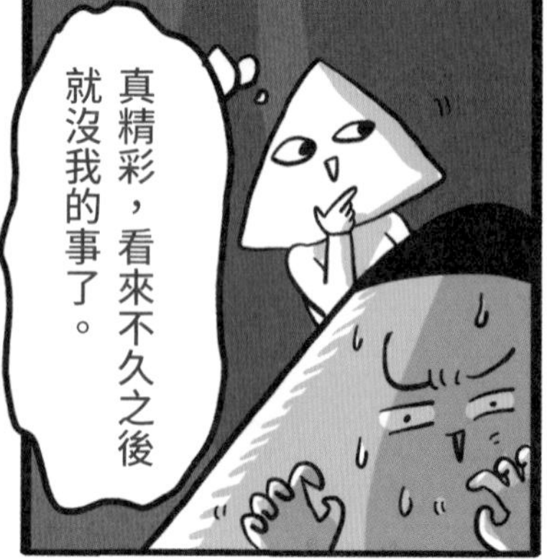
真精彩，看來不久之後就沒我的事了。

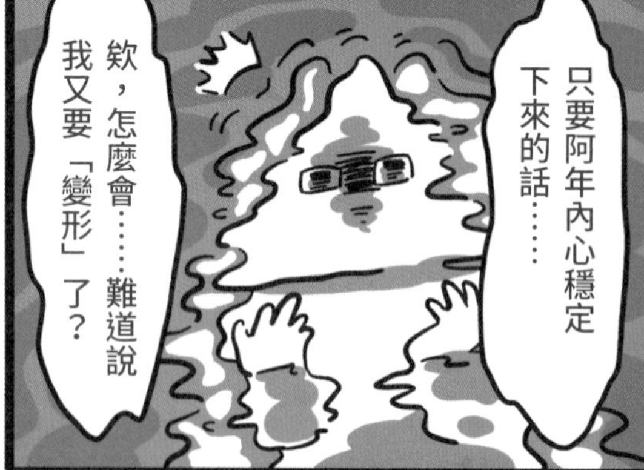
只要阿年內心穩定下來的話……
欸，怎麼會……難道說我又要「變形」了？

慶功宴。

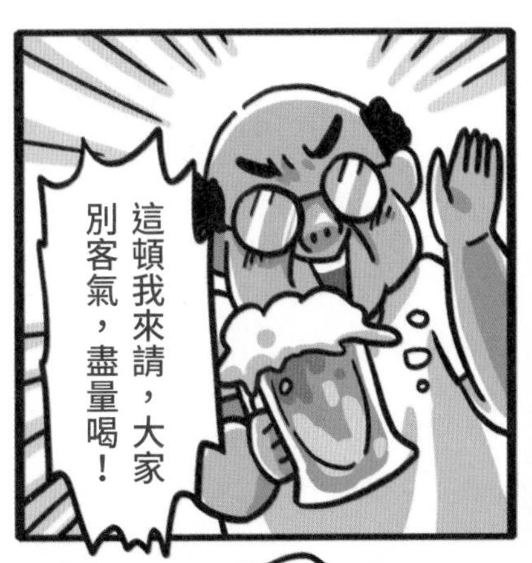
這頓我來請，大家別客氣，盡量喝！

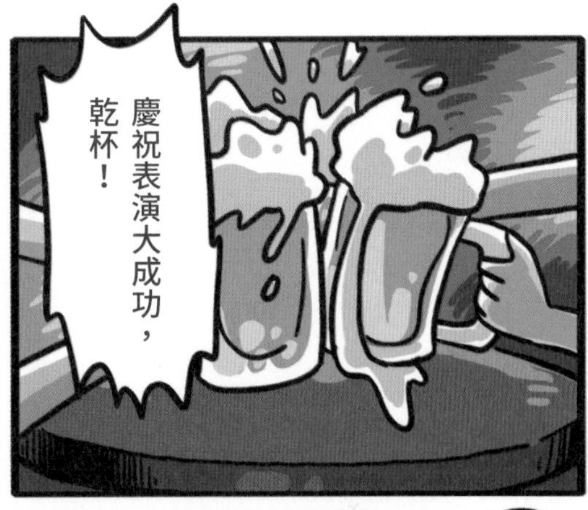
慶祝表演大成功，乾杯！

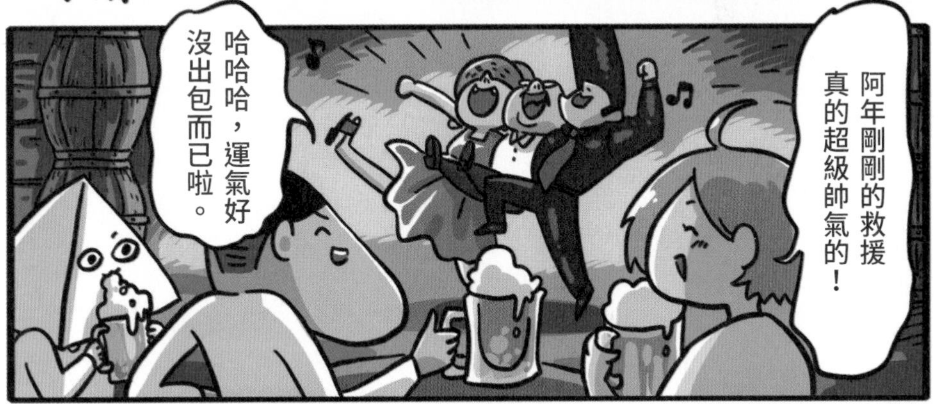
阿年剛剛的救援真的超級帥氣的！
哈哈哈，運氣好沒出包而已啦。

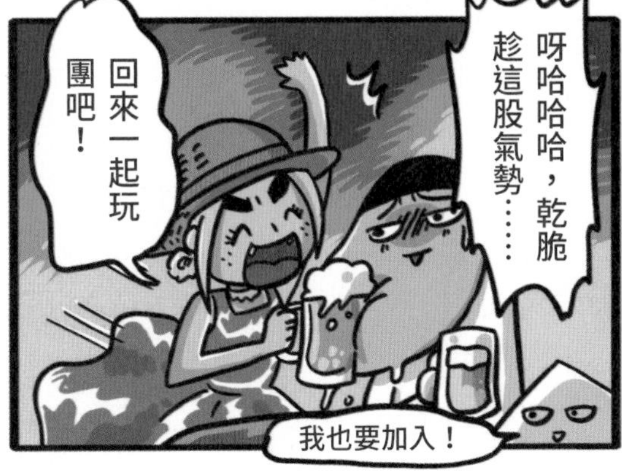
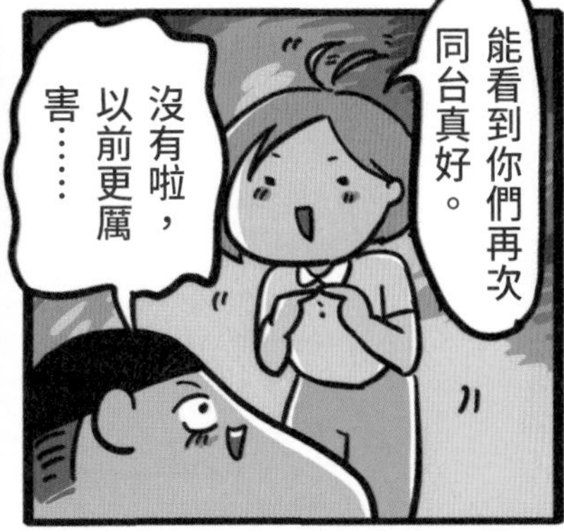
能看到你們再次同台真好。
沒有啦，以前更厲害……
呀哈哈哈，乾脆趁這股氣勢……
回來一起玩團吧！
我也要加入！

職業音樂人。

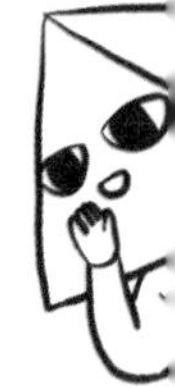

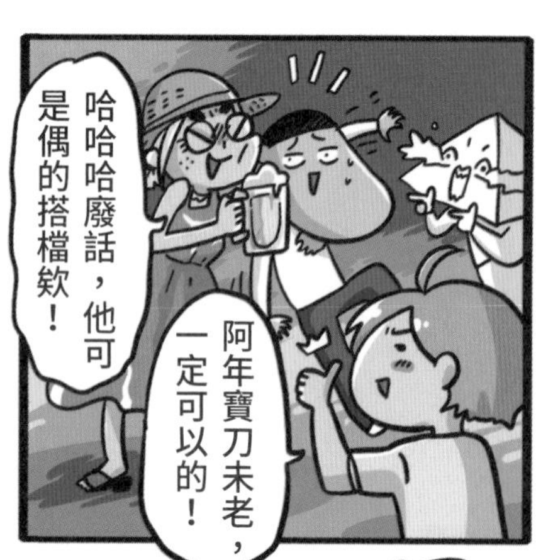
哈哈哈廢話，他可是偶的搭檔欸！
阿年寶刀未老，一定可以的！

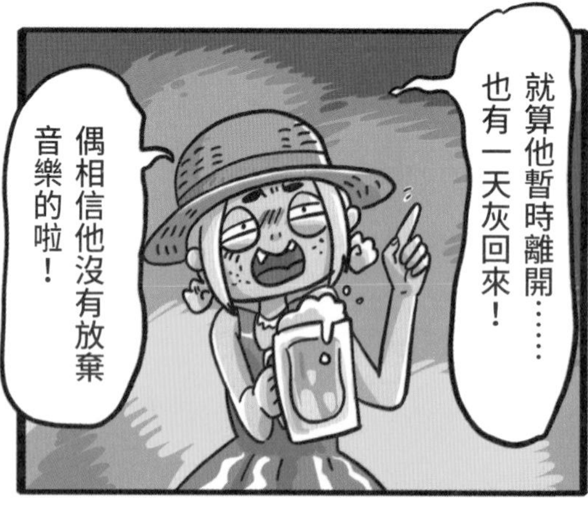
就算他暫時離開……也有一天灰回來！
偶相信他沒有放棄音樂的啦！

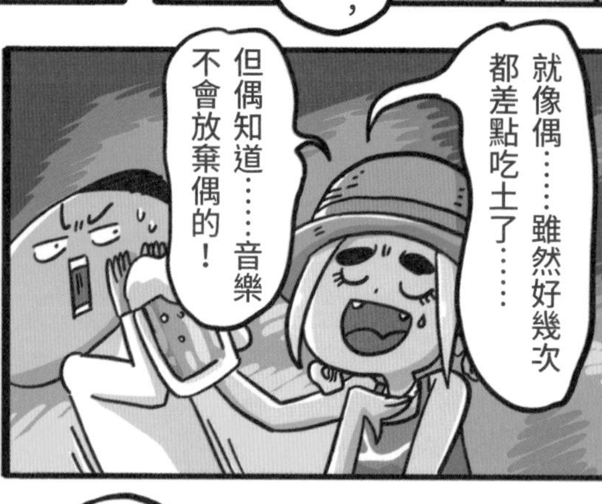
就像偶……雖然好幾次都差點吃土了……
但偶知道……音樂不會放棄偶的！

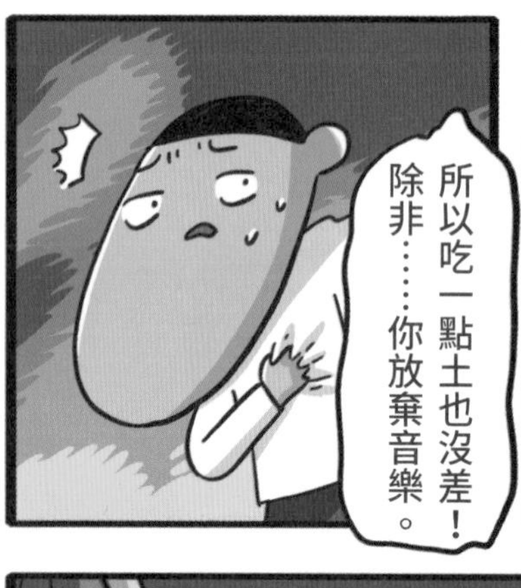
所以吃一點土也沒差！除非……你放棄音樂。

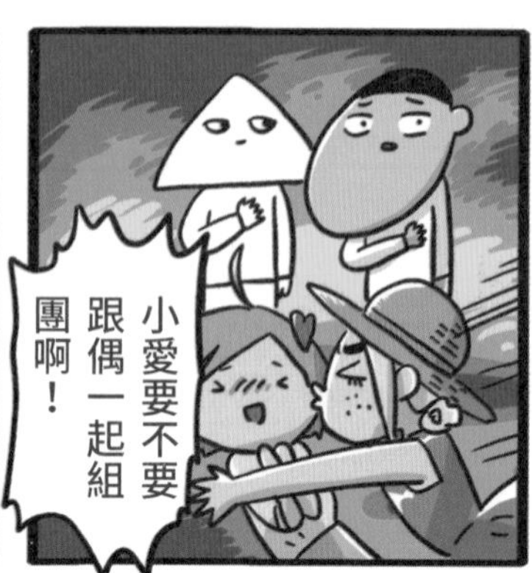
小愛要不要跟偶一起組團啊！

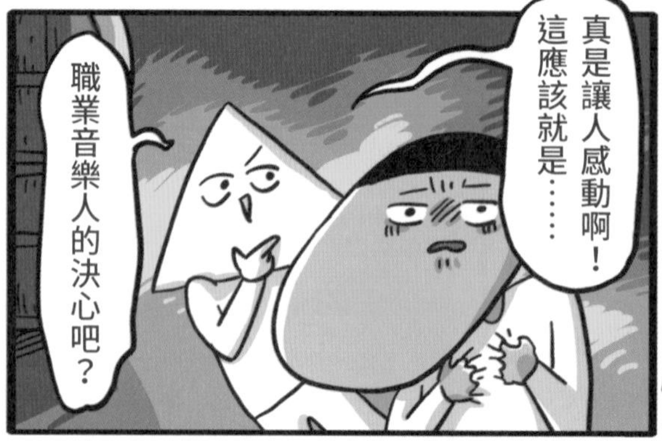
真是讓人感動啊！這應該就是……
職業音樂人的決心吧？

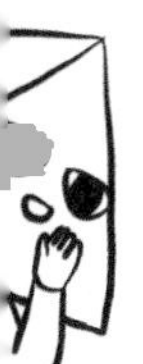

相較之下。

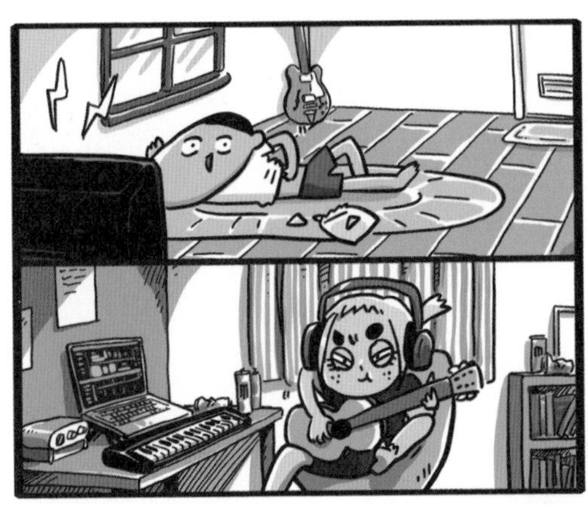

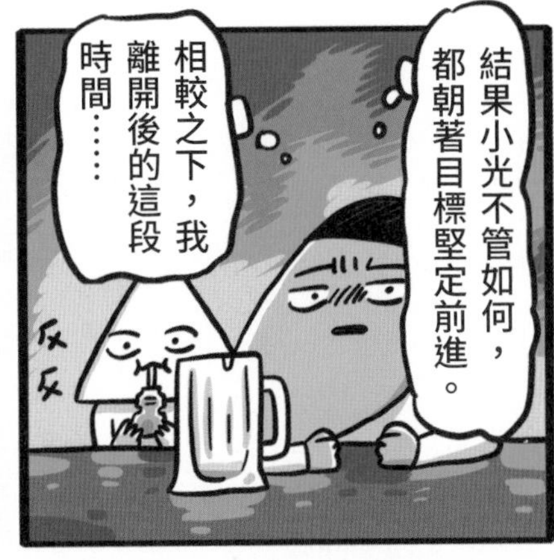

結果小光不管如何，都朝著目標堅定前進。
相較之下，我離開後的這段時間……

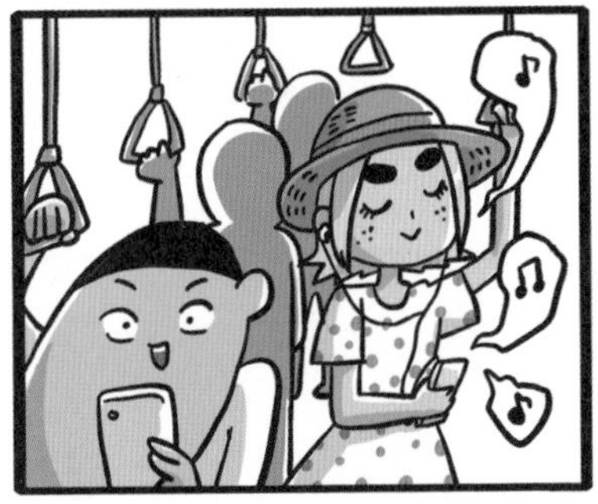

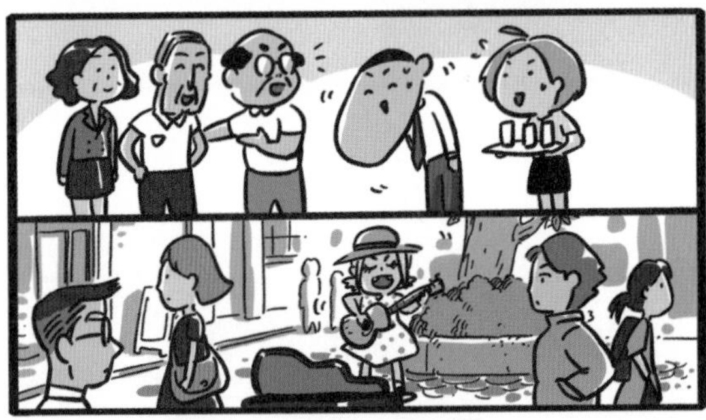

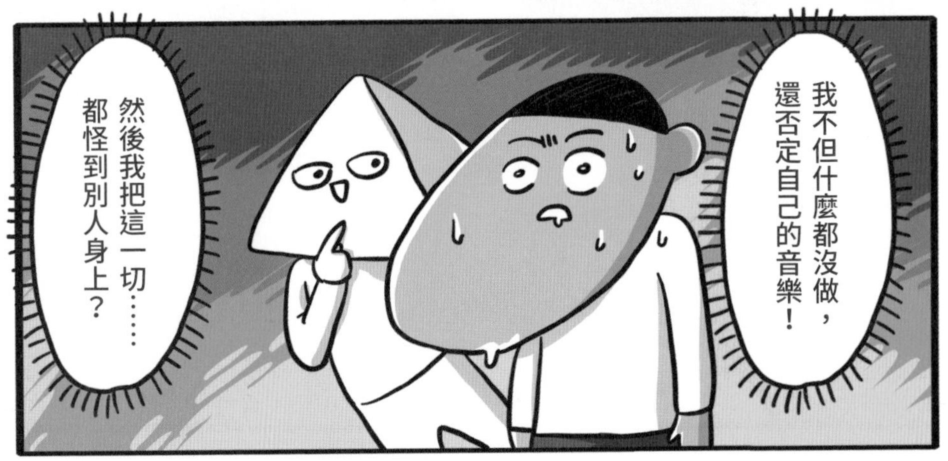

我不但什麼都沒做，還否定自己的音樂！
然後我把這一切……都怪到別人身上？

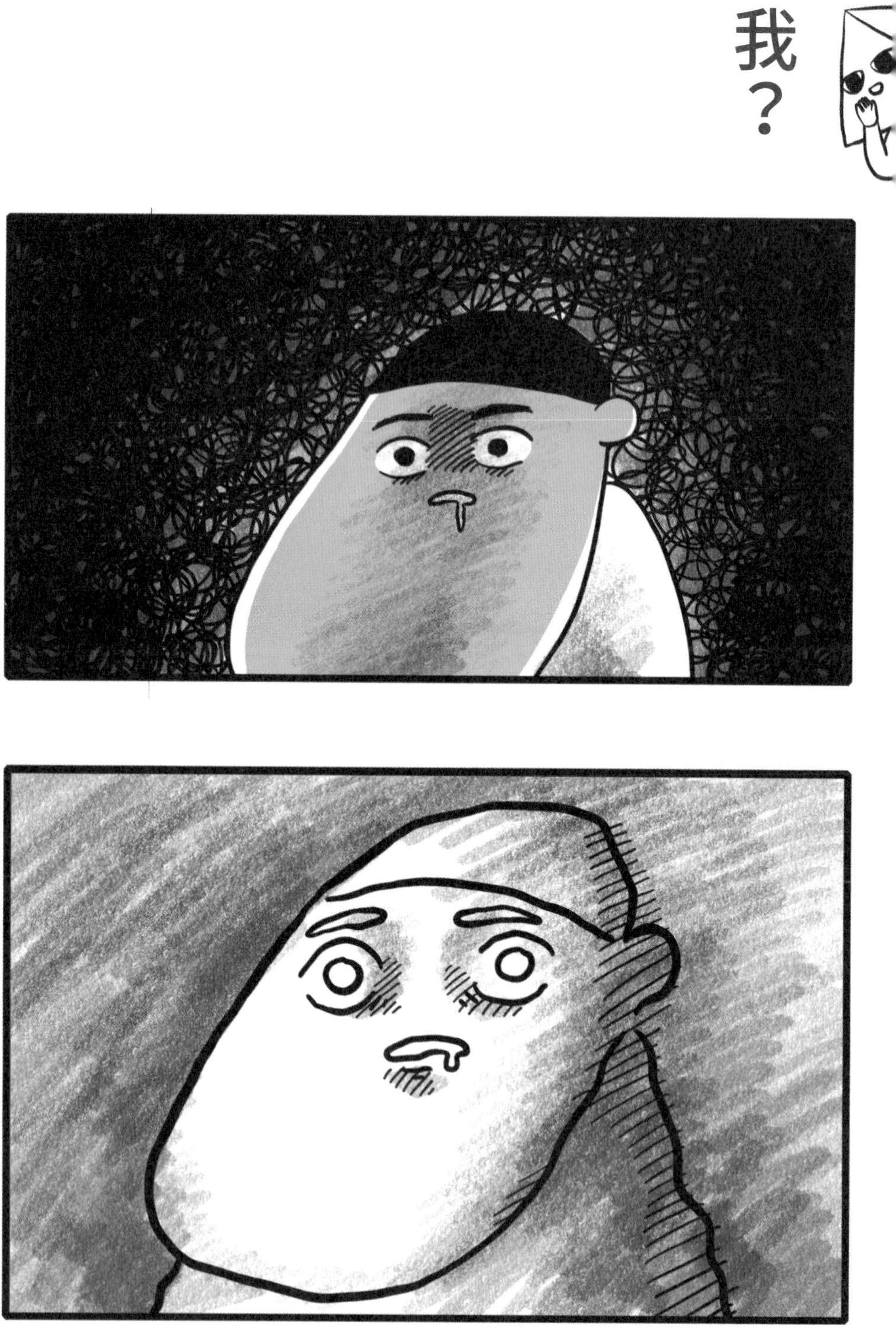

我？

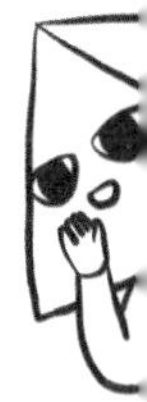

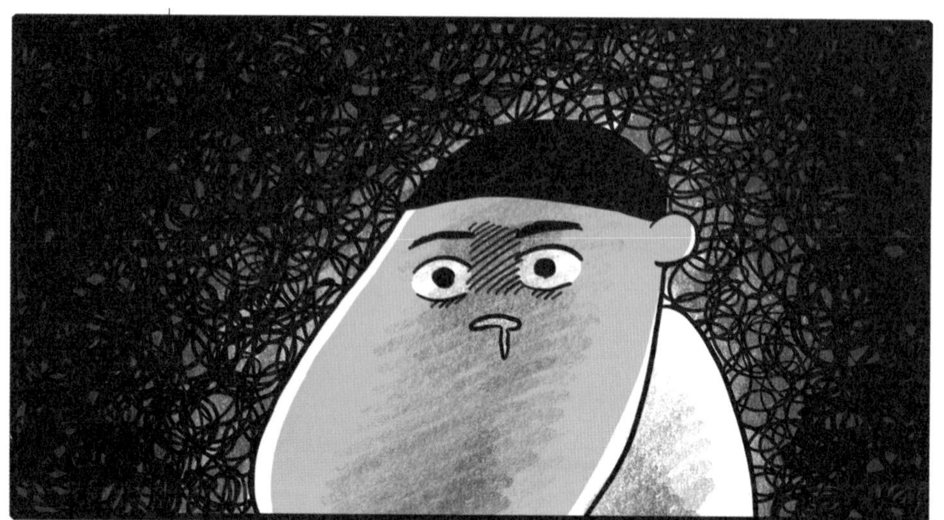

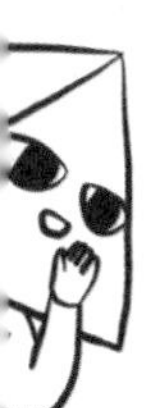

。病假

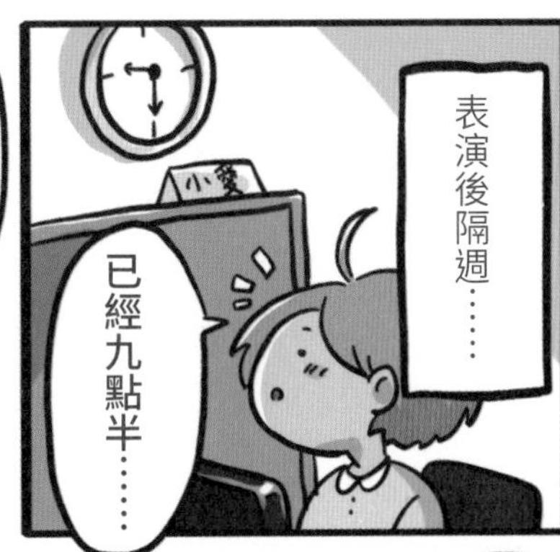
表演後隔週……
已經九點半……
小愛

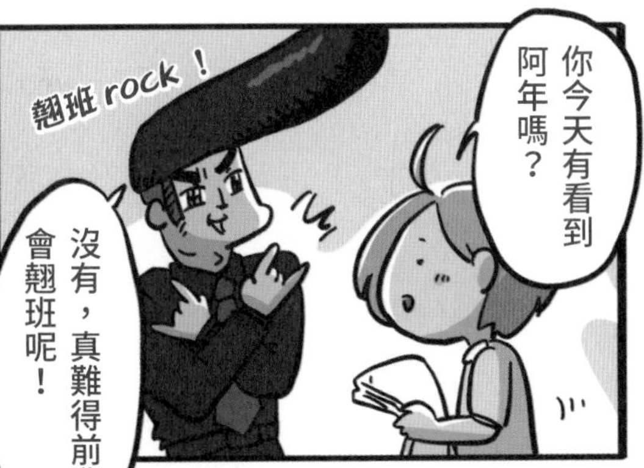
你今天有看到阿年嗎？
翹班 rock！
沒有，真難得前輩會翹班呢！

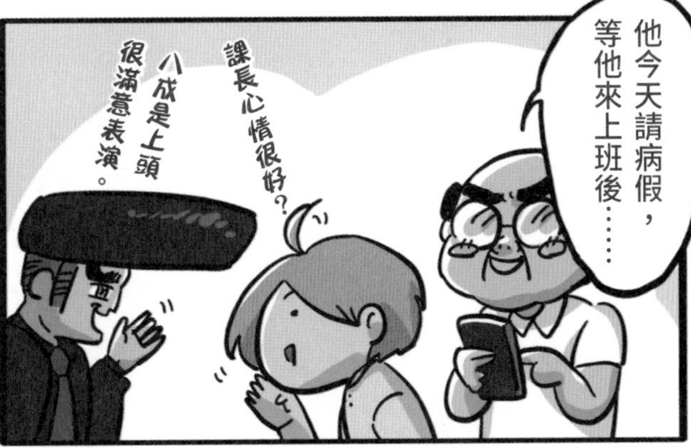
他今天請病假，等他來上班後……
課長心情很好？
八成是上頭很滿意表演。

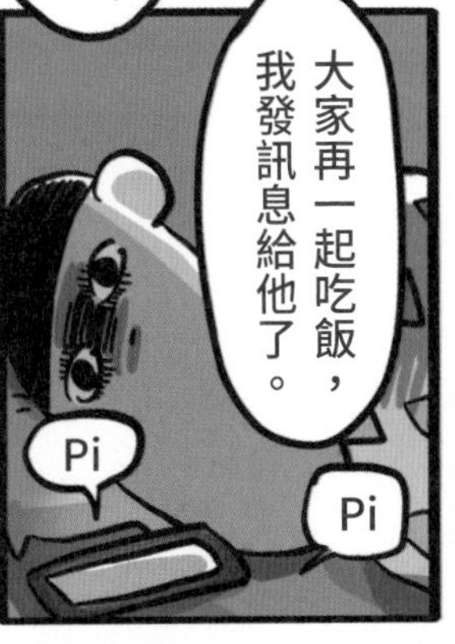
大家再一起吃飯，我發訊息給他了。
Pi
Pi

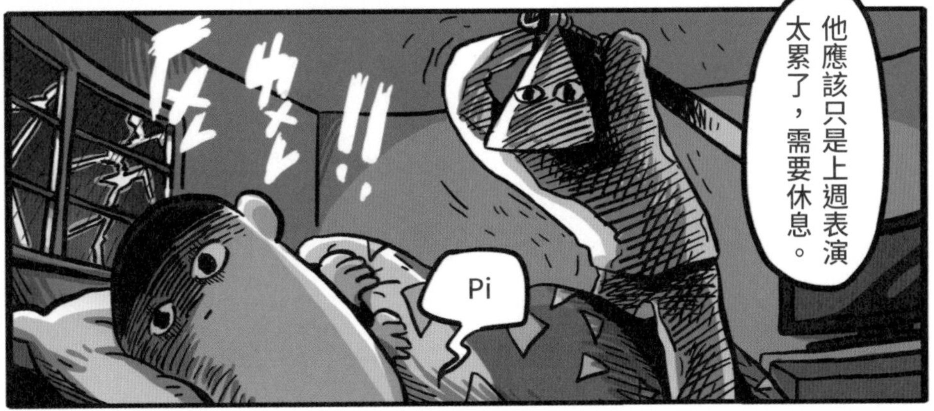
他應該只是上週表演太累了，需要休息。
Pi

睡眠的品質，
介於有和沒有之間

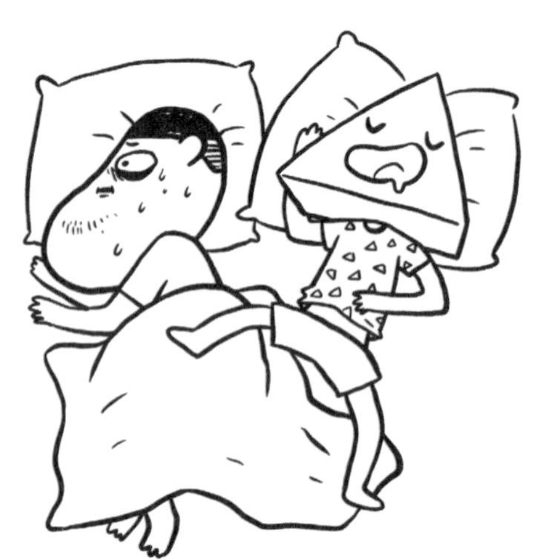

第10回

沉淪與共存

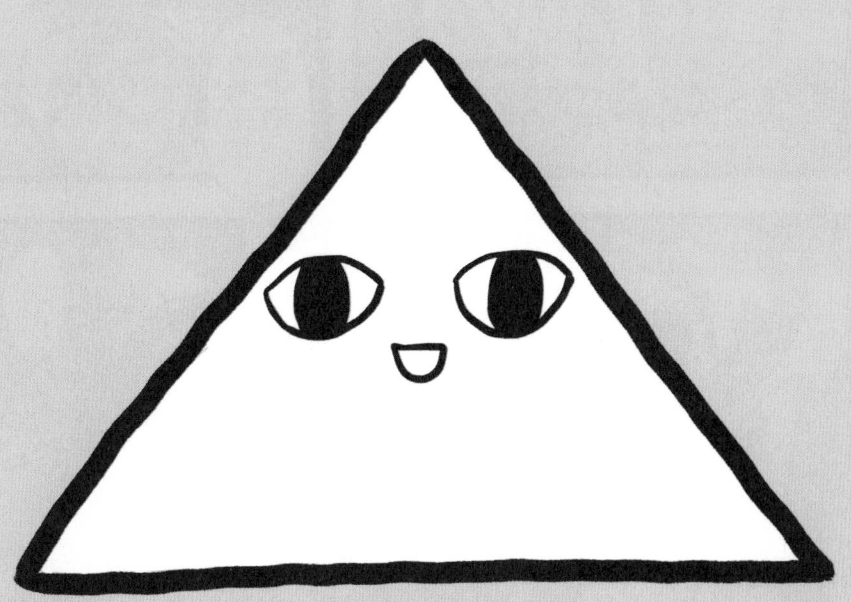

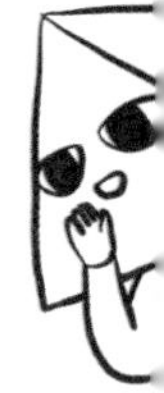

動手吧。

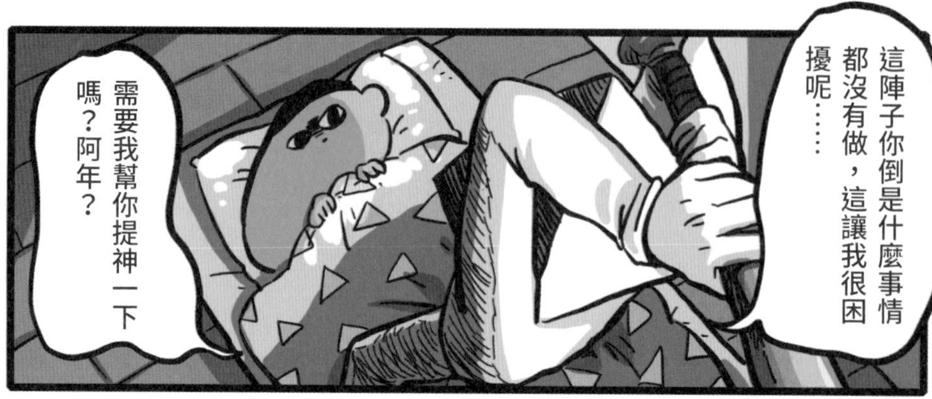
這陣子你倒是什麼事情都沒有做，這讓我很困擾呢……
需要我幫你提神一下嗎？阿年？

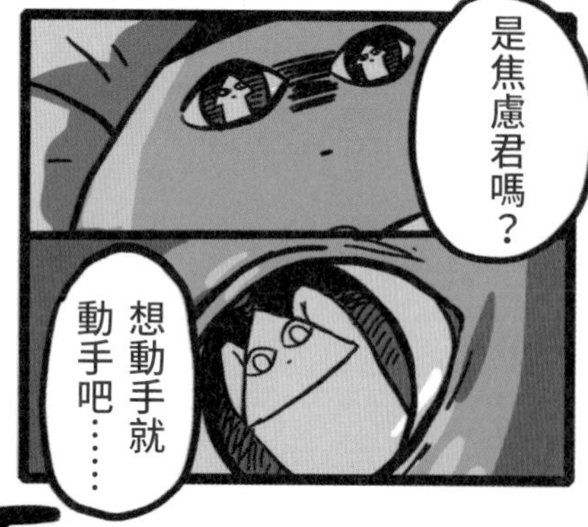
是焦慮君嗎？
想動手就動手吧……

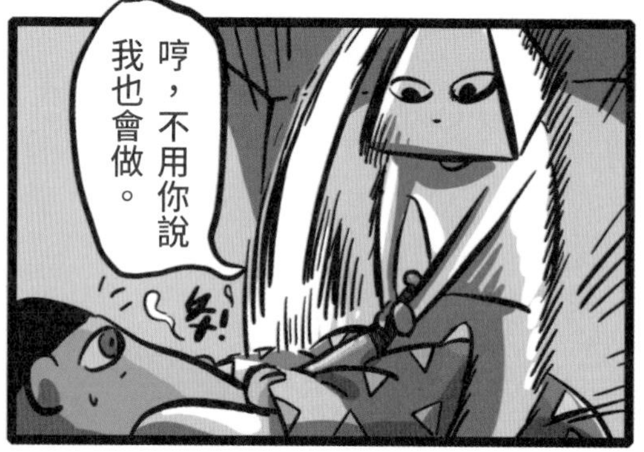
哼，不用你說我也會做。

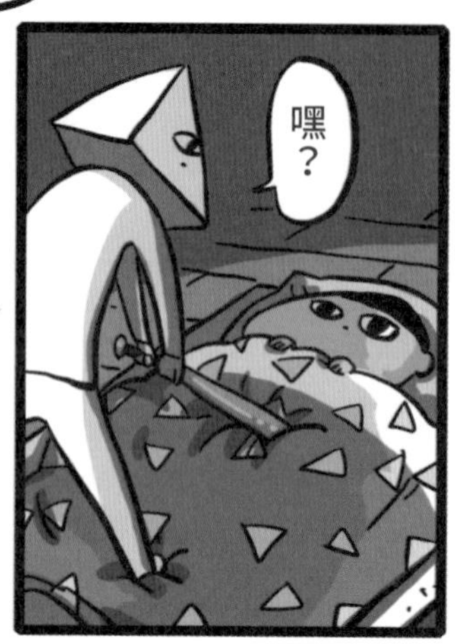
嘿？

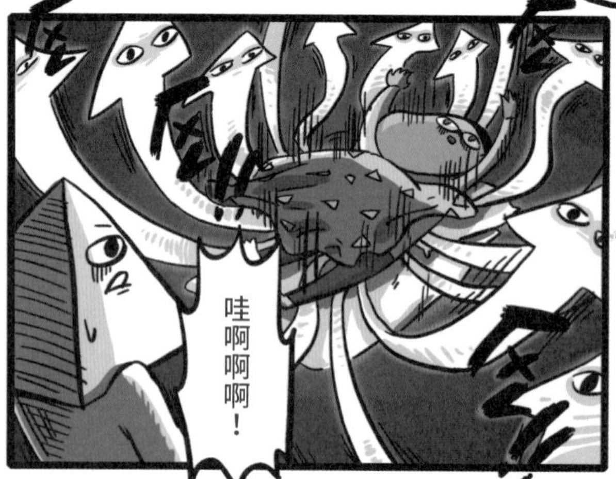
哇啊啊啊！

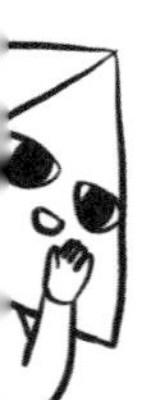

焦慮輪迴。

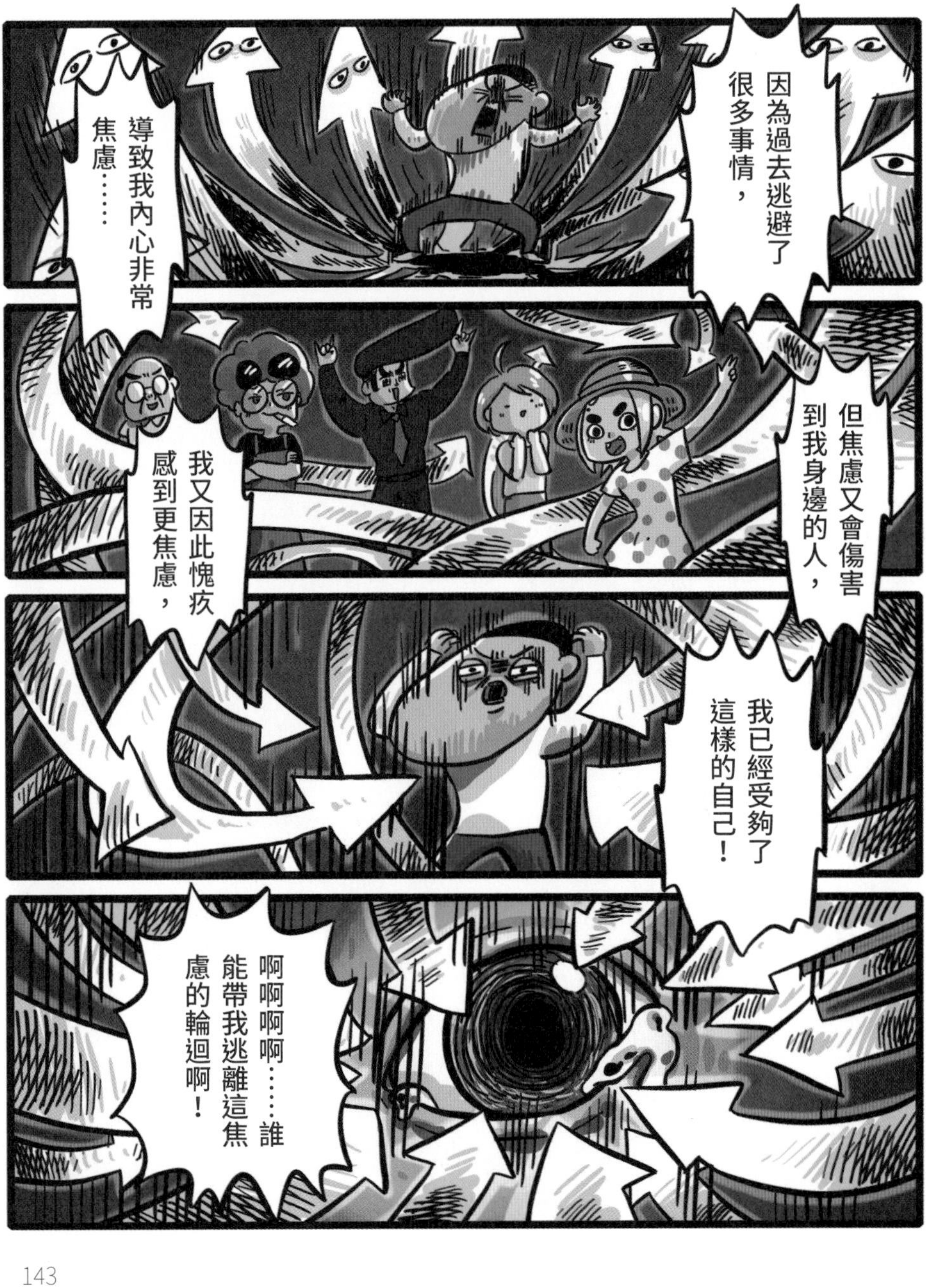

因為過去逃避了很多事情，
導致我內心非常焦慮……
但焦慮又會傷害到我身邊的人，
我又因此愧疚感到更焦慮，
我已經受夠了這樣的自己！
啊啊啊啊……誰能帶我逃離這焦慮的輪迴啊！

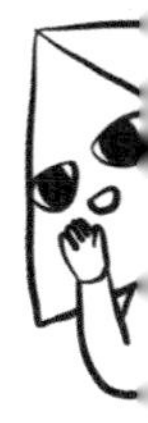

動力阻力。

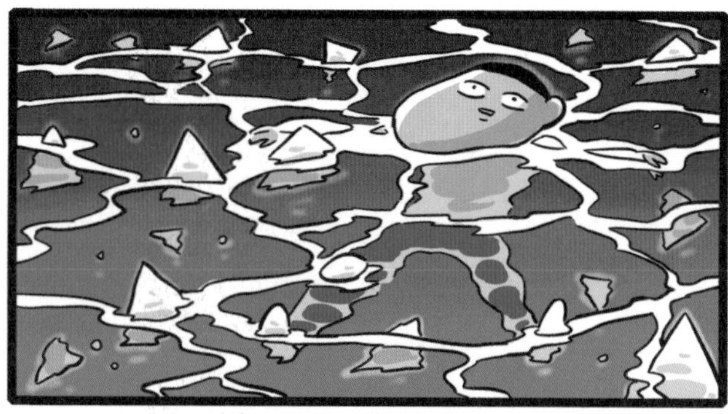

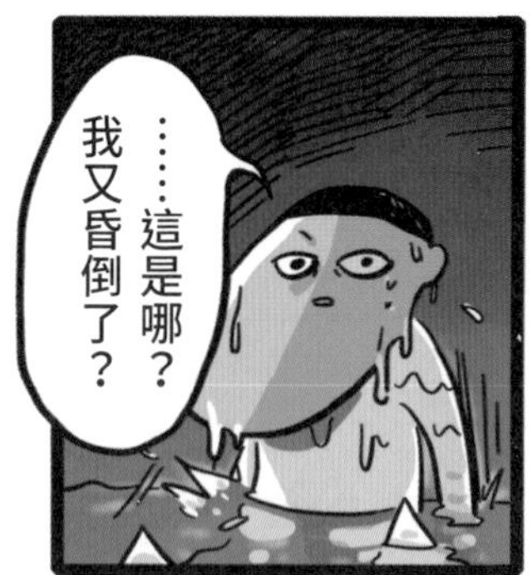

……這是哪？我又昏倒了？

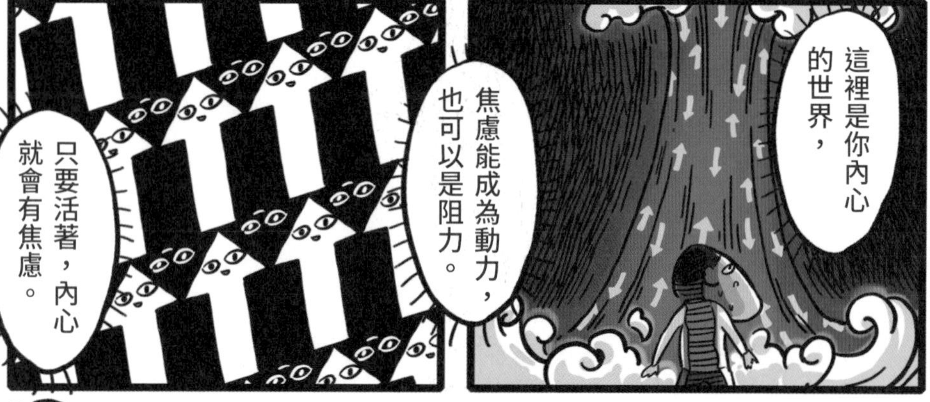

這裡是你內心的世界，
焦慮能成為動力，也可以是阻力。
只要活著，內心就會有焦慮。

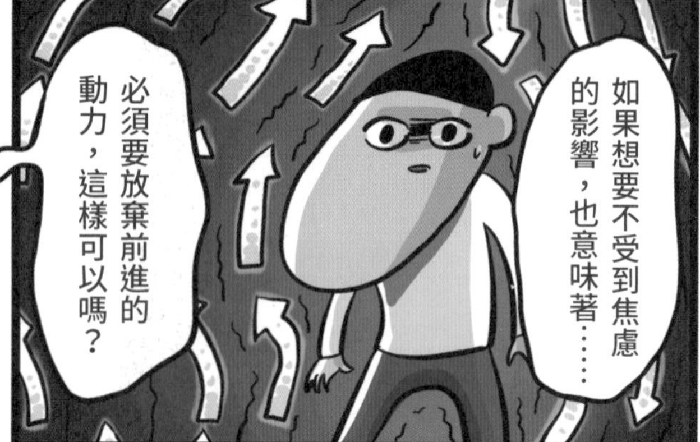

如果想要不受到焦慮的影響，也意味著……
必須要放棄前進的動力，這樣可以嗎？

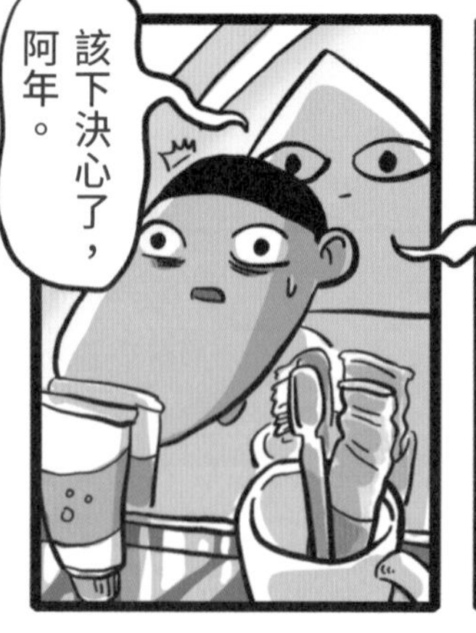

該下決心了，阿年。

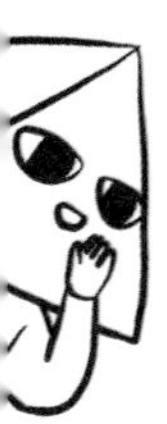

我累了。

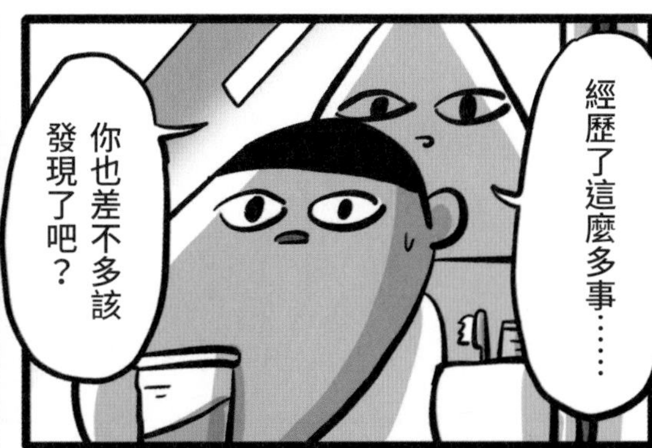

經歷了這麼多事……
你也差不多該發現了吧？

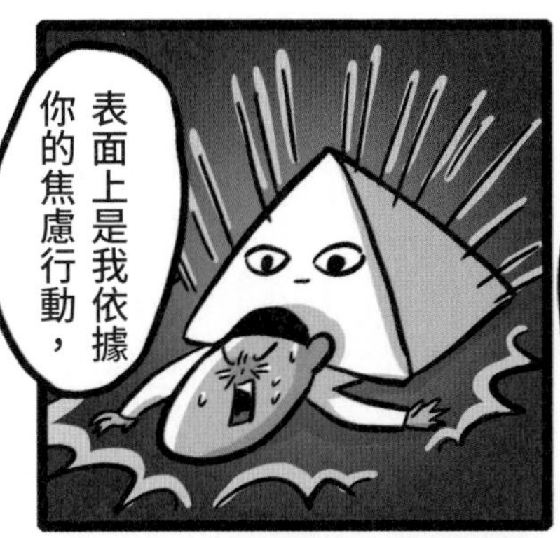

表面上是我依據你的焦慮行動，

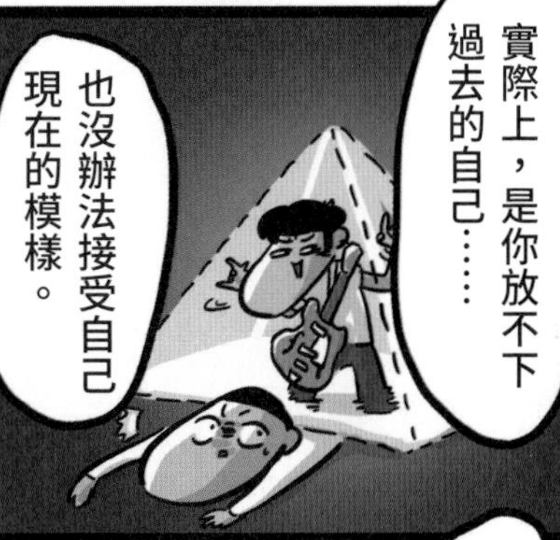

實際上，是你放不下過去的自己……
也沒辦法接受自己現在的模樣。

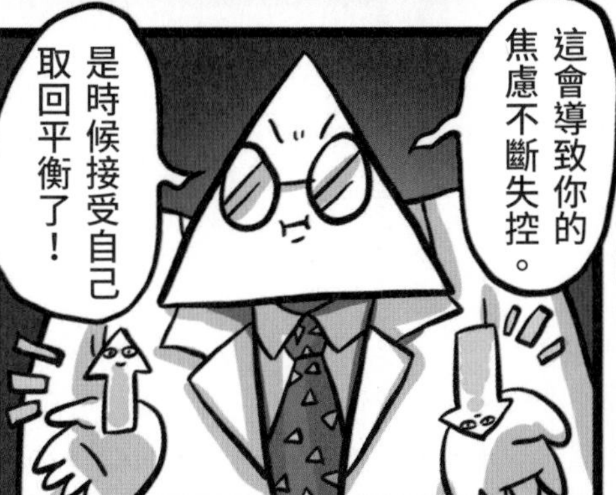

這會導致你的焦慮不斷失控。
是時候接受自己取回平衡了！

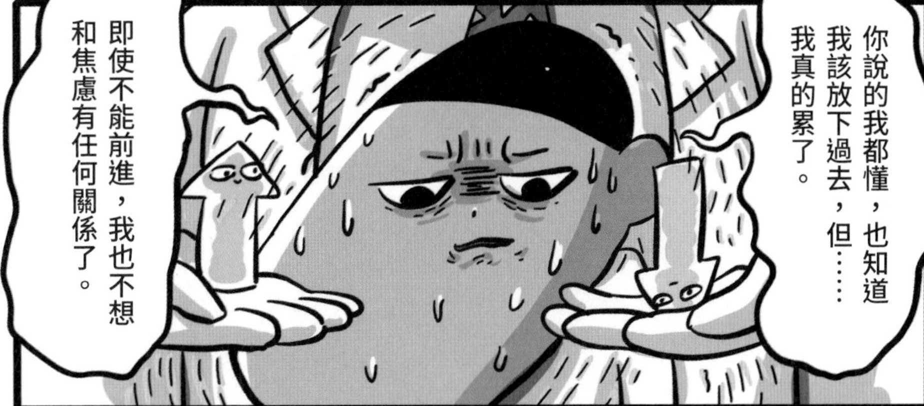

你說的我都懂，也知道我該放下過去，但……我真的累了。
即使不能前進，我也不想和焦慮有任何關係了。

再見了。

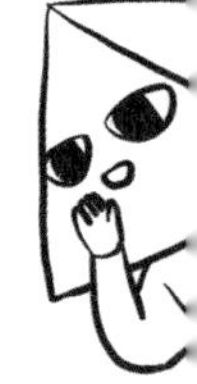

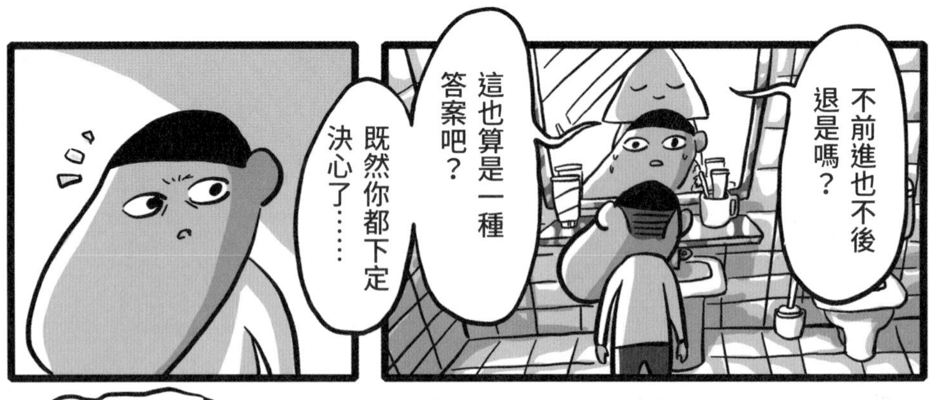
不前進也不後退是嗎？
這也算是一種答案吧？
既然你都下定決心了……

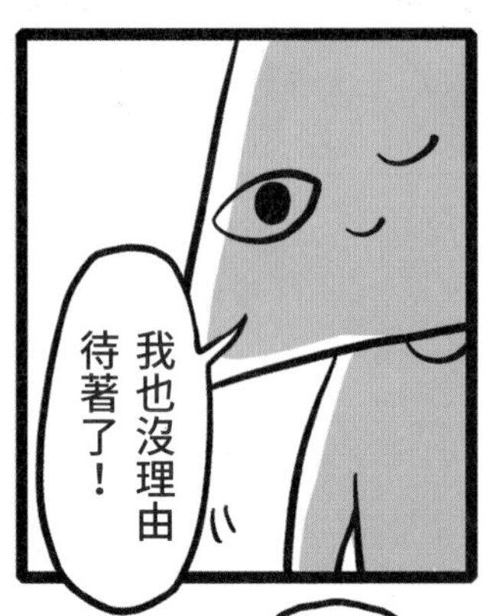
我也沒理由待著了！

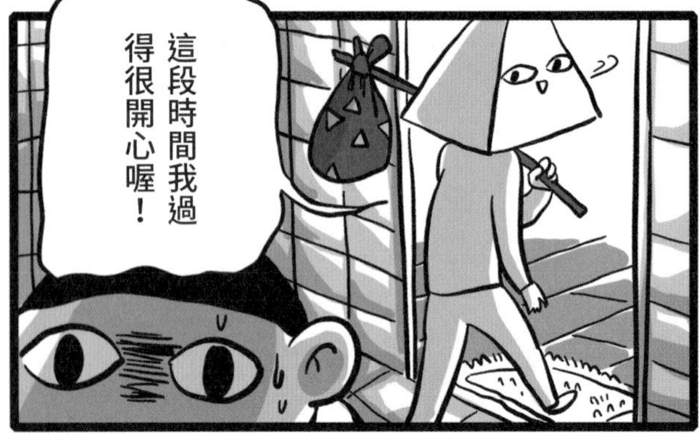
這段時間我過得很開心喔！

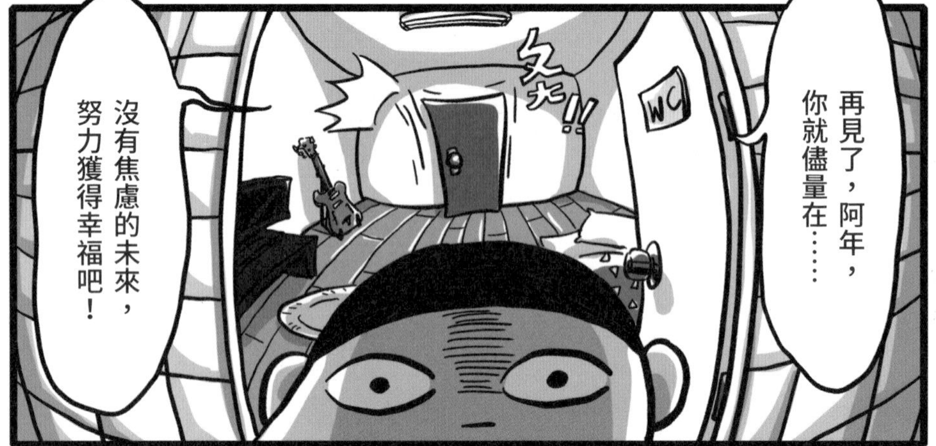
再見了，阿年，你就儘量在……
ㄆㄤ!!
WC
沒有焦慮的未來，努力獲得幸福吧！

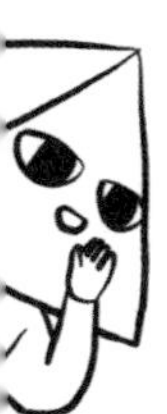

日常。

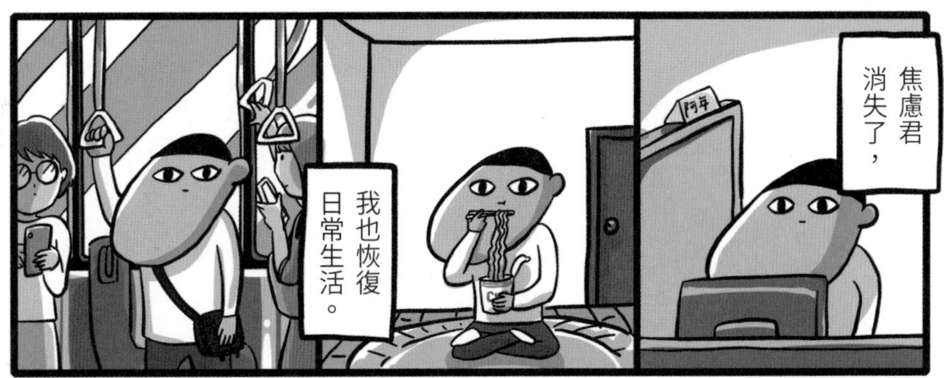
焦慮君消失了，
我也恢復日常生活。

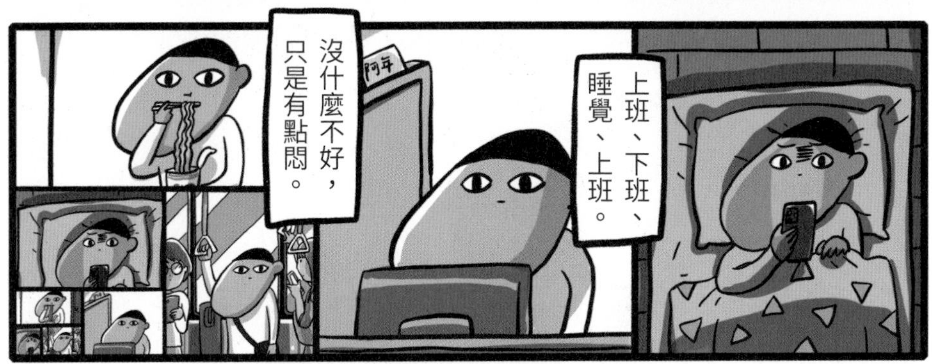
上班、下班、睡覺、上班。
沒什麼不好，只是有點悶。

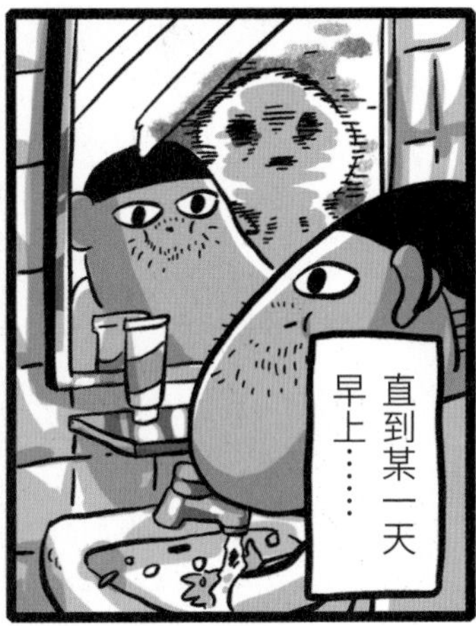
直到某一天早上……

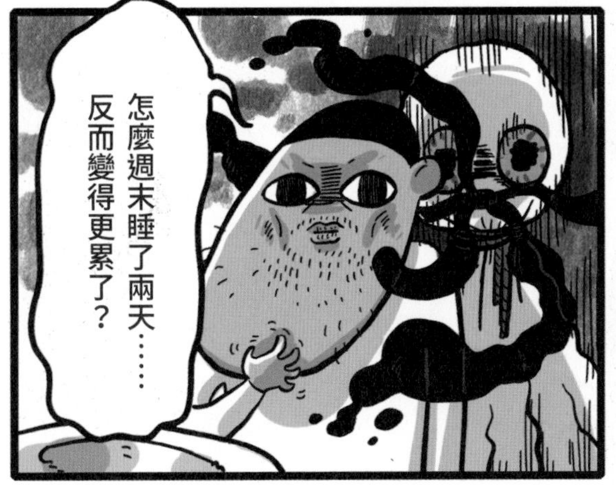
怎麼週末睡了兩天……反而變得更累了？

幻覺。

哇啊？這是什麼鬼東西？

是幻覺？
和焦慮君不同，好像沒攻擊性？

啊──
啊啊啊啊！果然有問題啊！

我不是已經擺脫焦慮了嗎？

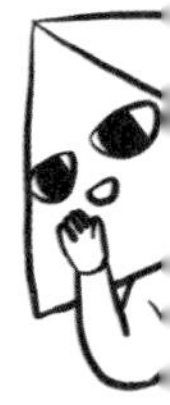

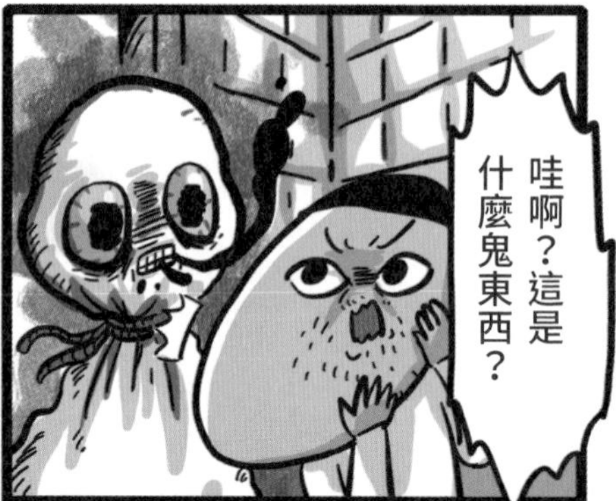

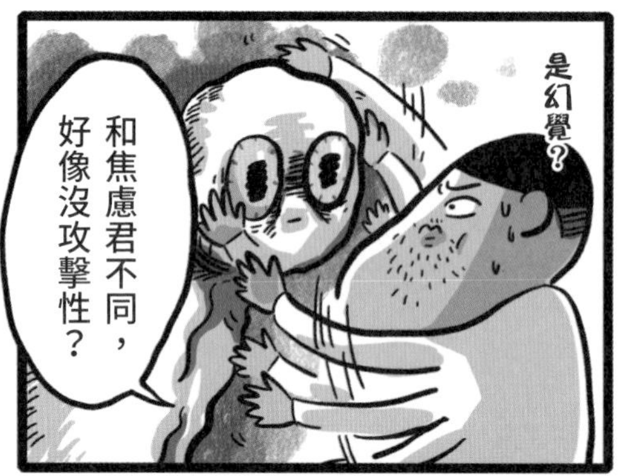

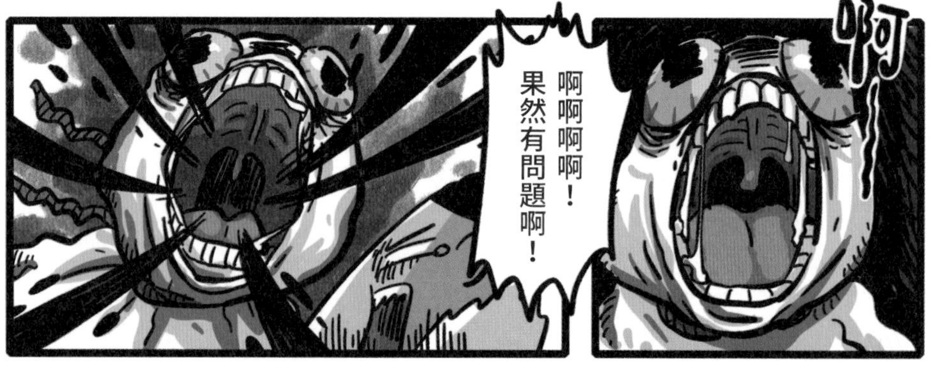

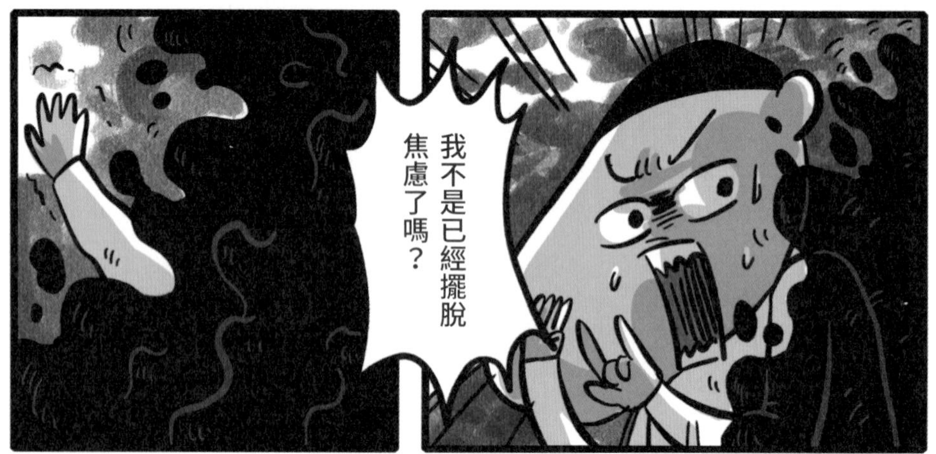

糟糕。

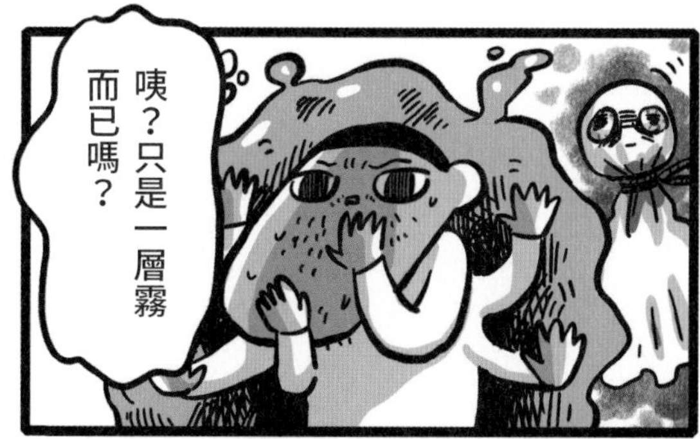

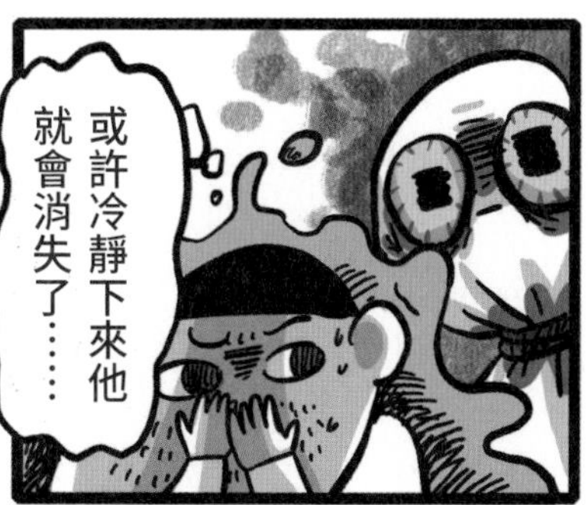

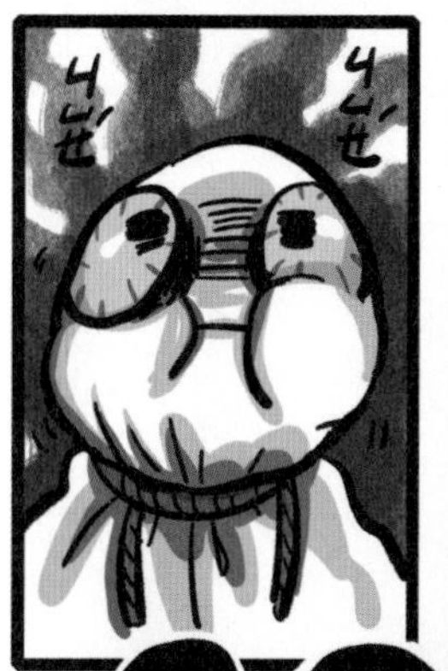

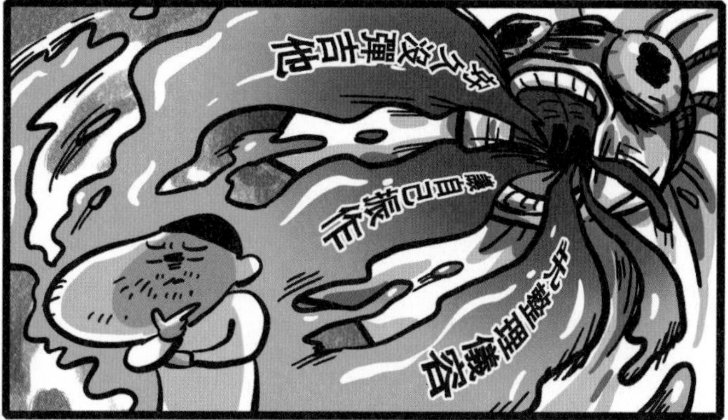

啊……做這些事情感覺
也沒什麼用吧？
畢竟我是這麼糟糕的
半吊子，怎麼樣都隨便啦。

消極退散。

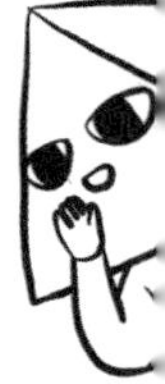

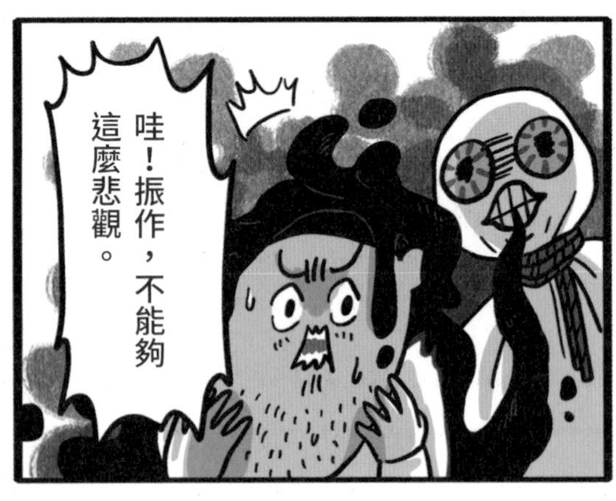

哇！振作，不能夠這麼悲觀。

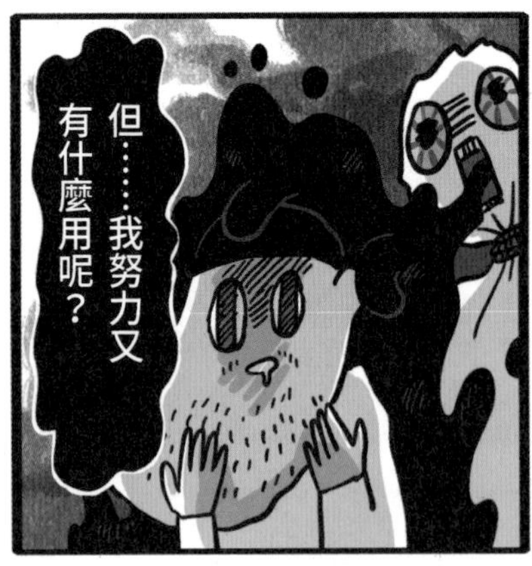

但……我努力又有什麼用呢？

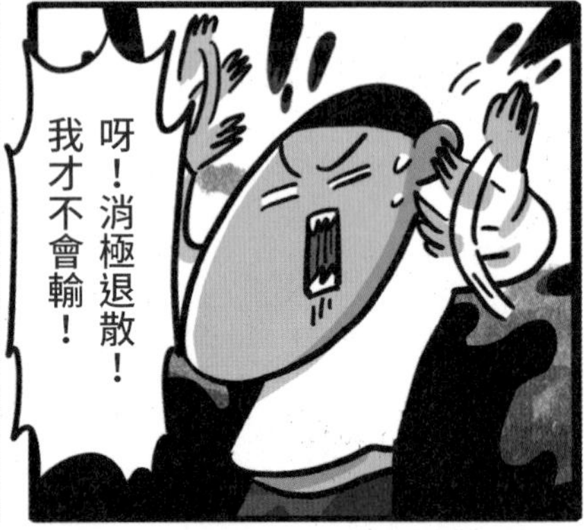

呀！消極退散！我才不會輸！

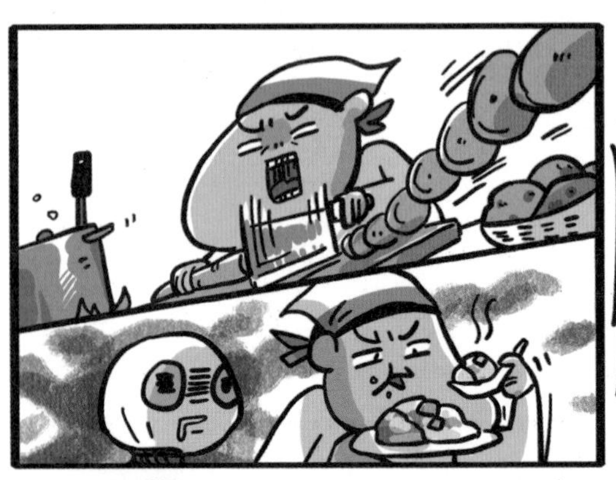

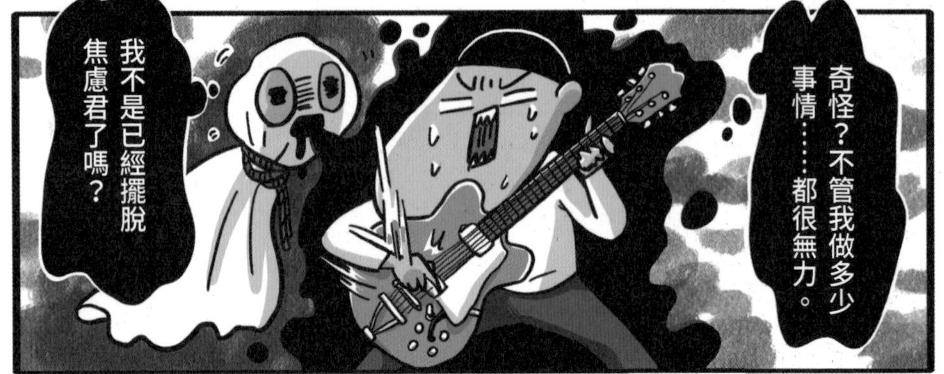

奇怪？不管我做多少事情……都很無力。
我不是已經擺脫焦慮君了嗎？

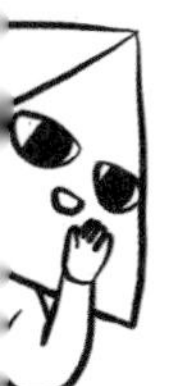

想消失。

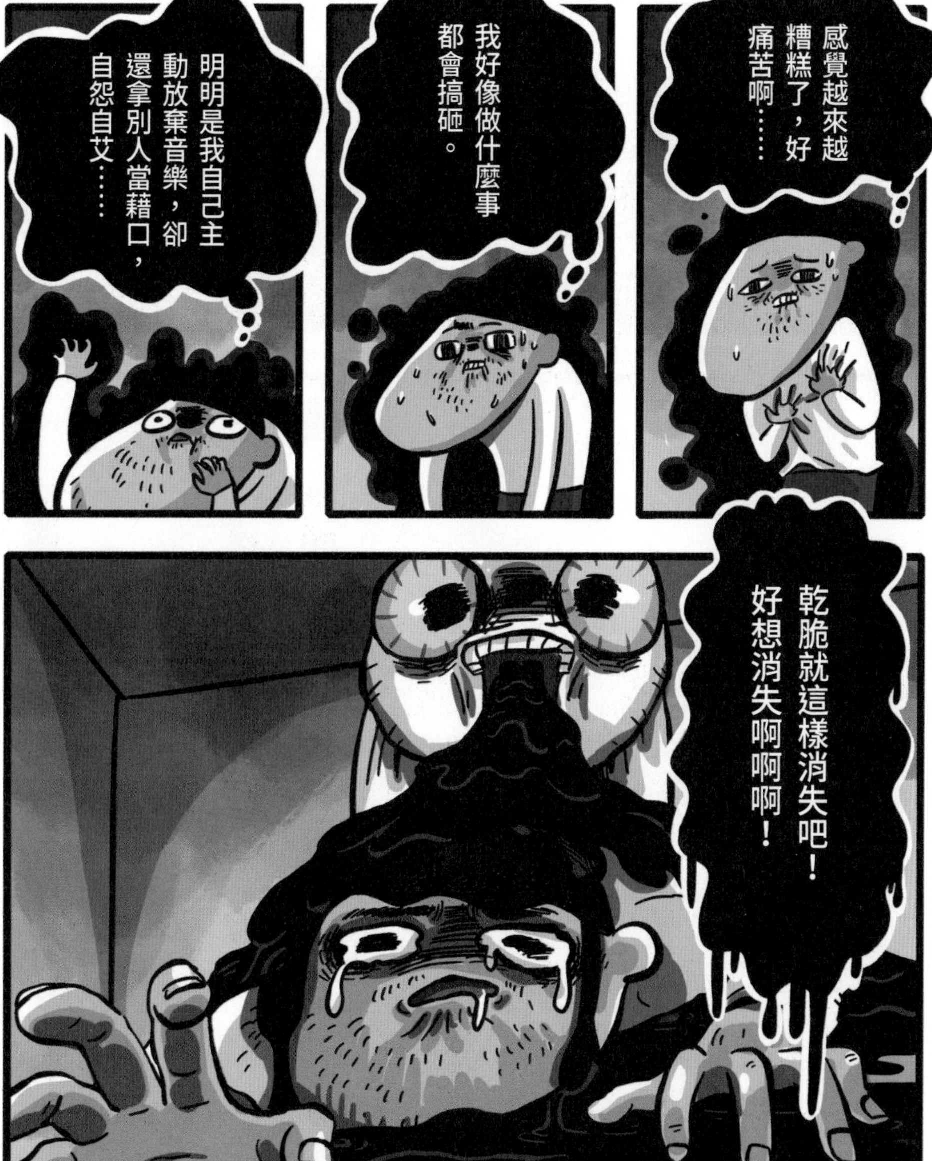

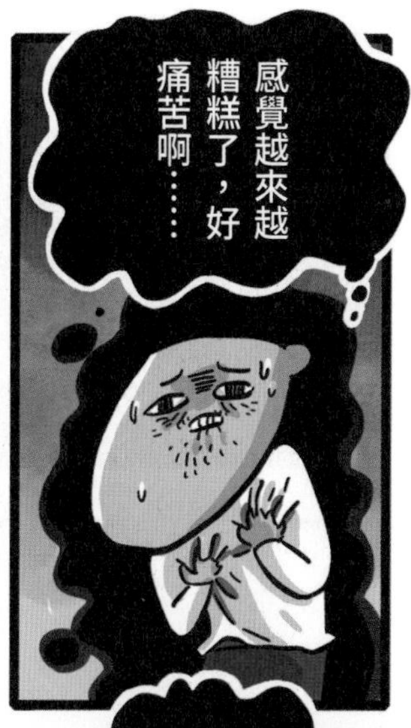

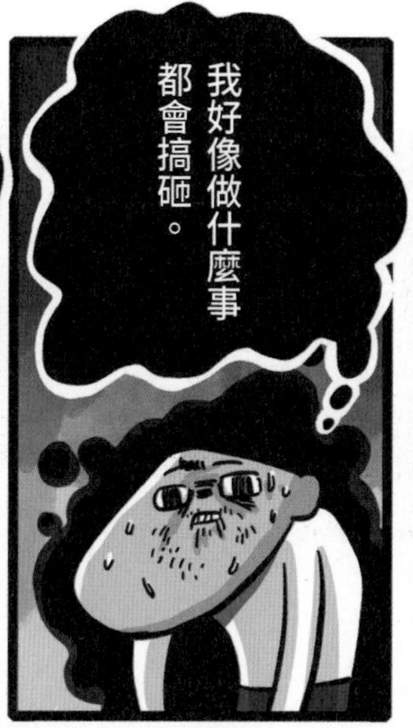

明明是我自己主
動放棄音樂，卻
還拿別人當藉口，
自怨自艾……

乾脆就這樣消失吧！
好想消失啊啊啊！

下沉……

越來越沒有動力了……

乾脆就順著這股哀傷往下沉……

不停地往下沉…往下墜……
好像越來越舒服了呢……

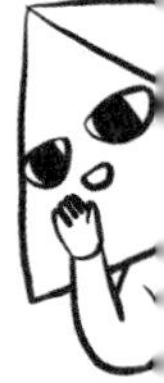

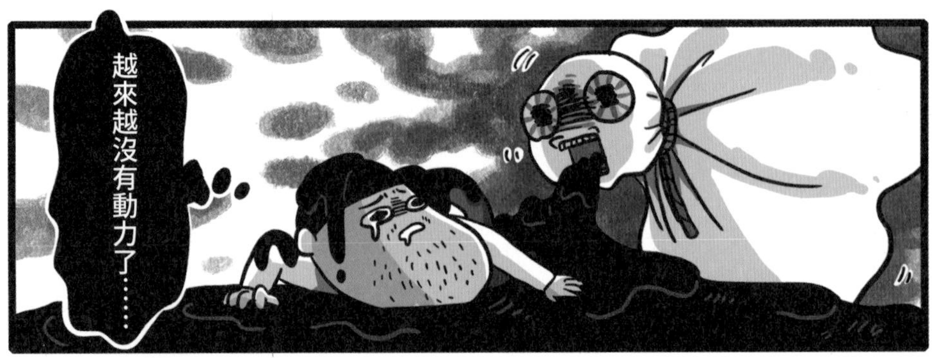

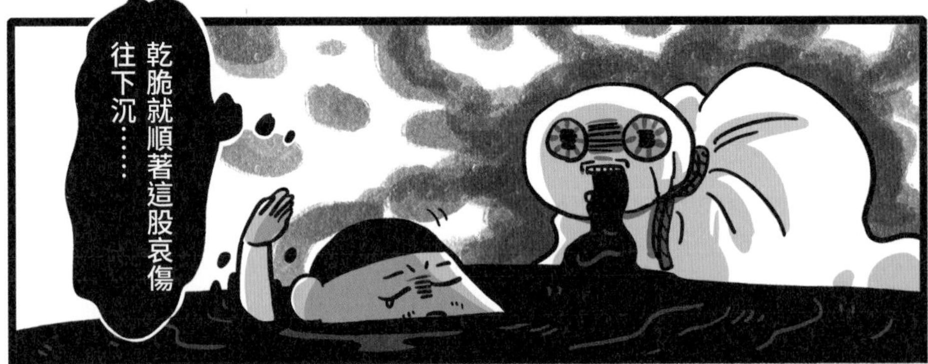

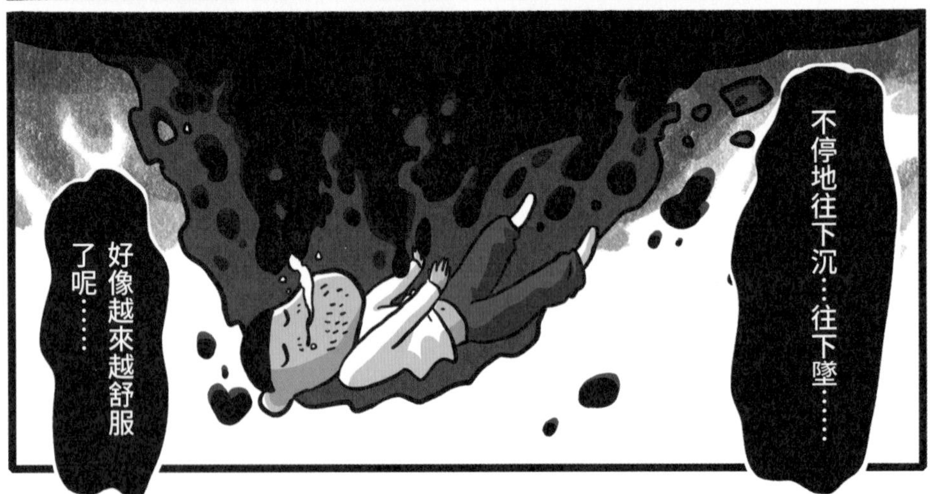

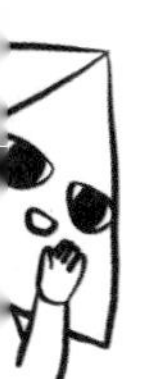

悲傷海灘。

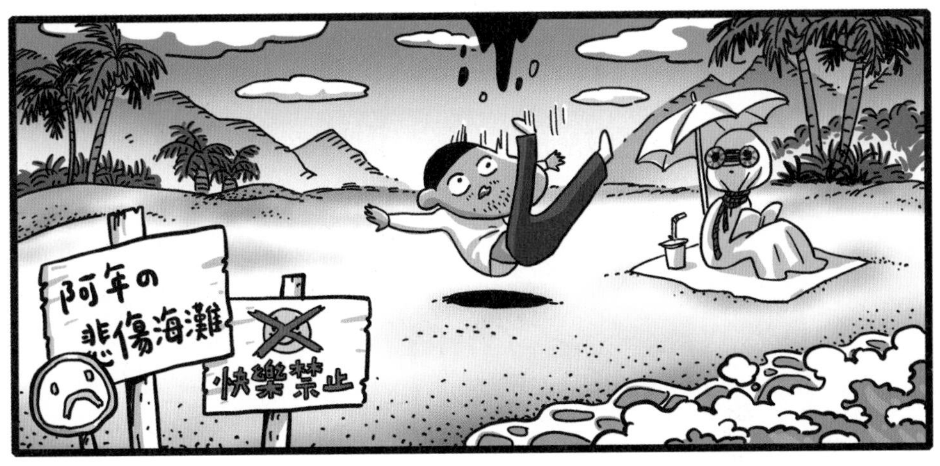
阿年の悲傷海灘
快樂禁止

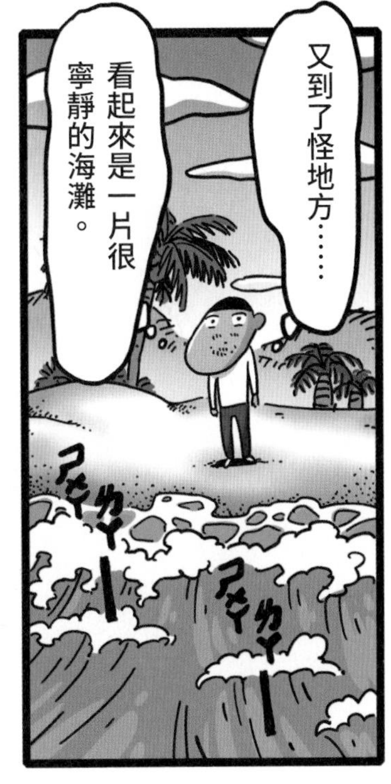
又到了怪地方……
看起來是一片很寧靜的海灘。
ㄕㄚ ㄌㄚ ー
ㄕㄚ ㄌㄚ ー

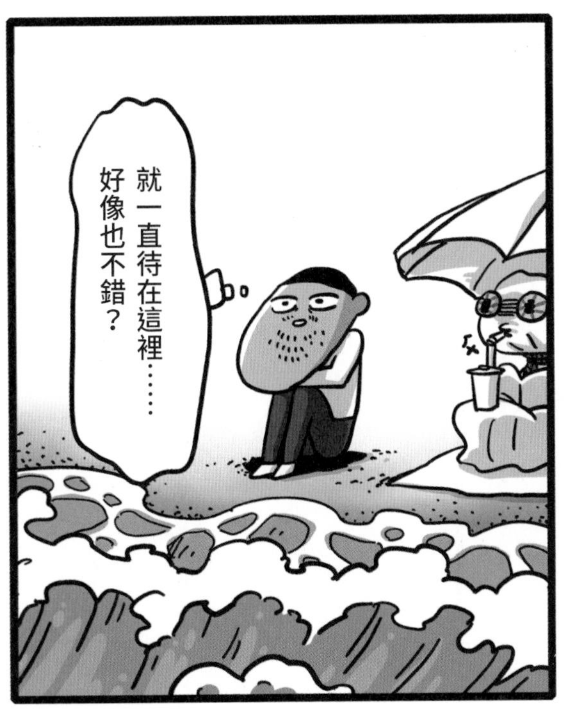
就一直待在這裡……好像也不錯？

也不錯？

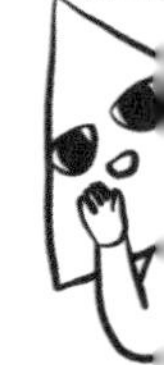

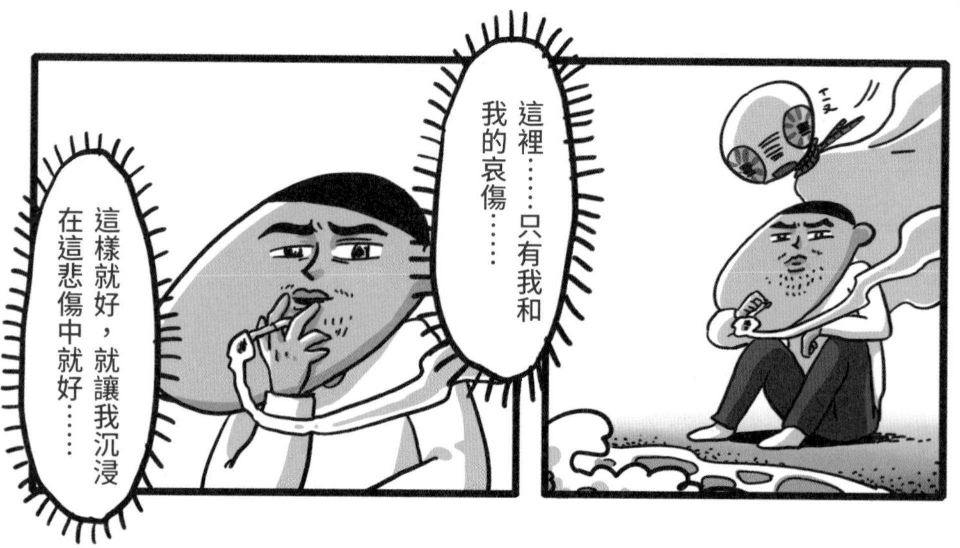

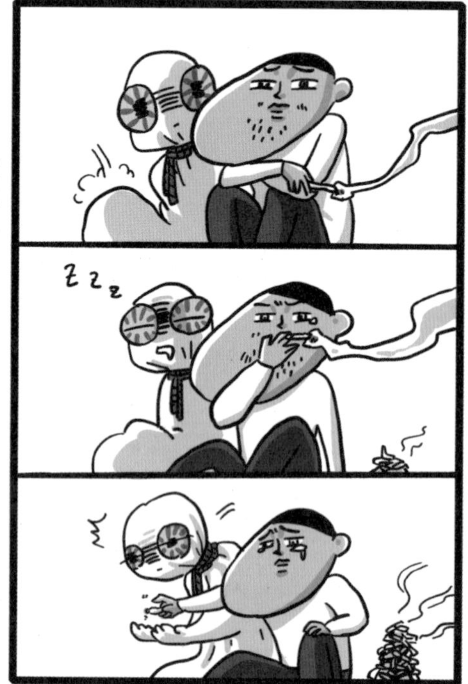

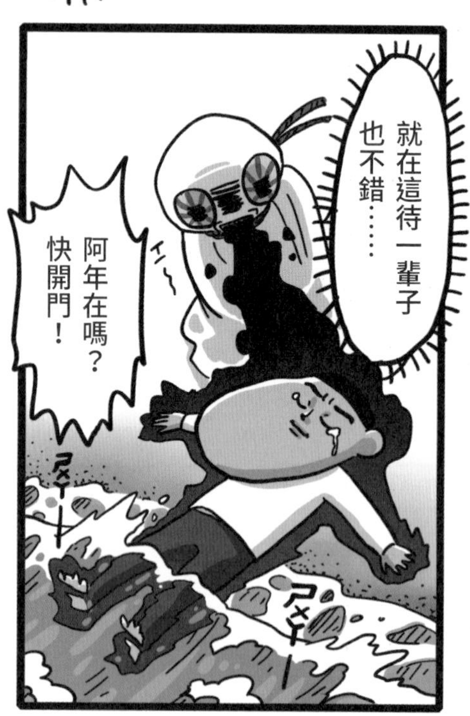

不要裝死。

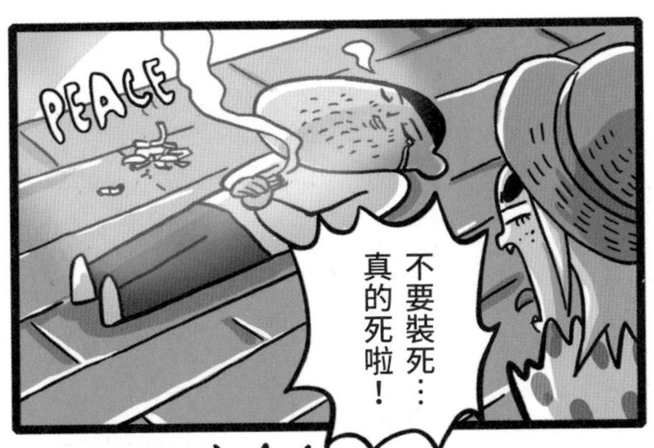
PEACE
不要裝死⋯⋯真的死啦！

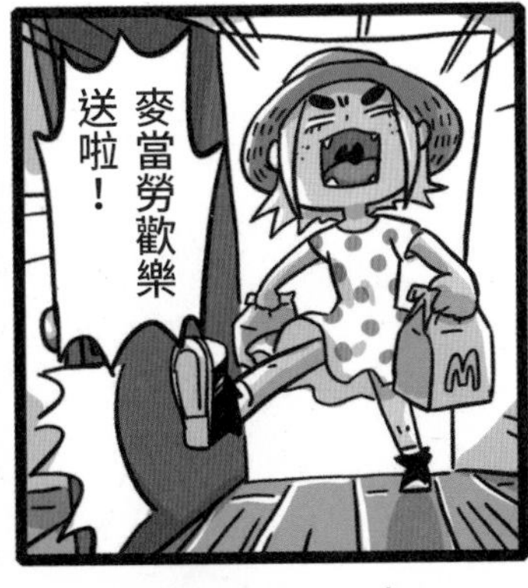
麥當勞歡樂送啦！

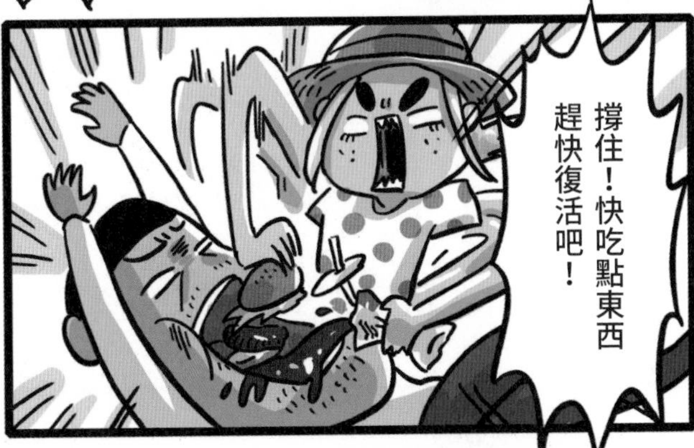
撐住！快吃點東西趕快復活吧！

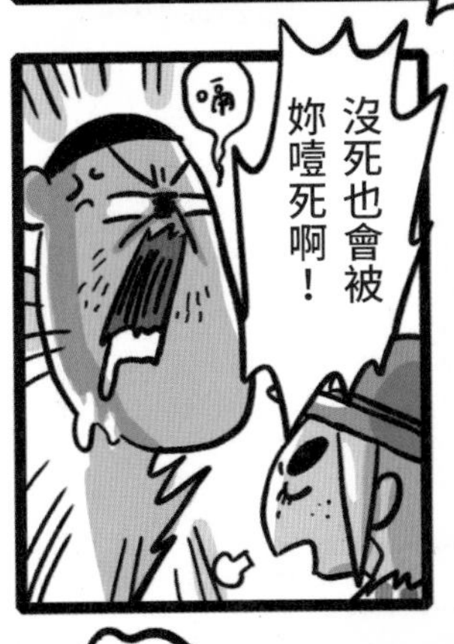
沒死也會被妳噎死啊！

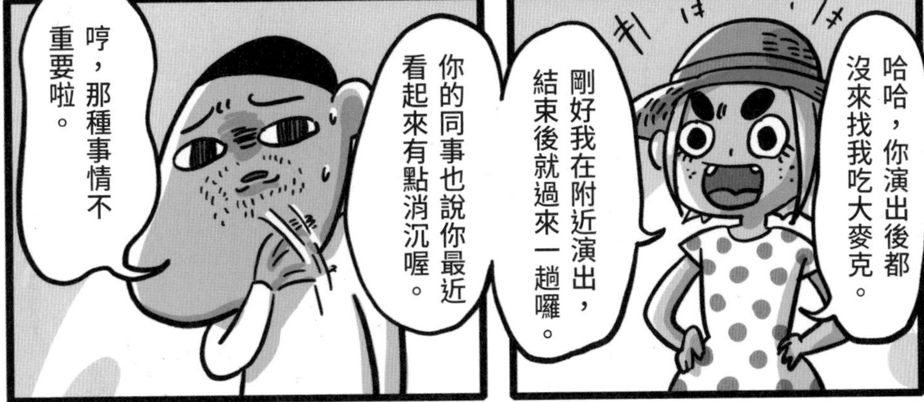
哈哈，你演出後都沒來找我吃大麥克。
剛好我在附近演出，結束後就過來一趟囉。
你的同事也說你最近看起來有點消沉喔。
哼，那種事情不重要啦。

少自以為。

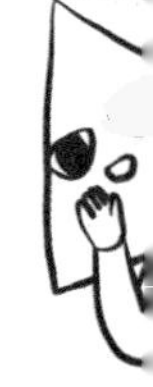

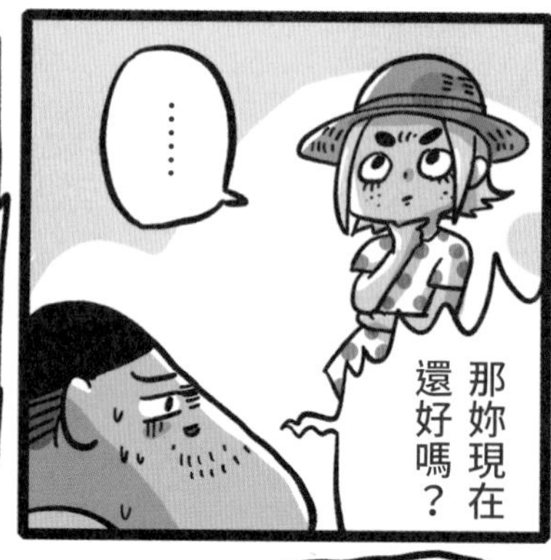
那妳現在還好嗎？
……

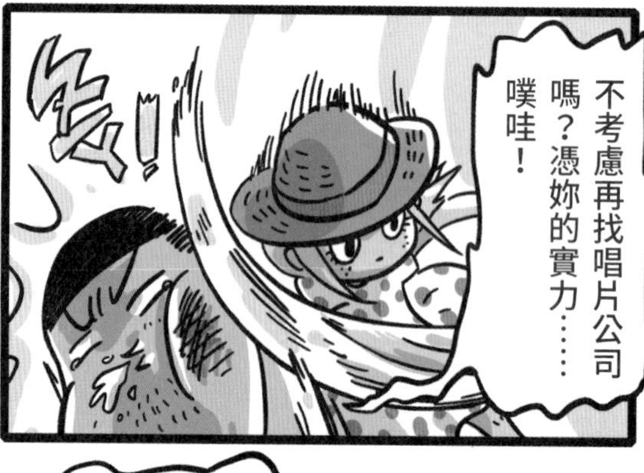
不考慮再找唱片公司嗎？憑妳的實力……噗哇！

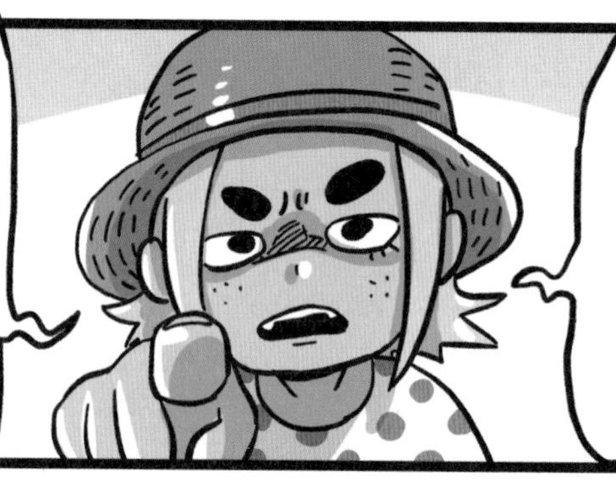
阿年，我知道你很在意之前製作人的事情。
但是，你少自以為是了！陶醉在自我犧牲的想像中真是太難看了！

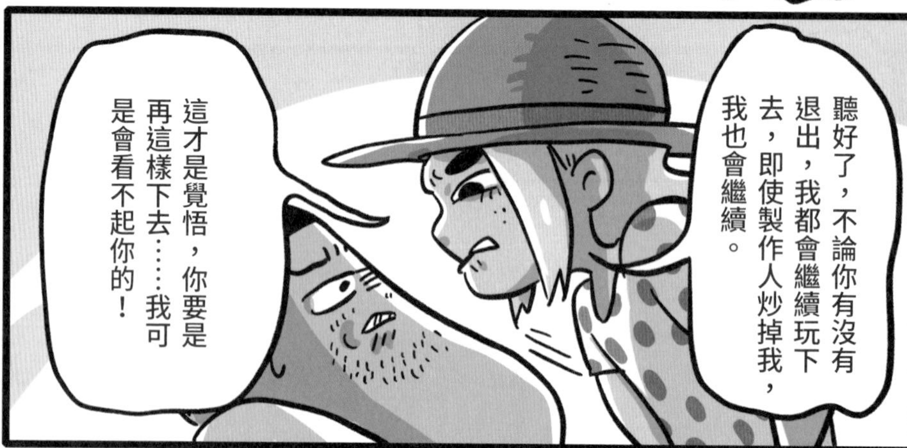
聽好了，不論你有沒有退出，我都會繼續玩下去，即使製作人炒掉我，我也會繼續。
這才是覺悟，你要是再這樣下去……我可是會看不起你的！

太久沒彈。

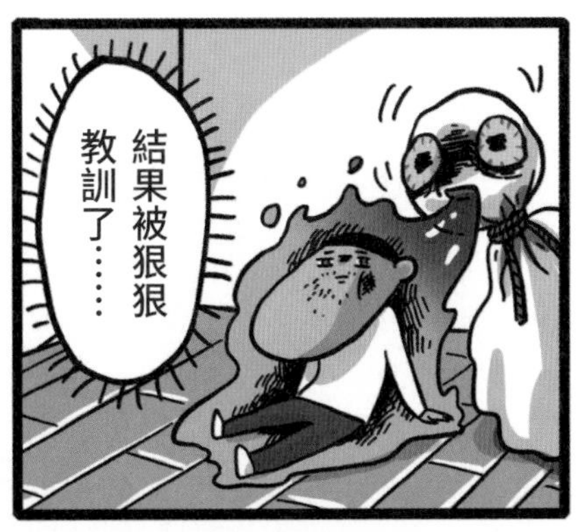
結果被狠狠教訓了……

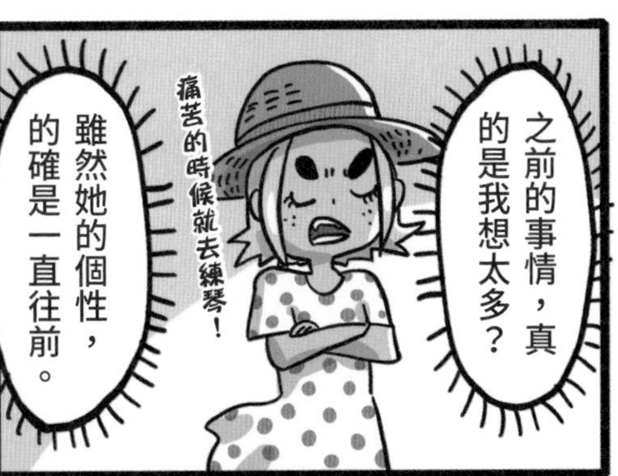
之前的事情，真的是我想太多？
痛苦的時候就去練琴！
雖然她的個性，的確是一直往前。

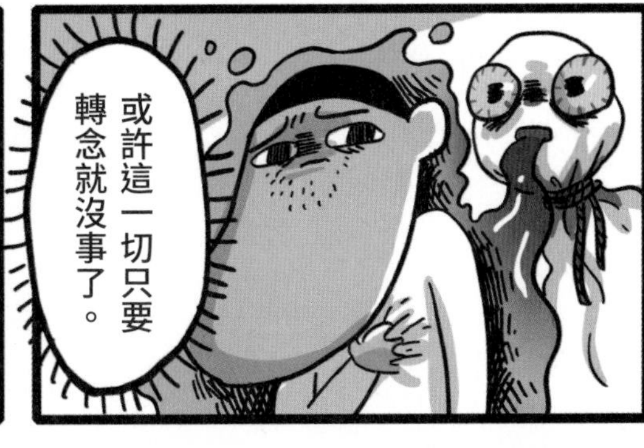
或許這一切只要轉念就沒事了。

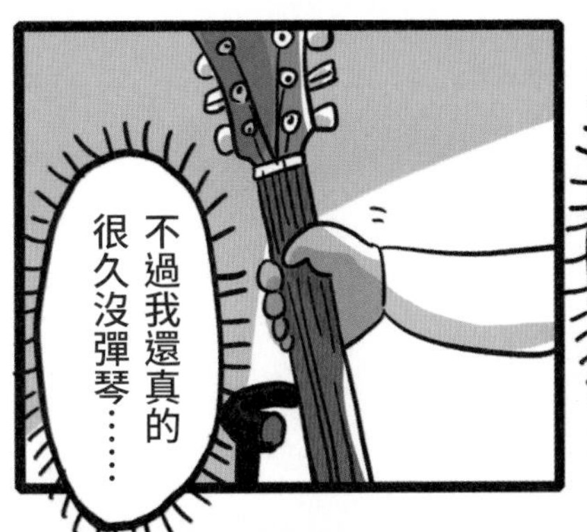
不過我還真的很久沒彈琴……

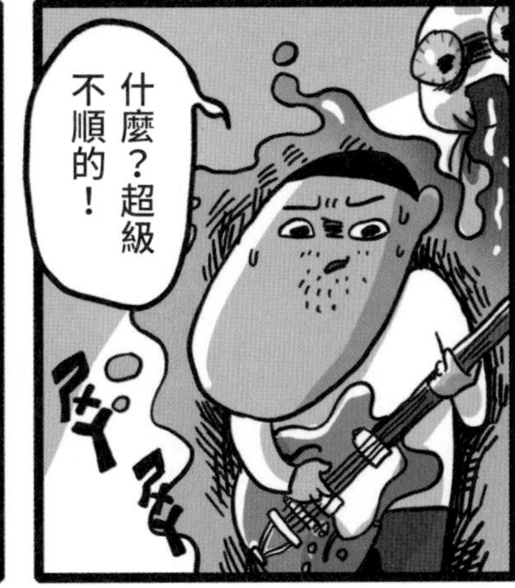
什麼？超級不順的！

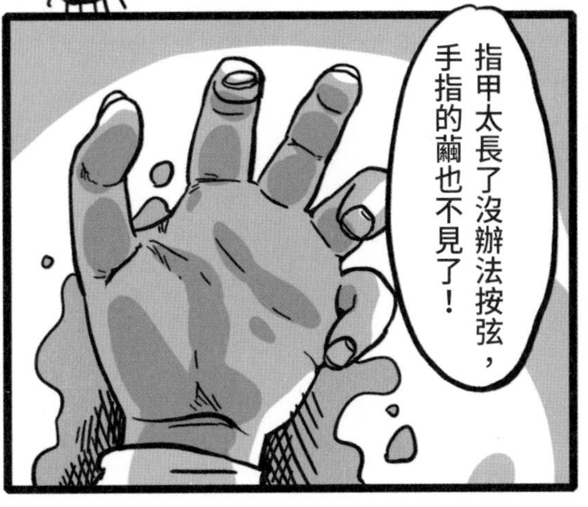
指甲太長了沒辦法按弦，手指的繭也不見了！

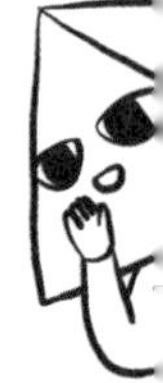
回神。

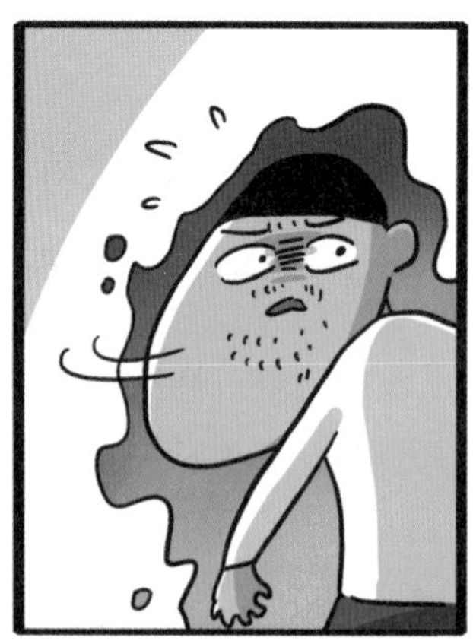

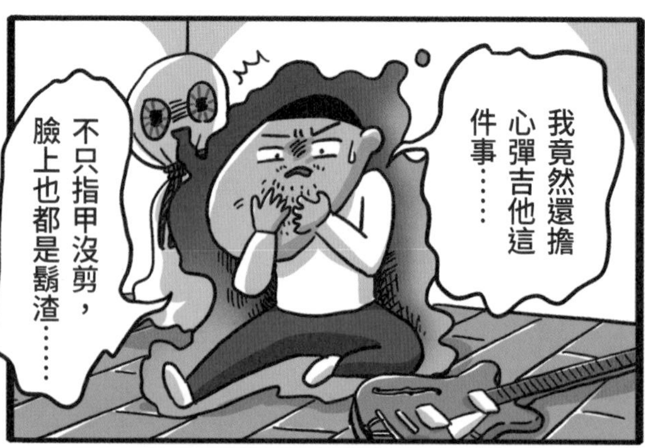
我竟然還擔心彈吉他這件事……
不只指甲沒剪，臉上也都是鬍渣……

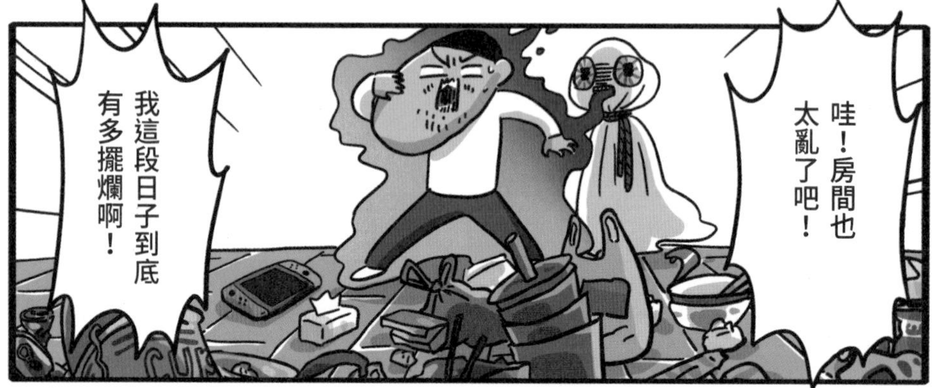
哇！房間也太亂了吧！
我這段日子到底有多擺爛啊！

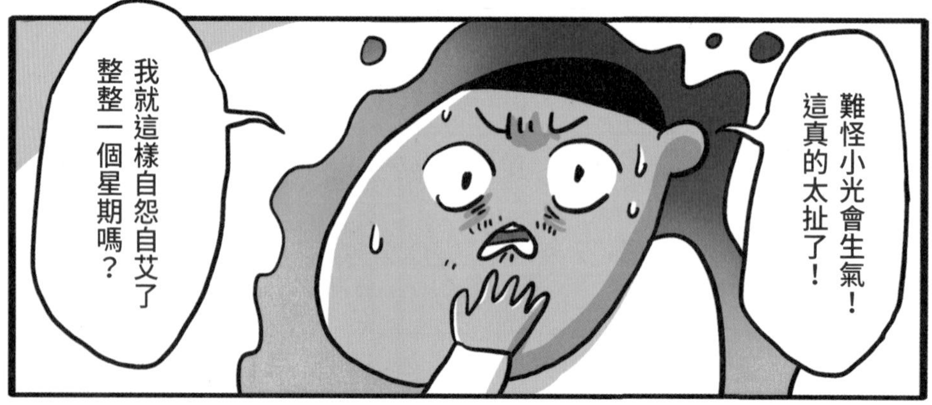
難怪小光會生氣！這真的太扯了！
我就這樣自怨自艾了整整一個星期嗎？

好久不見。

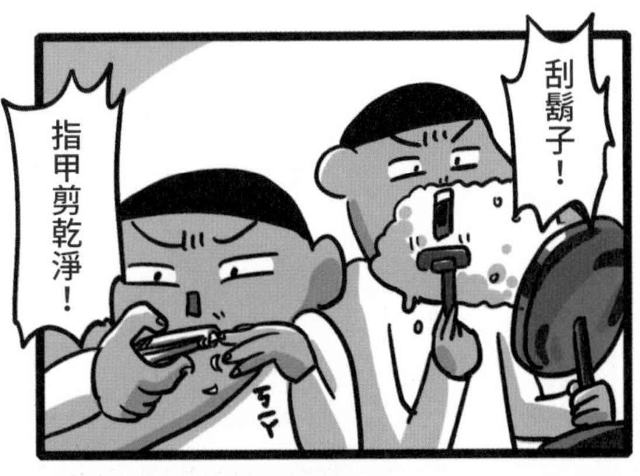

刮鬍子！
指甲剪乾淨！

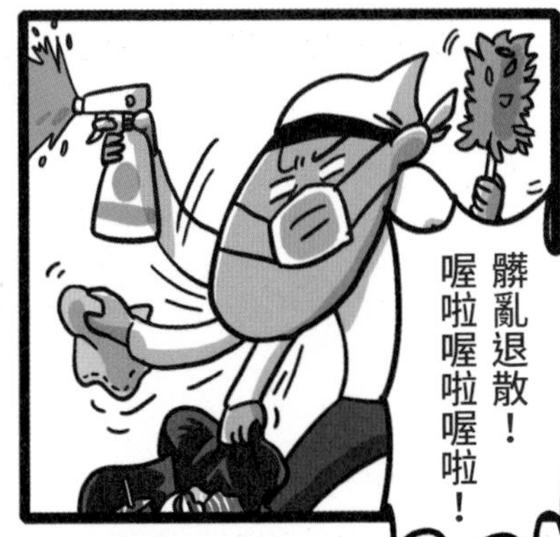

髒亂退散！喔啦喔啦喔啦！

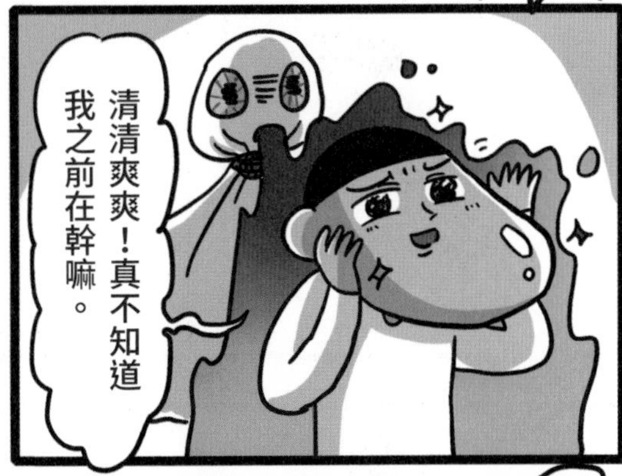

清清爽爽！真不知道我之前在幹嘛。

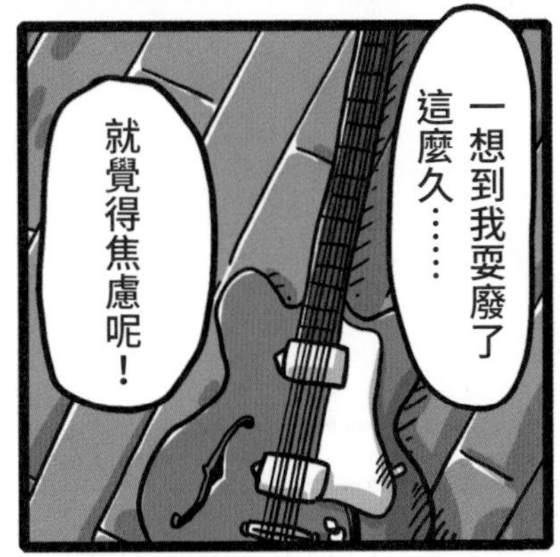

一想到我耍廢了這麼久……
就覺得焦慮呢！

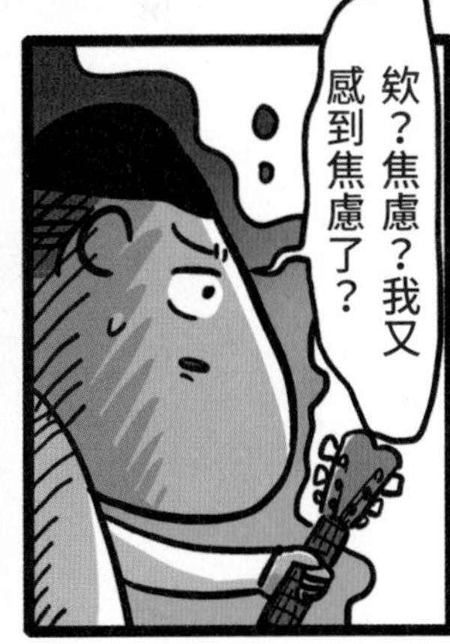

欸？焦慮？我又感到焦慮了？

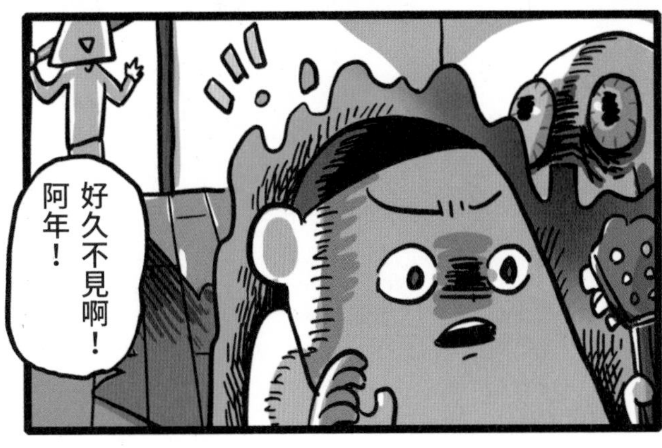

好久不見啊！阿年！

感人重逢？

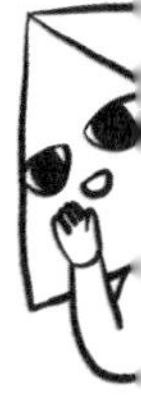

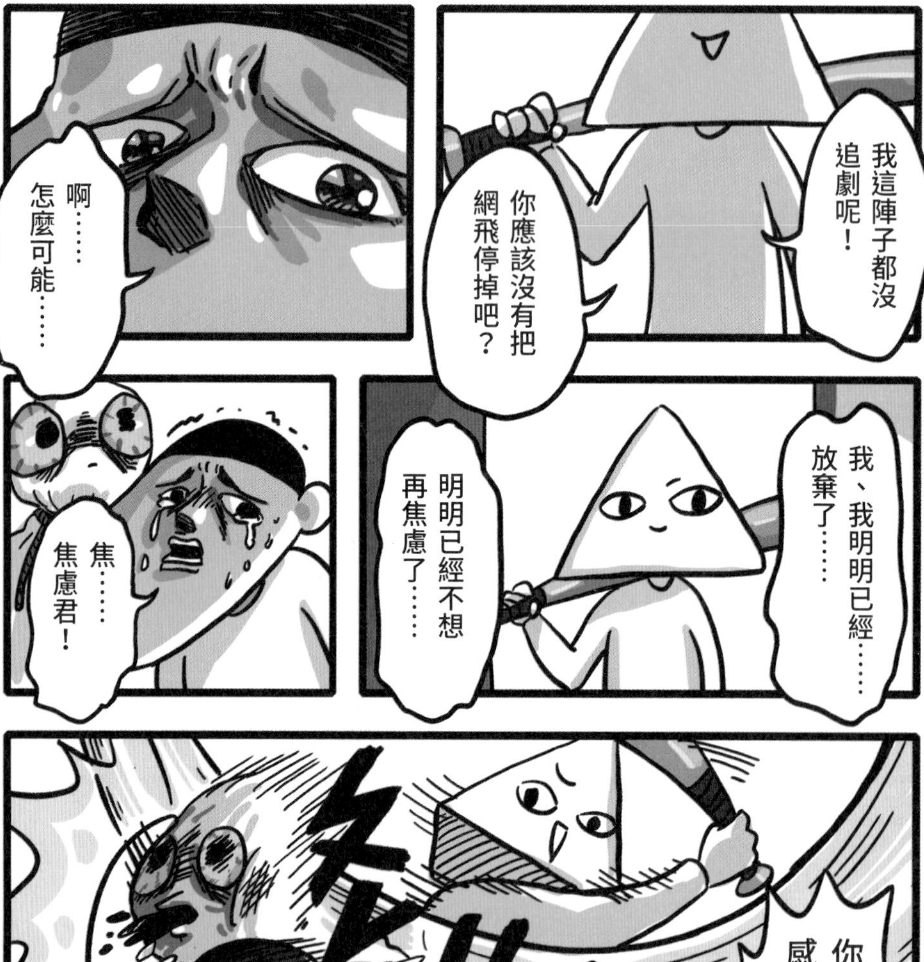

我這陣子都沒追劇呢！
你應該沒有把網飛停掉吧？
啊……怎麼可能……
我、我明明已經……放棄了……
明明已經不想再焦慮了……
焦……焦慮君！
你的焦慮我都感受到了喔！

焦慮室友。

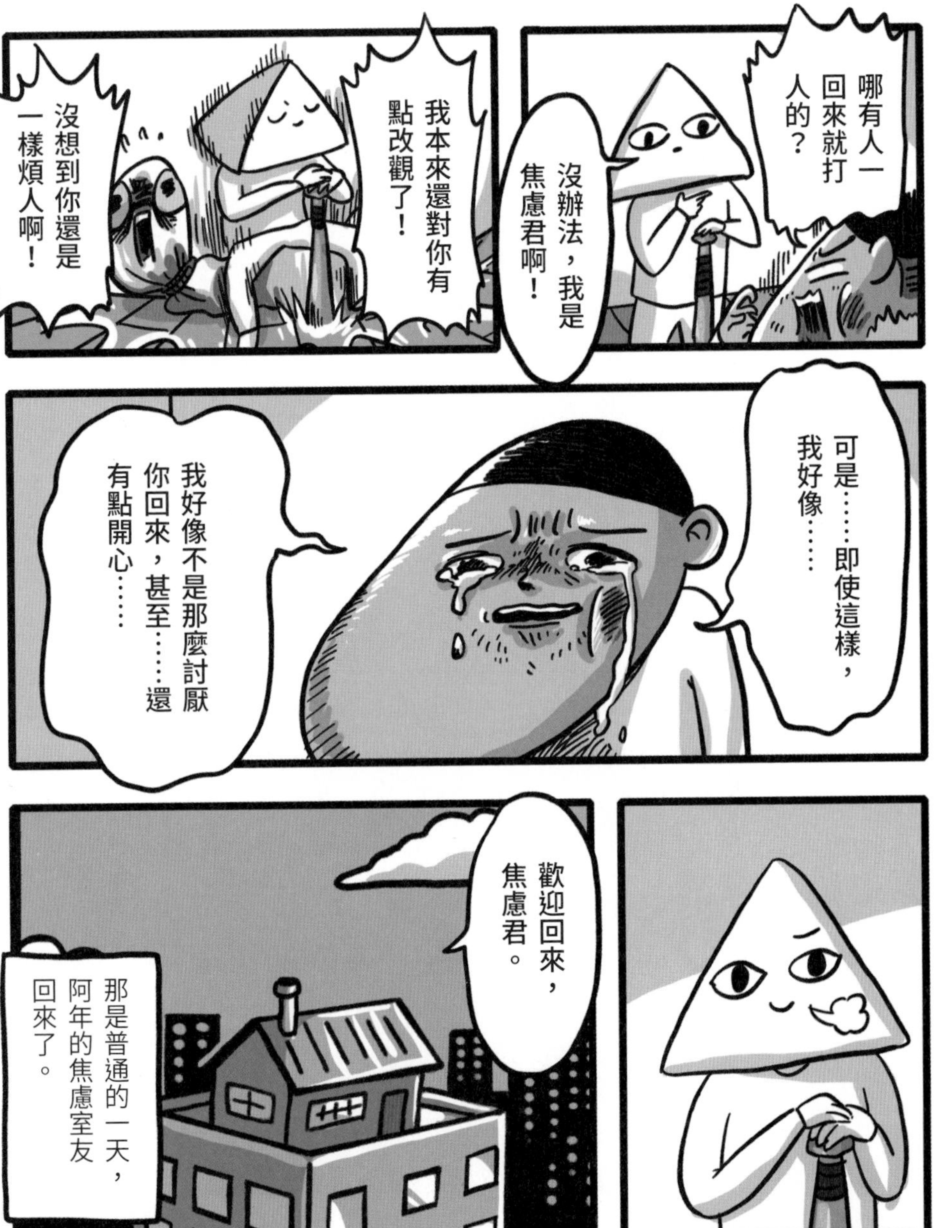

哪有人一回來就打人的？
沒辦法，我是焦慮君啊！
我本來還對你有點改觀了！
沒想到你還是一樣煩人啊！

可是……即使這樣，我好像……
我好像不是那麼討厭你回來，甚至……還有點開心……

歡迎回來，焦慮君。
那是普通的一天，阿年的焦慮室友回來了。

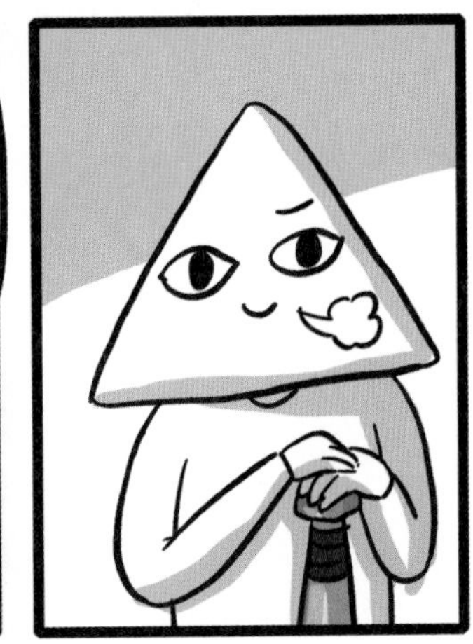

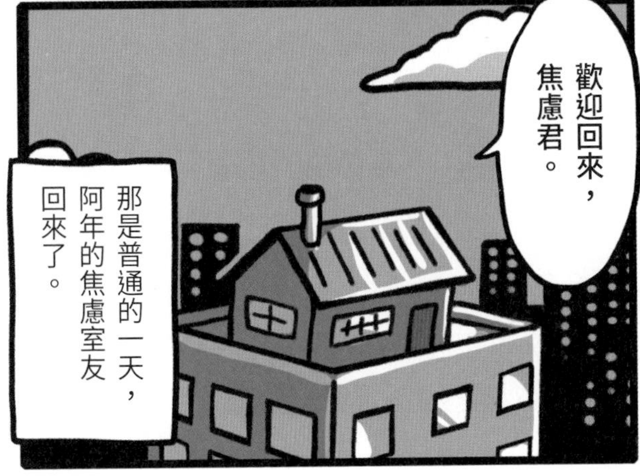

生活。

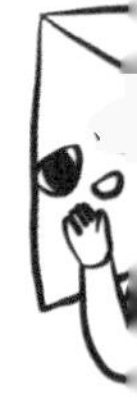

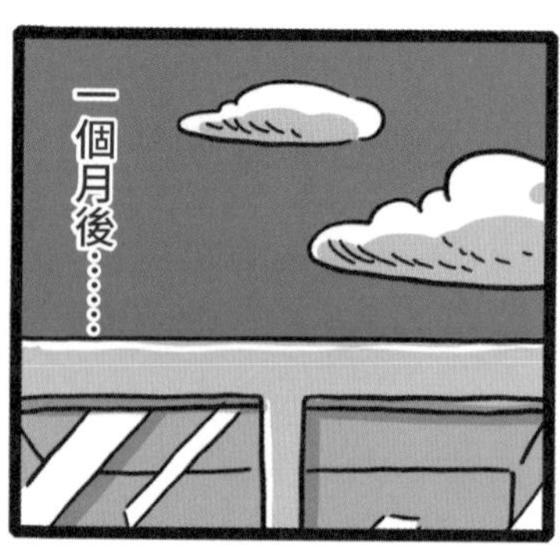
一個月後……

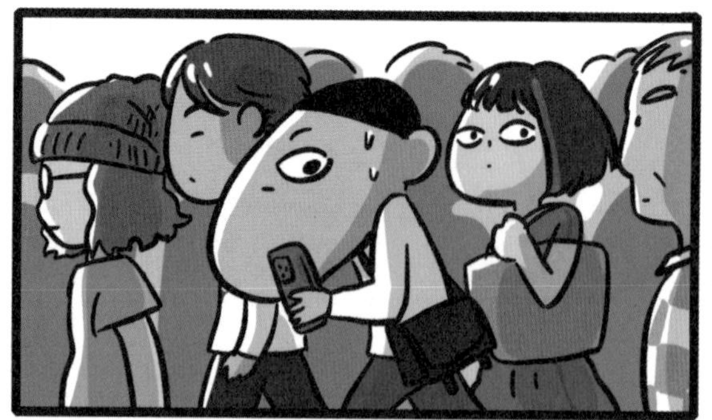

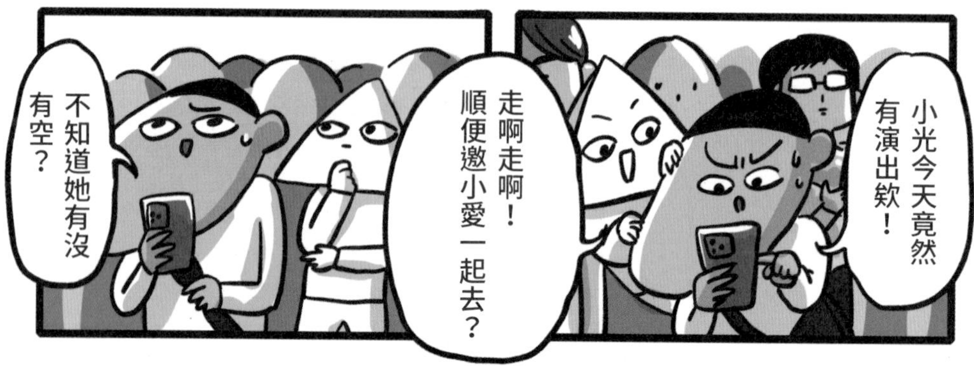
小光今天竟然有演出欸！
走啊走啊！順便邀小愛一起去？
不知道她有沒有空？

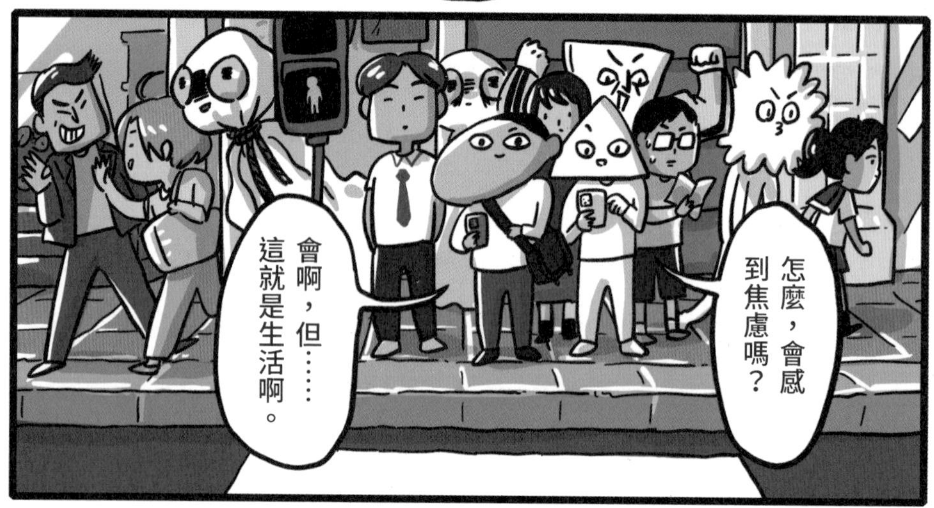
怎麼，會感到焦慮嗎？
會啊，但……這就是生活啊。

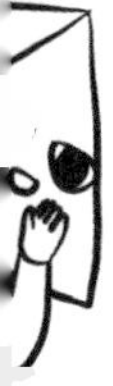

還是焦慮。

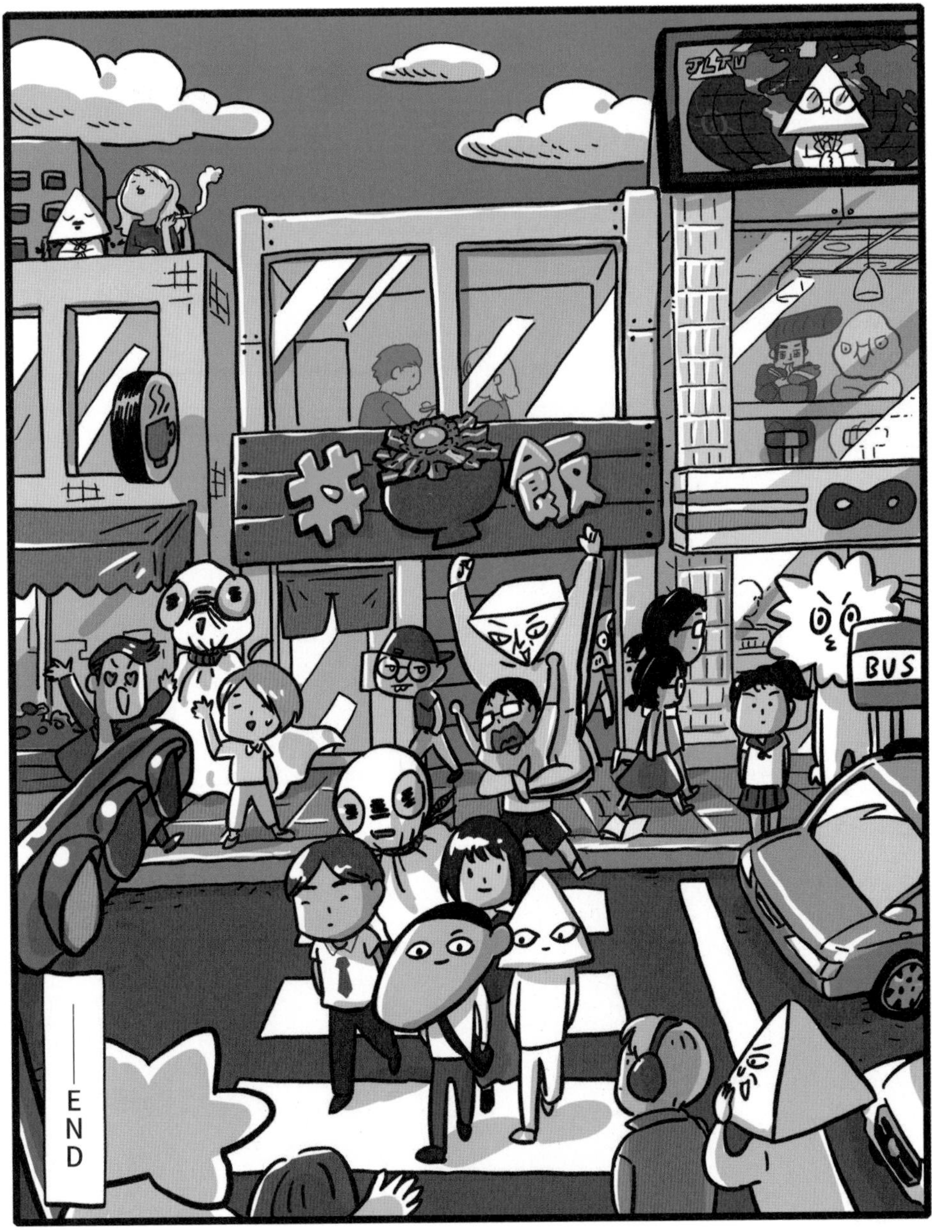

——END

後記——搖滾貓。

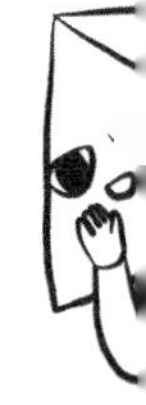

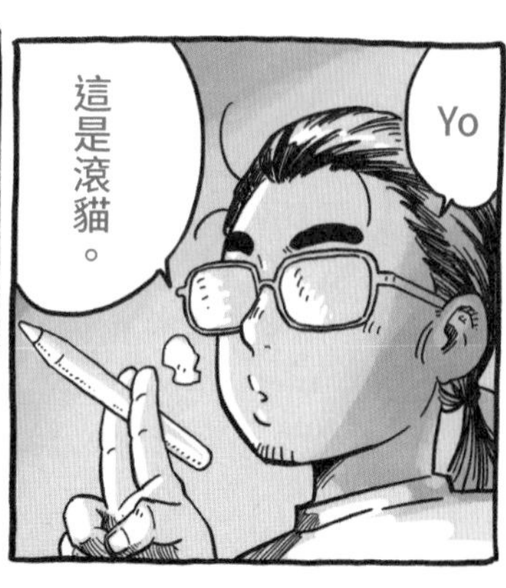
Yo
這是滾貓。

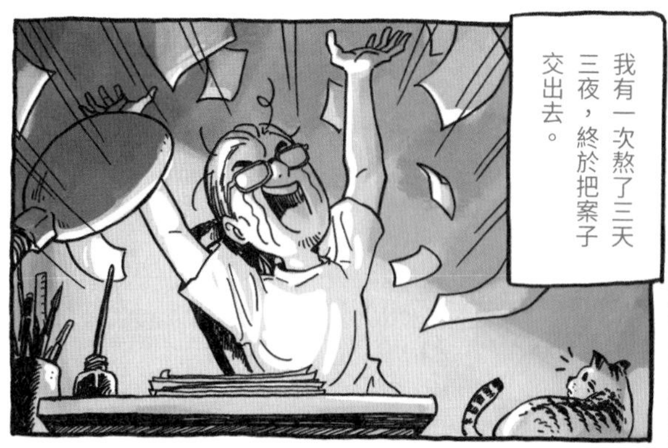
我有一次熬了三天三夜，終於把案子交出去。

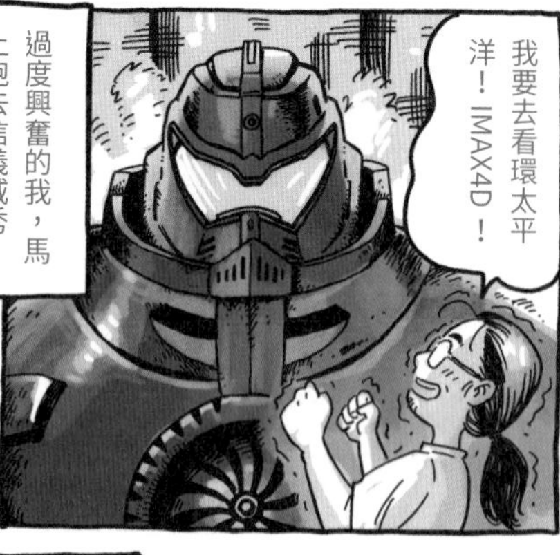
我要去看環太平洋！IMAX4D！
過度興奮的我，馬上跑去信義威秀，買了午夜場的票。

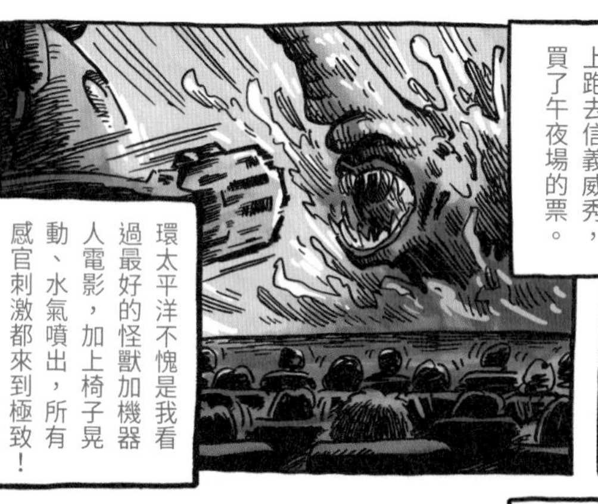
環太平洋不愧是我看過最好的怪獸加機器人電影，加上椅子晃動、水氣噴出，所有感官刺激都來到極致！

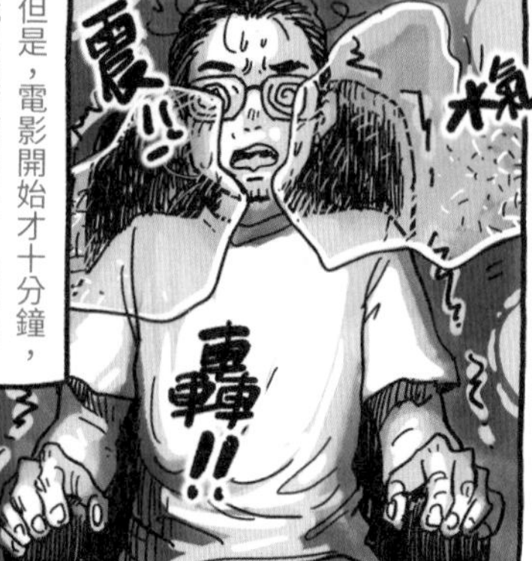
但是，電影開始才十分鐘，我已經頭暈想吐，心悸的非常厲害，看著超帥的機器人，我的眼前卻開始失焦。我只能轉身逃離影廳。
震!!
水氣
轉!!

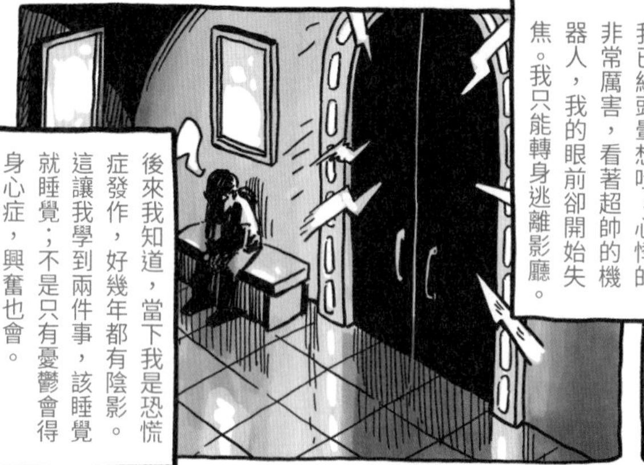
後來我知道，當下我是恐慌症發作，好幾年都有陰影。這讓我學到兩件事，該睡覺就睡覺；不是只有憂鬱會得身心症，興奮也會。

後記 —— 吉吉。

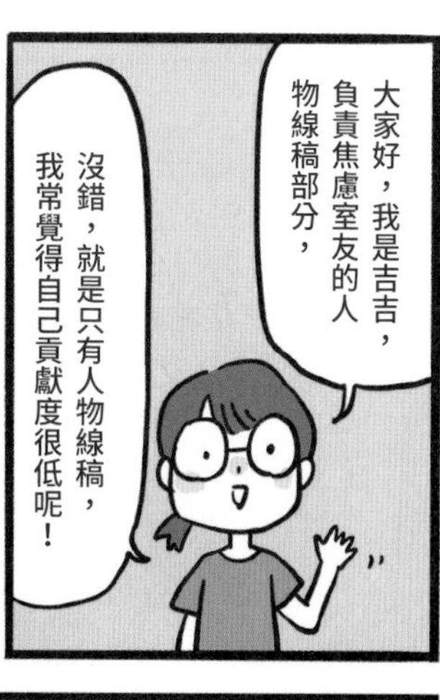
大家好，我是吉吉，負責焦慮室友的人物線稿部分，
沒錯，就是只有人物線稿，我常覺得自己貢獻度很低呢！

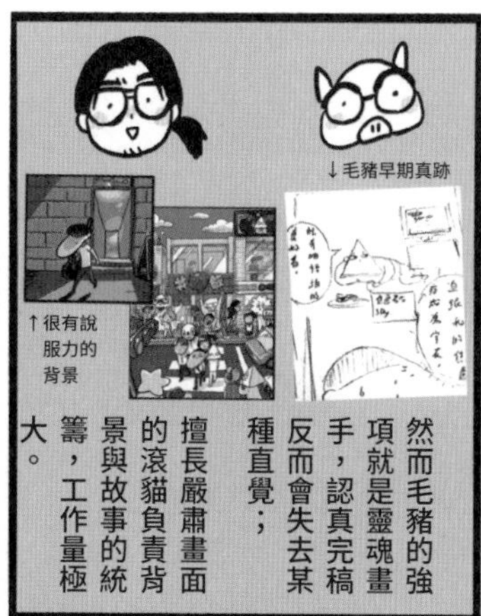
↓毛豬早期真跡
↑很有說服力的背景
然而毛豬的強項就是靈魂畫手，認真完稿反而會失去某種直覺；
擅長嚴肅畫面的滾貓負責背景與故事的統籌，工作量極大。

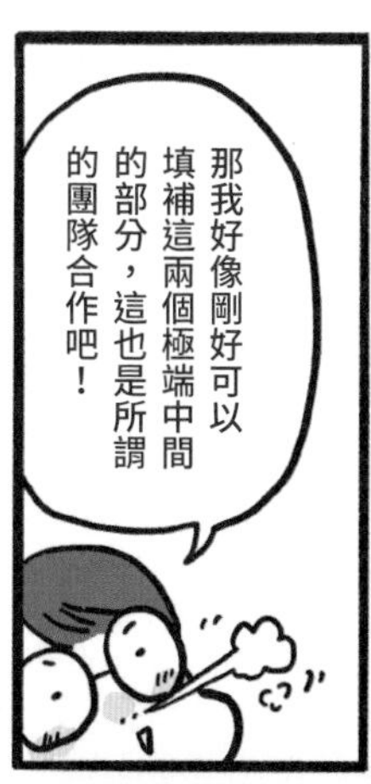
那我好像剛好可以填補這兩個極端中間的部分，這也是所謂的團隊合作吧！

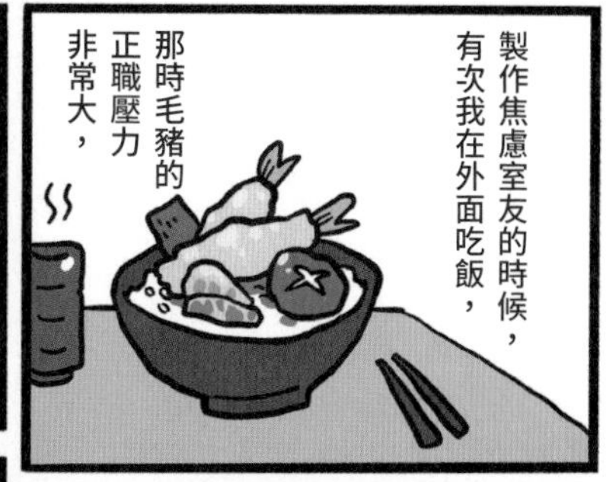
製作焦慮室友的時候，有次我在外面吃飯，
那時毛豬的正職壓力非常大，

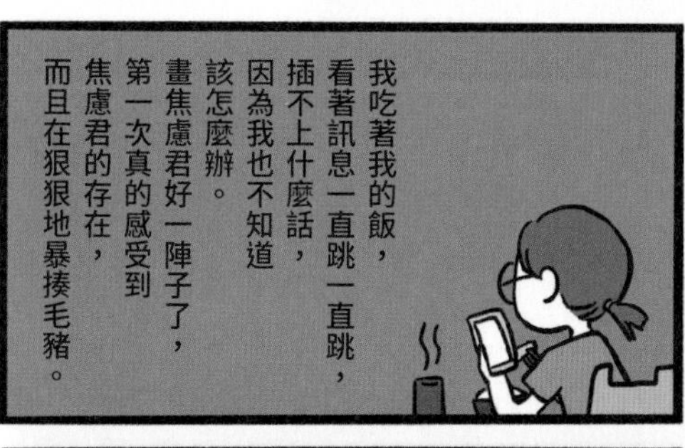
我吃著我的飯，看著訊息一直跳一直跳，插不上什麼話，因為我也不知道該怎麼辦。
畫焦慮君好一陣子了，第一次真的感受到焦慮君的存在，而且在狠狠地暴揍毛豬。

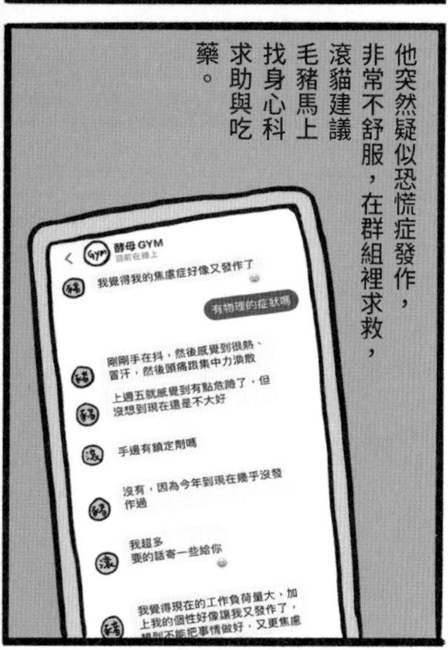
他突然疑似恐慌症發作，非常不舒服，在群組裡求救，
滾貓建議毛豬馬上找身心科求助與吃藥。
酵母 GYM
目前在線上
我覺得我的焦慮症好像又發作了
有物理的症狀嗎
剛剛手在抖，然後感覺到很熱、冒汗，然後頭痛跟集中力渙散
上週五就感覺到有點危險了，但沒想到現在還是不大好
手邊有鎮定劑嗎
沒有，因為今年到現在幾乎沒發作過
我超多
要的話寄一些給你
我覺得現在的工作負荷量大，加上我的個性好像讓我又發作了，

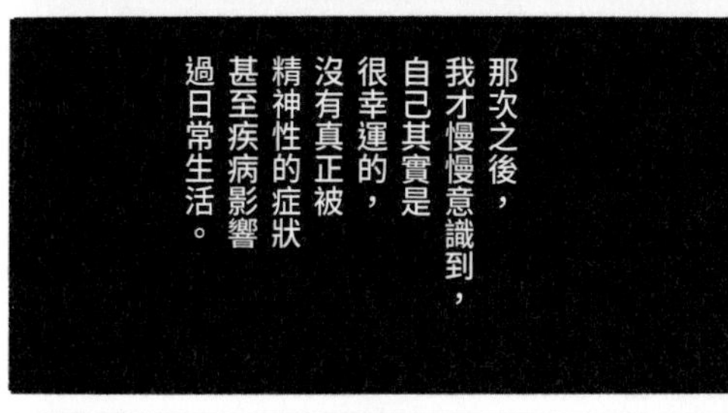
那次之後，我才慢慢意識到，自己其實是很幸運的，沒有真正被精神性的症狀甚至疾病影響過日常生活。

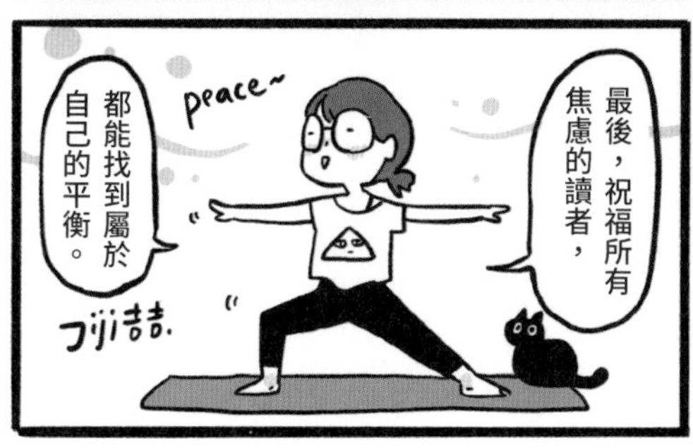
最後，祝福所有焦慮的讀者，
都能找到屬於自己的平衡。
peace~

後記——毛豬。

就在今年二月底的時候……

我終於……把單行本修正的內容全部修改完了！

有個男人終於結束了戰鬥！

他就是這本漫畫的原作：毛豬。
為了給讀者好看的故事而奮鬥！
別偷懶啊！

完稿啦！我終於自由了。

這時候就該做一些很廢的事情，比如說……浪費漫畫的格子。
啊你後記漫畫畫完了沒？
我一格都不想畫，反正沒人會翻到這頁……

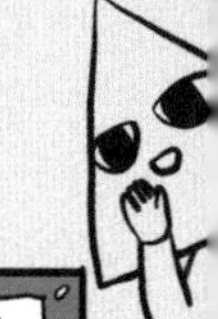

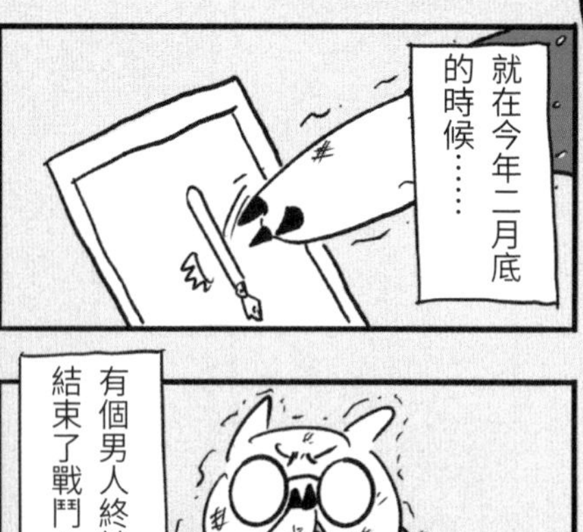

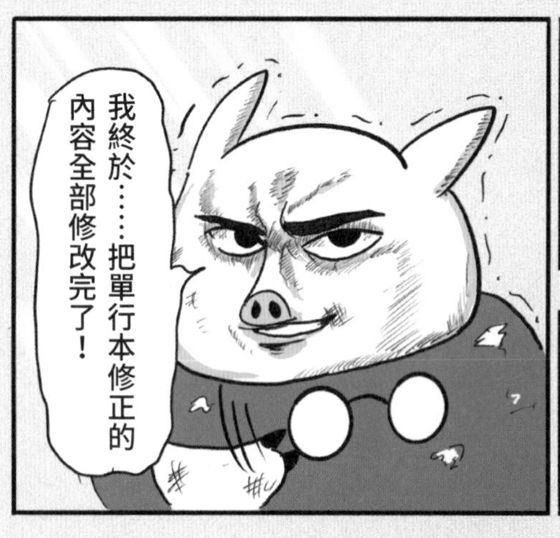

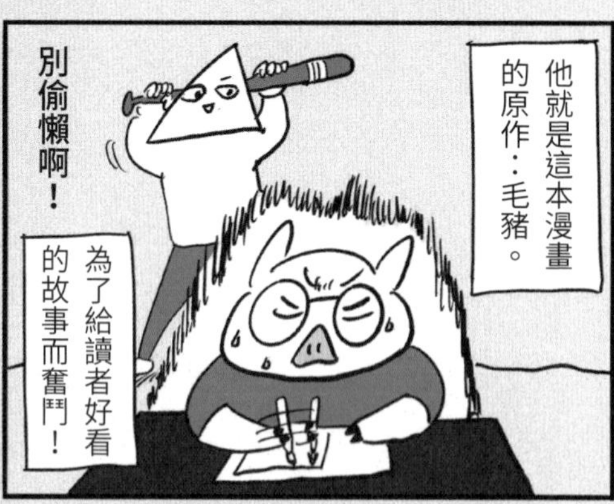

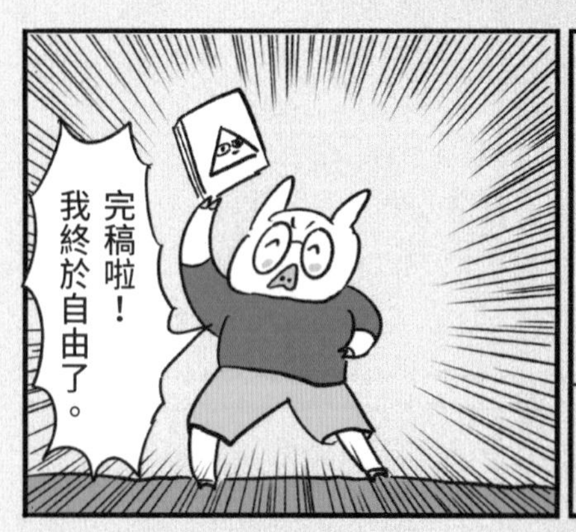

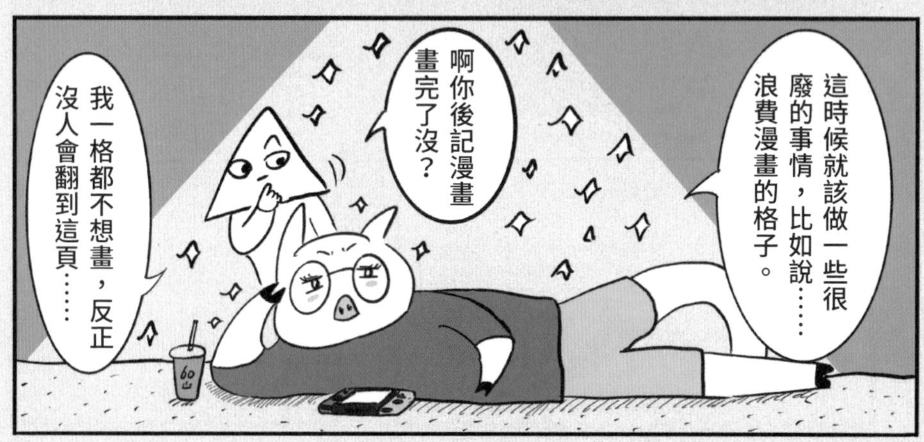

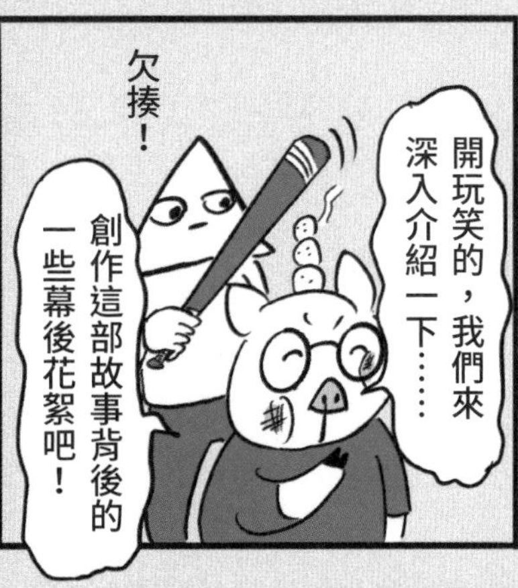
開玩笑的，我們來深入介紹一下……
欠揍！
創作這部故事背後的一些幕後花絮吧！

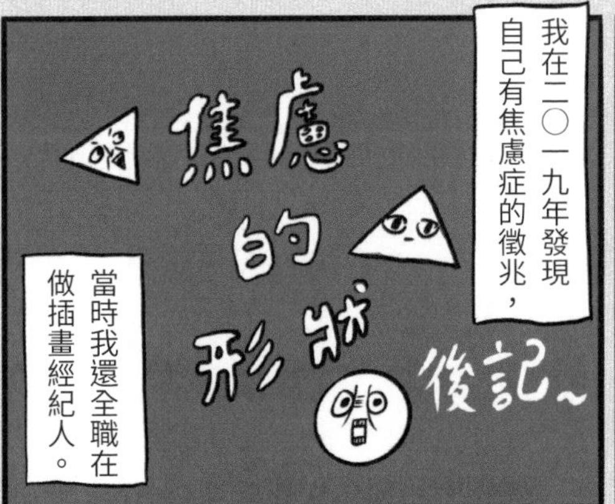
我在二〇一九年發現自己有焦慮症的徵兆，
焦慮的形狀
後記～
當時我還全職在做插畫經紀人。

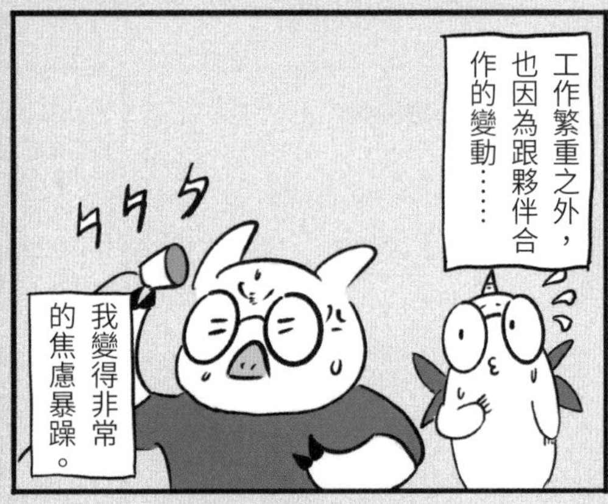
工作繁重之外，也因為跟夥伴合作的變動……
ㄅㄆㄆ
我變得非常的焦慮暴躁。

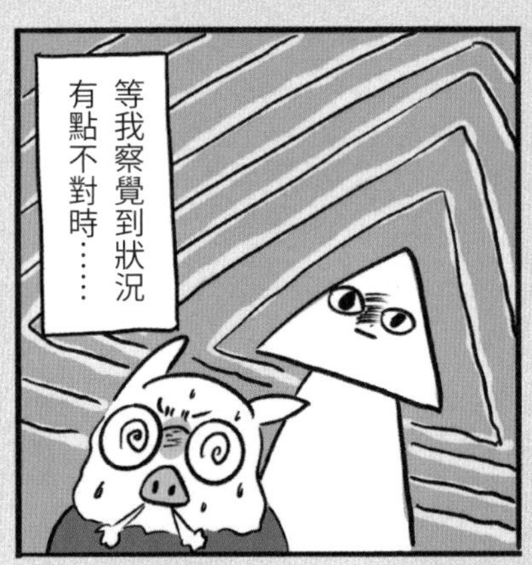
等我察覺到狀況有點不對時……

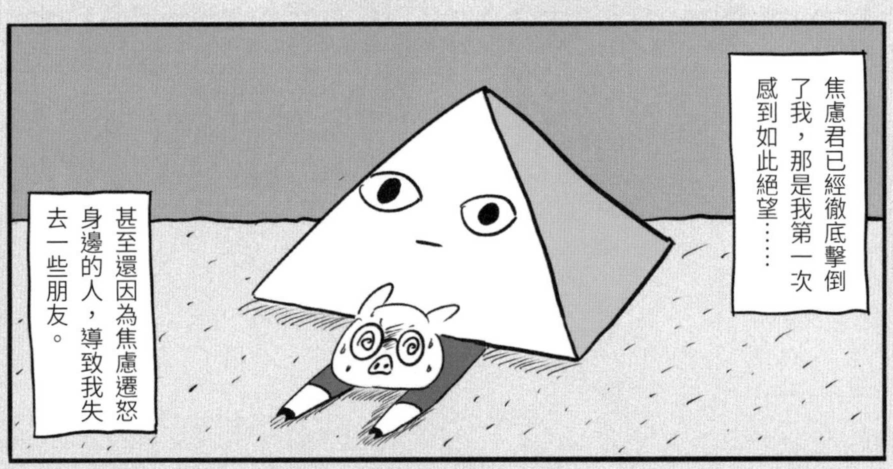
焦慮君已經徹底擊倒了我，那是我第一次感到如此絕望……
甚至還因為焦慮遷怒身邊的人，導致我失去一些朋友。

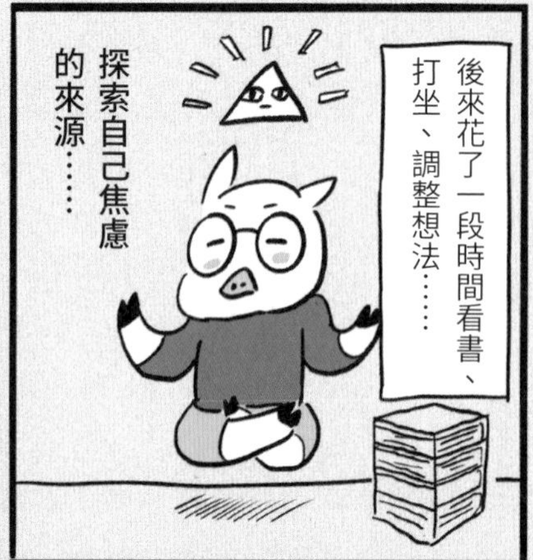
後來花了一段時間看書、打坐、調整想法……
探索自己焦慮的來源……

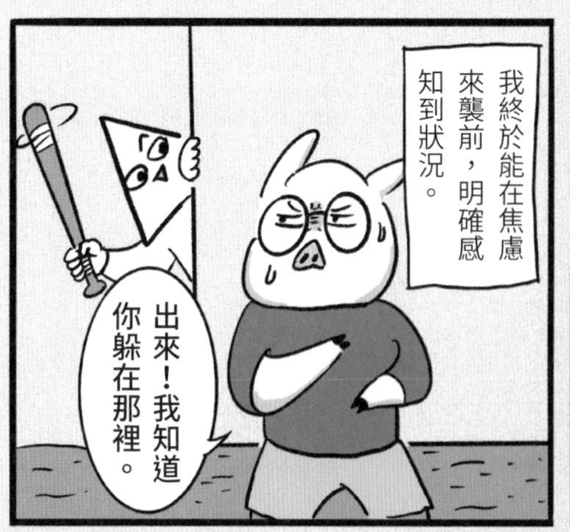
我終於能在焦慮來襲前，明確感知到狀況。
出來！我知道你躲在那裡。

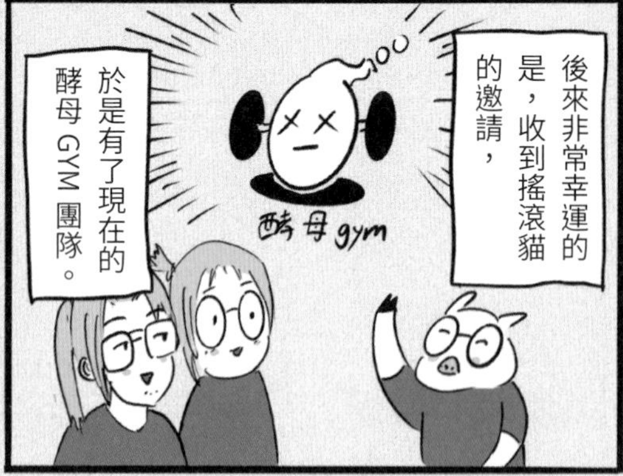
後來非常幸運的是，收到搖滾貓的邀請，
於是有了現在的酵母 GYM 團隊。
酵母gym

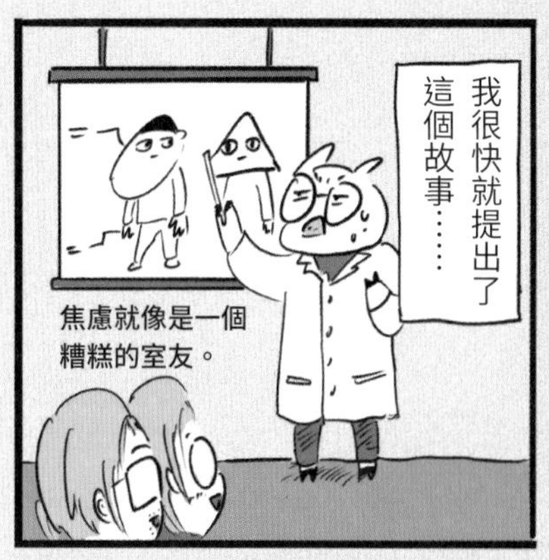
我很快就提出了這個故事……
焦慮就像是一個糟糕的室友。

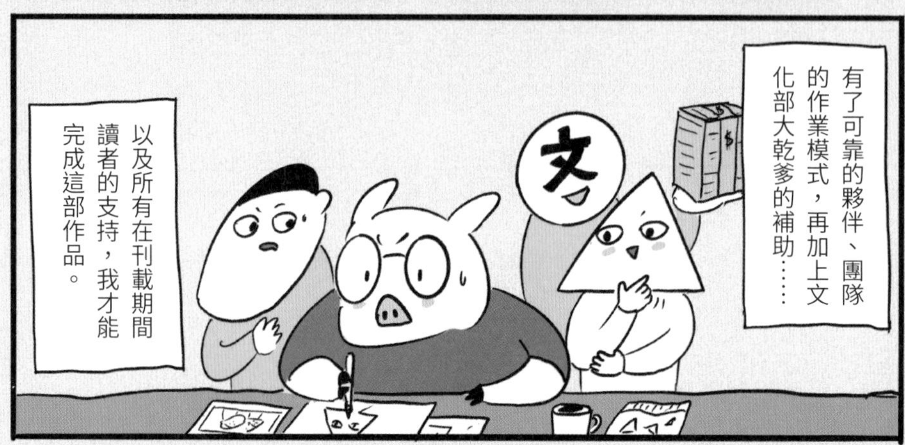
有了可靠的夥伴、團隊的作業模式，再加上文化部大乾爹的補助……
文
以及所有在刊載期間讀者的支持，我才能完成這部作品。

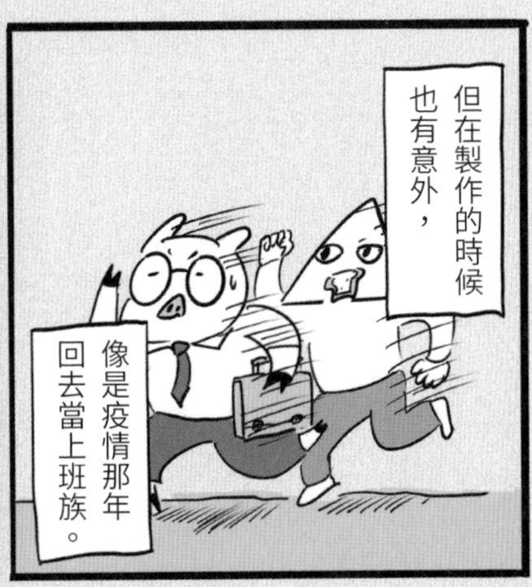
但在製作的時候也有意外，
像是疫情那年回去當上班族。

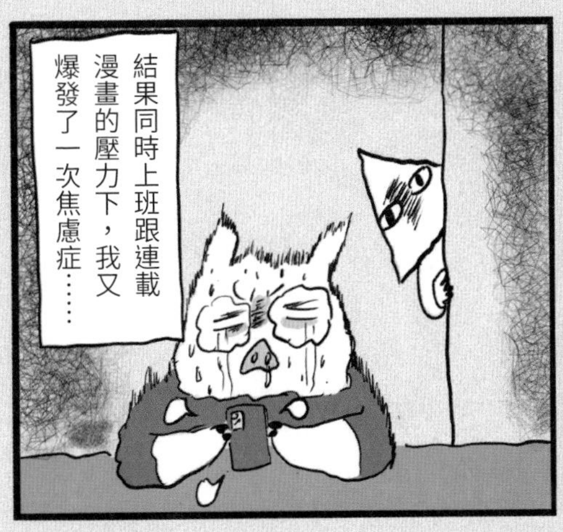
結果同時上班跟連載漫畫的壓力下，我又爆發了一次焦慮症……

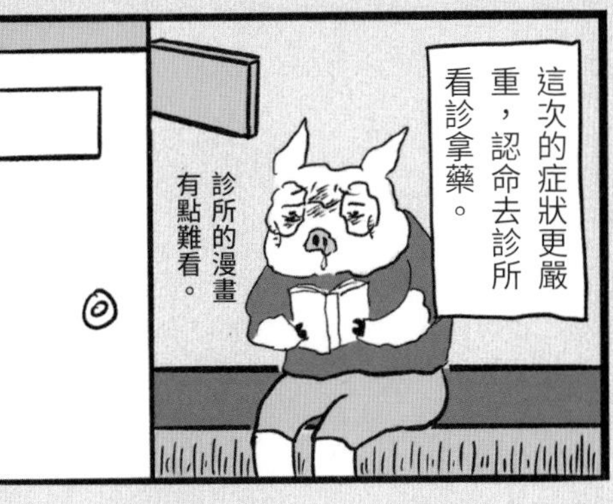
這次的症狀更嚴重，認命去診所看診拿藥。
診所的漫畫有點難看。

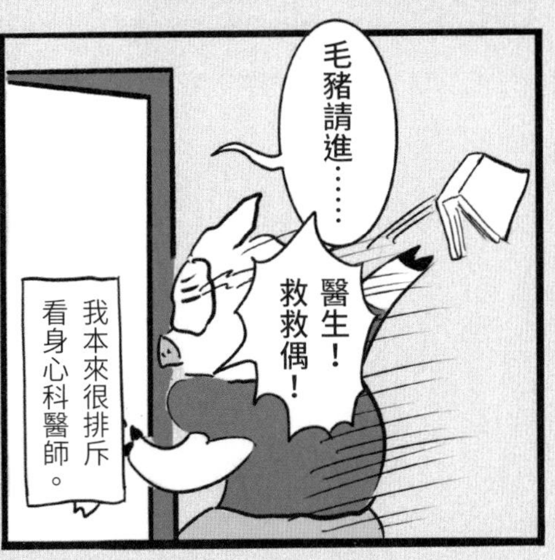
毛豬請進……
醫生！救救偶！
我本來很排斥看身心科醫師。

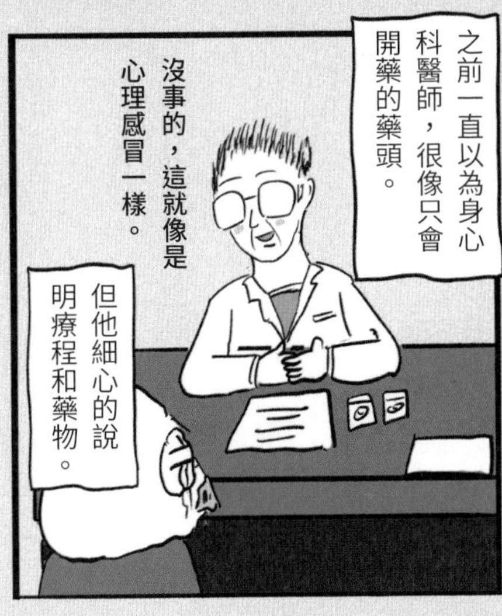
之前一直以為身心科醫師，很像只會開藥的藥頭。
沒事的，這就像是心理感冒一樣。
但他細心的說明療程和藥物。

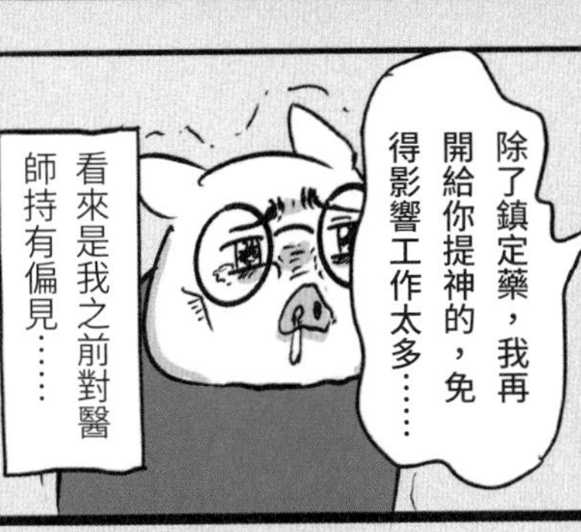
除了鎮定藥，我再開給你提神的，免得影響工作太多……
看來是我之前對醫師持有偏見……

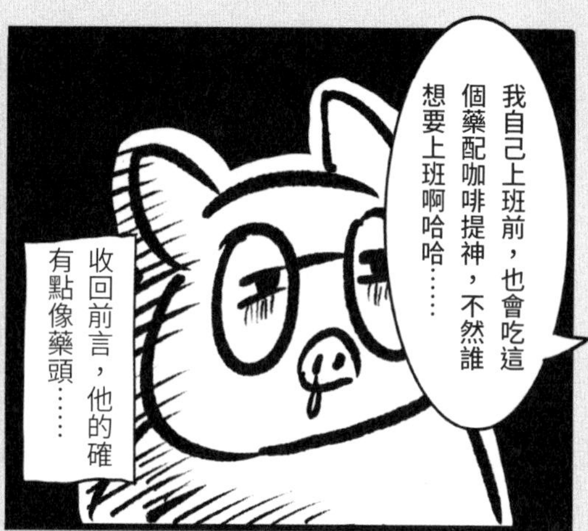
我自己上班前，也會吃這個藥配咖啡提神，不然誰想要上班啊哈哈……
收回前言，他的確有點像藥頭……

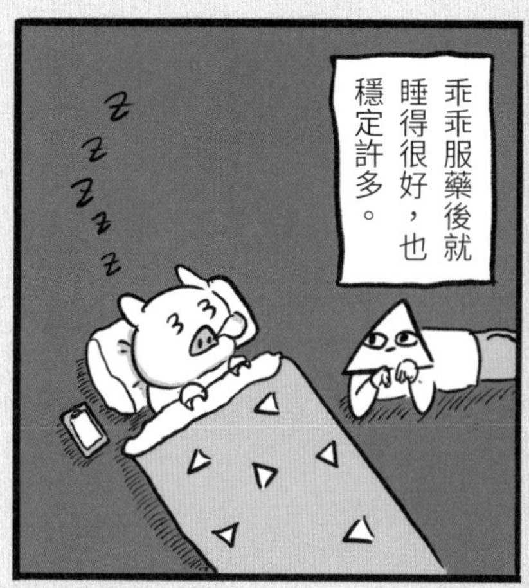
乖乖服藥後就睡得很好，也穩定許多。
ZZZZZ

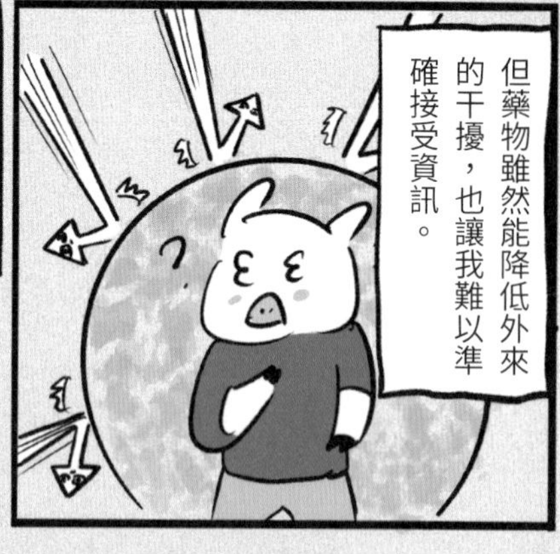
但藥物雖然能降低外來的干擾，也讓我難以準確接受資訊。

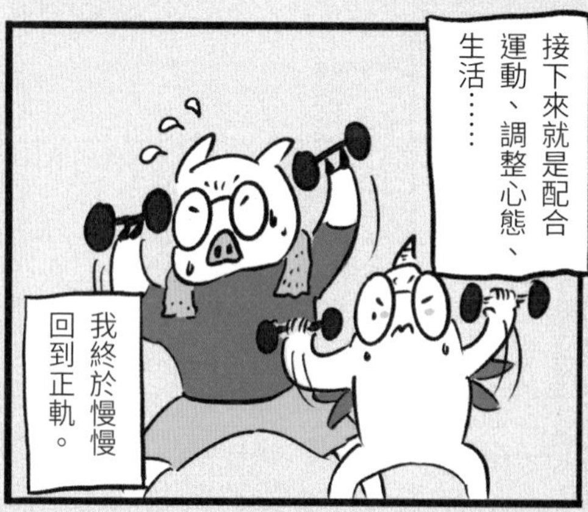
接下來就是配合運動、調整心態、生活……
我終於慢慢回到正軌。

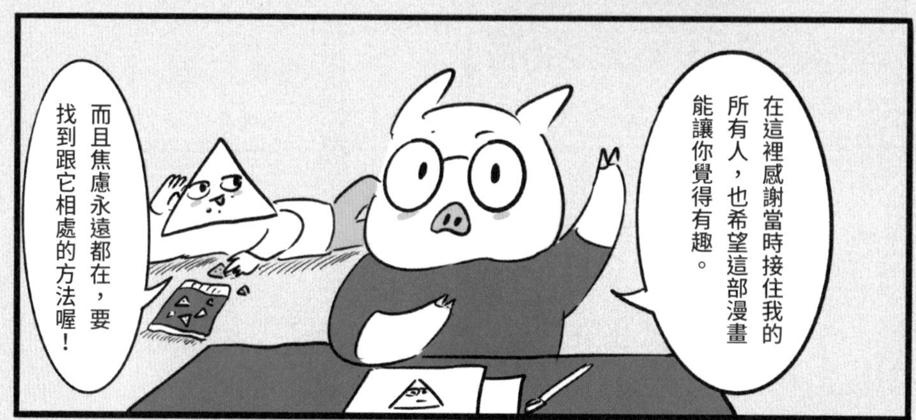
在這裡感謝當時接住我的所有人，也希望這部漫畫能讓你覺得有趣。
而且焦慮永遠都在，要找到跟它相處的方法喔！

附錄

廣泛性焦慮症醫師講座

醫師簡介 ｜林子堯醫師（筆名：雷亞）
斜槓跨界醫學和文創的宅宅，本身是位身心專科醫師，現任雷亞診所院長。
興趣是創作，著有 20 多本書籍，包含醫學衛教書籍《不焦不慮好自在》和漫畫《醫院也瘋狂》1-11 集。
第七屆金漫獎單元漫畫獎首獎得主，也獲選為台灣十大傑出青年。

廣泛性焦慮症簡介

廣泛性焦慮症（ Generalized anxiety disorder，簡稱 GAD）是相當常見的心智疾患。經統計，女性的罹病人數約是男性的兩倍。終生盛行率約為五 ％ ～八％。發病時期大約是青春期晚期或成人早期。

焦慮是人的正常情緒之一，並不是病，但焦慮症患者的焦慮程度可說是「突破天際」，或是高到不符合比例原則。廣泛性焦慮症的症狀可以用俗語說的「擔心東、擔心西」來形容，這些患者的擔憂，常像流水般飄無定向，沒有特定的對象或情境，而是廣泛地擔憂幾乎生活中所有事情，當一件事不擔心了，又會改擔心別的事情，生活總是在焦慮狀態下度過。比方說如果有一位民眾，他每天上班都會擔心自己做不好被老闆開除，吃飯的時候擔心吃多會胖，下班的時候又擔心自己會出車禍，回到家又擔心明天工作會做不完；這些擔心與焦慮還伴隨著身體或行為症狀，比方說心悸、坐不住、頭暈、失眠、全身緊繃、注意力分散、疲憊或頻尿等，那這位民眾可能已經符合廣泛性焦慮症的診斷。

診斷準則

廣泛性焦慮症的醫學診斷準則必須先符合，對於生活或工作事物有過度的擔心以及焦慮，這樣的狀況長達六個月以上，而這種焦慮是自己無法控制且無止境蔓延下去的。此外患者還可能會有煩躁、容易疲勞、注意力難以集中、易怒、肌肉緊張或失眠等症狀。

就醫時機

當焦慮已經脫離常軌，影響自己或他人生活甚鉅，或是感到痛苦時，都可以尋求醫療協助。另外有時候是自己覺得沒問題，周遭的親友卻覺得很嚴重，這種狀況也建議請專業醫療評估。

門診醫師通常可以回答問題、提供衛教知識、安排檢查或開立藥物。心理師和有在做心理治療的醫師則可以藉由心理治療深入內心探討焦慮想法，來改善內心焦慮或是心理創傷。

病因

生物學病因

關於廣泛性焦慮症的生物學病因探討，目前尚未完全了解。根據現有的研究指出，廣泛性焦慮症與人體內的 GABA（γ- 氨基丁酸）及血清素有關聯性。研究發現，廣泛性焦慮症的患者，血小板以及淋巴球表面的 GABA 受器有結合較少的情形，因此這些患者容易感到莫名的焦慮與不安。此外，也有研究發現，廣泛性焦慮症的患者，他們腦中特定部位的血清素濃度較低，而血清素過低有可能會出現憂鬱或不快樂的反應。

心理學病因

在心理學的病因學研究中，有學者認為廣泛性焦慮症患者的人格特質，在面對壓力時，會有適應不良、憂鬱或是特殊身體不適的反應。也有學者認為廣泛性焦慮症患者是由於心中有長期的內在衝突導致，例如：認為與孩童時期，父母過分嚴厲教導或過分保護有關的「客體關係理論」；因錯誤認知，導致只關注負面消息，並低估了自己解決問題的能力，高估問題嚴重性，使人長期處於驚恐狀態的「認知行為理論」等。

治療

廣泛性焦慮症的治療跟其他焦慮疾患類似，目前世界上最有效的治療方式是同時使用藥物治療與非藥物治療。但由於要尋求心理治療不容易，因為心理治療通常需要較長的時間（從數個月到數年不等），和較昂貴的費用(大醫院可能會有部分健保補助)。

因此台灣最普遍的治療方式是藥物治療，治療時也必須協助患者找出可能誘發焦慮的事物，如是否為忙碌的工作、吵鬧的環境或是飲用大量咖啡或茶導致，並試著減少或避免這類會誘發焦慮的事物。

非藥物治療

- **認知行為治療：**擔憂是廣泛性焦慮症的核心症狀，患者常常難以控制他們的焦慮與擔憂，害怕的程度也常超出合理範圍，這些認知方面的錯誤適合認知行為治療修正。

- **支持性心理治療：**治療師透過同理心，理解接納患者的焦慮與痛苦，協助患者放輕鬆並感到安心，建立良好的醫病關係。但通常會合併其他的治療方式，達到比較長期且有效的治療效果。

・**暴露法治療：**暴露法可以請個案想像「最壞的結果」，讓其對於這些擔憂逐漸適應，並且可以跟治療師公開討論這些令他擔心的結果，以及討論如何面對它們。

・**精神分析治療：**精神分析理論者不強調減低焦慮，它著重於人們抗壓能力的提升。精神分析理論者會協助患者使用較有效的心理防衛機轉與調適策略，讓患者可以有效的面對壓力、調適自己。

藥物治療

・**苯二氮平類藥物（BZD 藥物）：**臨床上對於治療廣泛性焦慮症來說，效果較快的是使用安眠鎮定藥物，其中以苯二氮平類藥物（BZD）為最常見，它們可以於短時間內快速降低焦慮，但由於大部分廣泛性焦慮症患者都是相當長期的，所以在使用藥物時，要小心藥物副作用或是成癮問題。因此在使用的時候，一定要跟醫師商量藥物劑量和治療療程。

・**抗焦慮憂鬱藥物：**除了安眠鎮定藥物之外，還可以用抗憂鬱藥物來治療，它們可以長期提高血液中的血清素 (Serotonin），對於治療廣泛性焦慮症，可以維持長期治療效果，而且也不會有成癮風險與衍生問題。

※ 抗憂鬱藥物的種類相當繁多，建議尋求專業醫師診療詢問，或是我的兩本書籍《不焦不慮好自在》及《別讓焦慮症毀了你》裡面都有更詳細的說明。

雷亞醫師 Q&A

Q：創作者常常依賴極端的精神狀態產生靈感，關於這點，雷亞會怎麼看待。

A：情感本來就是一個很強大的力量，在極端情緒或精神狀態的時候，的確會是靈感的一個很好的來源。但若是為了靈感而過度仰賴這種極端精神狀態，長期下來對身心不好。過去曾聽說過有歌手為了靈感而吸毒，長期來看只是在折損消耗自己的心神，就怕靈感只是一時短暫炫麗的煙火。

Q：雷亞長年創作，有感到非常焦慮的時候嗎？又是如何排解呢？

A：我通常不會因為創作而焦慮，但會因為生活焦慮而創作。可能是因為創作是我的興趣，而非我的工作，所以比較不會害怕沒靈感的狀況，創作對我來說是一種排解情緒的管道和意義。

Q：漫畫中主人公最終發現，沒有焦慮的心死狀態更可怕，當焦慮回來找他時，他感到欣慰，這種與焦慮共存的思維，正確嗎？

A：這問題是個大哉問，也不只是醫學問題或心理問題，更是個哲學問題及宗教問題。世界上大多數人都「見所想見、信所想信」，選擇自己相信的價值觀或信念，所以我的「對」可能是其他人的「錯」，反之亦有可能。以漫畫中主角哀莫大於心死的狀態，跟憂鬱症的放棄一切希望狀態類似。理論上擁抱焦慮還象徵著對生活有要求或是期待，的確可以說從憂鬱變焦慮是相對變好了；但也有一些人是要放棄了某些期待或堅持人生才能繼續走下去，所以我不會說這是對還是錯，只能說是種選擇和生活方式。

我的焦慮室友 / 酵母 GYM 作 . -- 初版 . -- 臺北市 : 時報文化出版企業股份有限公司 , 2022.05
面 ;　公分 . -- (FUN 系列 ; 88)
ISBN 978-626-335-301-5(平裝)　　1.CST: 焦慮症 2.CST: 通俗作品

415.992　　111005194

ISBN 978-626-335-301-5
Printed in Taiwan

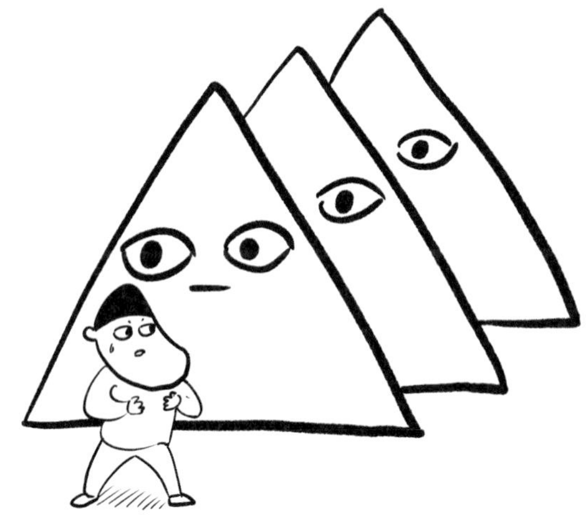

FUN 系列 088

我的焦慮室友

作者－酵母 GYM ｜主編－陳信宏｜責任編輯－王瓊苹｜責任企畫－吳美瑤｜美術設計－ FE 設計｜內頁排版－洪伊珊｜編輯總監－蘇清霖｜董事長－趙政岷｜贊助單位—文化部｜出版者－時報文化出版企業股份有限公司－ 108019 臺北市和平西路 3 段 240 號 3 樓　發行專線－ (02)2306-6842　讀者服務專線－ (0800)231-705．(02)2304-7103　讀者服務傳真－ (02)2304-6858　郵撥－ 19344724 時報文化出版公司　信箱－ 10899 臺北華江橋第 99 信箱　時報悅讀網－ http://www.readingtimes.com.tw　電子郵件信箱－ newlife@readingtimes.com.tw　時報出版愛讀者－https://www.facebook.com/readingtimes.2 ｜法律顧問－理律法律事務所 陳長文律師、李念祖律師｜印刷－華展印刷有限公司｜初版一刷－ 2022 年 5 月 13 日｜定價— 360 元

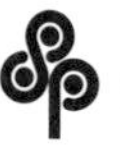

時報文化出版公司成立於一九七五年，並於一九九九年股票上櫃公開發行，於二〇〇八年脫離中時集團非屬旺中，以「尊重智慧與創意的文化事業」為信念。
（缺頁或破損的書，請寄回更換）